TXUMARI ALFARO

Los remedios de la
SABIDURÍA
popular

TXUMARI ALFARO

Los remedios de la
SABIDURÍA
popular

GRUPO ZETA

Barcelona • Madrid • Bogotá • Buenos Aires • Caracas • México D.F. • Miami • Montevideo • Santiago de Chile

Fotografías: Thinkstock
Diseño y Realización: Servicios Editoriales Lozano Faisano
1.ª edición: mayo 2013

© 2013, Txumari Alfaro
© Ediciones B, S. A., 2013
   Consell de Cent, 425-427 - 08009 Barcelona (España)
   www.edicionesb.com

Printed in Spain
ISBN: 978-84-666-5326-8
Depósito legal: B. 10.639-2013

Impreso por EGEDSA

El autor y el editor declinan toda responsabilidad en caso de lesión,
accidente, pérdida o daño como resultante de aplicar ideas,
información, procedimientos o consejos contenidos en este libro.

AUGUST 2013

ÍNDICE

PRESENTACIÓN

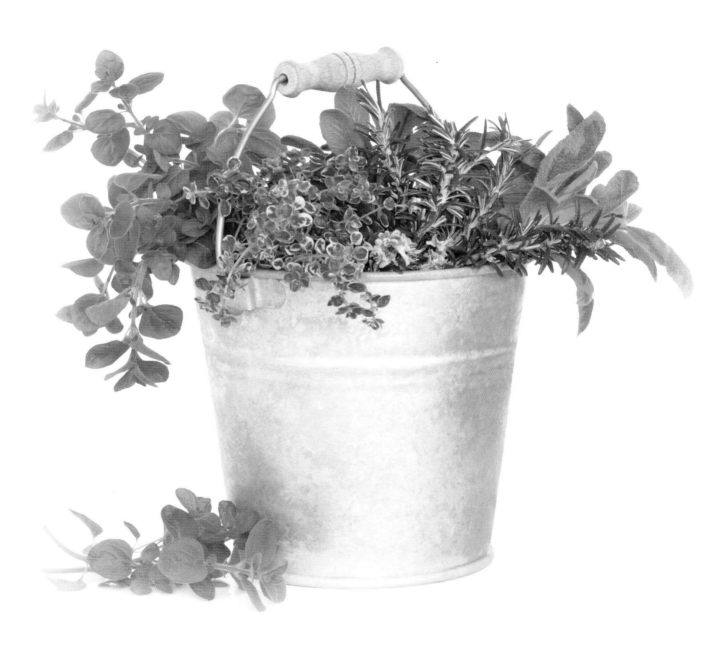

TXUMARI ALFARO

Txumari Alfaro nació en Arguedas, Navarra. Desde su infancia conoció la utilización de remedios caseros y naturales en su entorno familiar, ya que su madre le trató una dolencia común mediante cebolla asada y miel. Este hecho dejó en él una profunda huella e incentivó su temprana vocación por la práctica de la naturopatía. Ya adolescente, continuó su interés por este ámbito del conocimiento.

Se doctoró en Naturopatía, Iridología y Acupuntura y Moxibustión, por la Asociación Francesa de Iridología Renovada y la Academia Canadiense de Iridología en Escondido, California (EE.UU.). Diplomado superior en Hipnosis Ericsoniana por el CUAM (Centro Universitario de Alternativas Médicas), le fue otorgado el título de acompañante diplomado en Biodescodificación y Psicosomática Clásica Humanista.

Ha viajado por América Central y del Sur, Canadá y EE.UU., el norte de África, Oriente Próximo y toda Europa, a fin de recoger el saber y las costumbres de la medicina popular transmitida de generación en generación durante siglos.

Ha conducido programas de radio y televisión, entre los que destaca *La botica de la abuela*, y ha escrito y publicado artículos en prensa nacional. Además, ha publicado doce libros, a través de los cuales transmite todo su saber.

www.txumarialfaro.net

ENEMIGOS DE LA SALUD

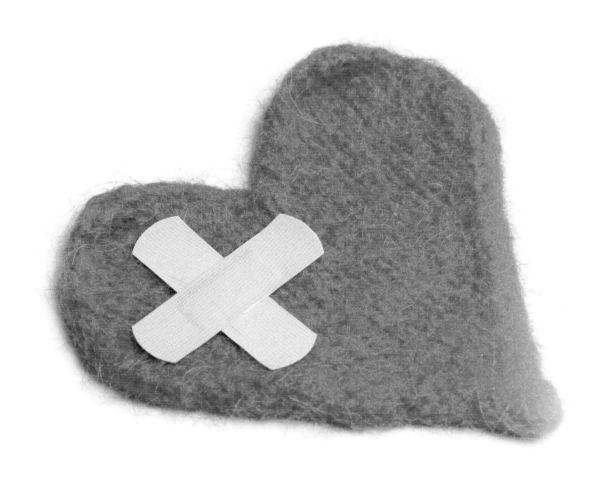

Durante los últimos años, un buen número de investigaciones científicas realizadas en diversos centros de reconocido prestigio, han corroborado el hecho de que **el cuerpo humano está capacitado para vivir una media de ciento veinte años**. Alcanzar esta edad no es algo habitual en nuestro entorno porque nuestra forma de vida, hábitos y costumbres facilitan el deterioro precoz del organismo, acelerando el envejecimiento. Se ha comprobado, precisamente, que las personas de mayor longevidad no han habitado o habitan en el medio urbano, sino en zonas rurales, muchas de ellas con escaso nivel de desarrollo.

Algunos estudios médicos certifican que el **90 por 100 de las personas que viven en las ciudades no están sanas**, porque, si bien es cierto que durante los últimos años los avances médicos han sido capaces de superar muchas enfermedades infecciosas que causaban grandes epidemias, ahora sufrimos el azote de las llamadas enfermedades de la civilización moderna, otras dolencias más «silenciosas» que son fruto de nuestro tipo de vida: arteriosclerosis e infarto de miocardio, hipertensión arterial, gastritis, úlcera gástrica, estreñimiento, caries dental, sobrepeso y obesidad, alergias, cánceres, sida, sin olvidar otras patologías estrechamente ligadas a la actividad del sistema nervioso y de nuestra relación social como las depresiones, ansiedad, insomnio, cefaleas, migrañas, irritabilidad, fobias...

Desde un punto de vista estrictamente médico, los datos sobre el estado de salud de las personas adultas en España son alarmantes. **El 42 por 100 de las personas mayores de cincuenta años se encuentran afectadas por enfermedades crónicas** como la hipertensión, falta de riego en las piernas, problemas de varices y tromboembolismos, etc. Al 45 por 100 de los miembros de este grupo de población le sobreviene la muerte por problemas derivados de la arteriosclerosis, haciendo especial referencia al infarto de miocardio y al infarto cerebral. **Un 35 por 100 de los españoles adultos tienen lesiones que afectan a los huesos y a las articulaciones** (artrosis, artritis reumática, lordosis, osteoporosis). **Un 14 por 100 muestra problemas graves de tipo digestivo, nervioso o respiratorio.**

Evidentemente, este estado de salud repercute directamente en el gasto sanitario de tal forma que en los últimos años se han invertido en España, como media, casi 3.000 millones de euros en productos farmacéuticos, de los cuales el 22 por 100 correspondían a medicamentos destinados al tratamiento de dolencias cardiovasculares; un 17 por 100 dirigidos a fármacos específicos para enfermedades del aparato digestivo; un 13 por 100 se invirtió en fármacos antiinfecciosos.

Muchos de los hábitos que actualmente marcan **nuestra forma de vida son los responsables de esta situación**, ya que deterioran lentamente el organismo y, lo que todavía es peor, a edades muy tempranas. Está demostrado que a los veinte años de edad el 100 por 100 de las personas tienen ya pequeñas estrías y placas de grasa en las grandes arterias, situación que lentamente dificulta el paso de la sangre y favorece el infarto de miocardio, la angina de pecho, la hipertensión arterial, etc.

Dentro de los enemigos de nuestra salud destacamos principalmente seis: **mala alimentación, falta de actividad física y sedentarismo, vida agitada y estresante, consumo de tabaco e ingesta de alcohol en exceso.**

ERRORES EN LA ALIMENTACIÓN

Los hábitos alimenticios que actualmente desarrollamos no son, ni mucho menos, los más adecuados. Diariamente aportamos a nuestro organismo muchas más calorías y nutrientes de los que necesita, y el exceso se acumula en forma de grasa, no solo debajo de la piel, sino también alrededor de los órganos y en el interior de las arterias. Pero además de aportar más cantidad de comida, la calidad de la misma se encuentra desequilibrada de tal forma que lo fundamental (frutas, verduras, cereales, alimentos integrales) se utiliza mucho menos de lo necesario, y los alimentos más peligrosos (grasa de origen animal, carnes, dulces industriales, frituras, especias) los comemos varias veces al día. Por último, dentro de estos hábitos alimenticios erróneos debemos destacar que tampoco aportamos al organismo los alimentos en el momento adecuado. Generalmente, toda la comida del día se distribuye en tres to-

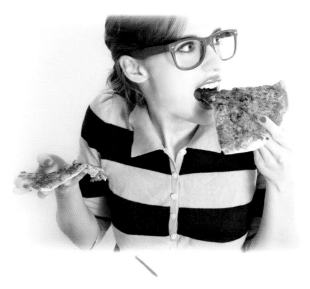

mas desequilibradas: una comida del mediodía muy copiosa, una cena menos abundante y un desayuno mínimo, muy reducido. Esto hace que durante 6-8 horas al día nuestro aparato digestivo trabaja al máximo (tarde-noche), mientras que luego discurren 14 horas de reposo. El trabajo tan intenso que se produce durante esas horas facilita que muchas personas, al tiempo que cumplen años, presenten también problemas gastrointestinales tipo acidez, gastritis, úlcera, estreñimiento, colon irritable, pólipos intestinales, etc.

Precisamente, uno de los objetivos fundamentales de este libro es poner a su disposición **las reglas fundamentales de una buena alimentación**, primando la ingesta de frutas, verduras, alimentos integrales, disminuyendo la grasa de origen animal, describiendo las virtudes de un buen número de alimentos que le ayudarán a conservar la salud, poniendo a su alcance conocimientos de por qué la fruta debe utilizarse entre las comidas, no dentro de ellas, etc. Igualmente, le enseñaremos las ventajas e inconvenientes de tomar medicamentos con el estómago lleno o vacío, cuáles pueden ingerirse solos y cuáles necesitan compañía. En resumen, pretendemos que desde este momento la alimentación que usted lleve a cabo sea verdaderamente saludable.

OBESIDAD

Precisamente como consecuencia de esta mala alimentación muchas personas adultas padecen sobrepeso u obesidad, situación que a su vez impulsa el desarrollo de un buen número de enfermedades, muchas de ellas «silenciosas», que, sin darnos cuenta, poco a poco van deteriorando nuestro organismo. **Se calcula que en España más** del **50 por 100 de las personas adultas tienen sobrepeso u obesidad** y que en pocos años desarrollan enfermedades como el exceso de colesterol en sangre, hipertensión arterial, artrosis, alteraciones de la vesícula biliar, problemas de páncreas, la arteriosclerosis y sus complicaciones, e incluso se facilita la aparición, años más

tarde, de lesiones cancerosas que afectan al intestino grueso, la próstata o el útero. Con la particularidad, recordemos, que en el 97 por 100 de los casos el sobrepeso y la obesidad tienen su origen, simplemente, en **aportar a nuestro organismo mayor cantidad de alimentos de la que verdaderamente necesitamos.** Además, en muchas ocasiones, alimentos poco recomendables por su elevado contenido en grasas saturadas.

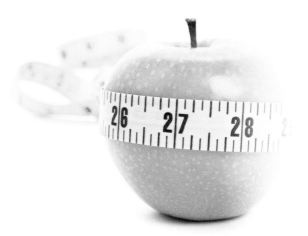

FALTA DE ACTIVIDAD FÍSICA Y SEDENTARISMO

En los párrafos precedentes ya hemos descrito, como grandes enemigos de la salud, la alimentación inadecuada y/o la obesidad, pero no es menos cierto que tan nocivo para nuestra salud es también la falta de movimiento, la inactividad y el sedentarismo. **Cada vez nos movemos menos** como consecuencia de la proliferación en nuestro entorno de miles de objetos mecánicos que, aunque hagan la vida más cómoda, el abuso en su empleo nos aboca a la inactividad y falta de movimiento. El coche, los ascensores, el transporte público secuestran a nuestro cuerpo muchas posibilidades de «ejercitarse», sobre todo cuando no son imprescindibles o no dedicamos una parte de nuestro tiempo libre a la actividad física, al deporte. Baste un sencillo ejemplo: **los niños de hace cincuenta años gastaban cada día el equivalente a 800 kilocalorías**, mientras que **nuestros hijos apenas superan las 400**. Si ellos, que tienen cierta actividad física por el juego, gastan tan poco, ¿qué será de los adultos?

No nos engañemos, está más que demostrado que el movimiento, la actividad, facilita la conservación de los huesos, de las articulaciones, de los músculos, de los vasos sanguíneos, del corazón, posibilita la llegada de sangre al sistema nervioso...

Todo esto es lo que nos estamos negando cuando subimos al segundo piso en ascensor, cuando para realizar un desplazamiento de 10 minutos utilizamos el coche, cuando ocupamos nuestro tiempo libre con la inactividad en lugar del movimiento al que nos invita el paseo, el golf, la gimnasia, el **footing,** etc...

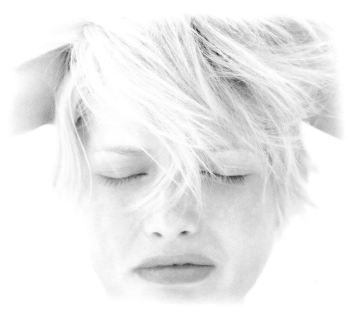

VIDA AGITADA, ESTRÉS, FALTA DE COMUNICACIÓN

Nuestra vida cotidiana es demasiado «acelerada», queremos hacer muchas cosas en muy poco tiempo, cada día pretendemos llevar a cabo más objetivos porque, con frecuencia, esos objetivos significan una recompensa económica, una mejora material. **Poco a poco, nuestra vida se llena de ansiedad, agitación, nerviosismo, estrés y, lo que es peor, falta de comunicación con los demás y aislamiento.** Esta presión a la que diariamente sometemos a nuestro organismo

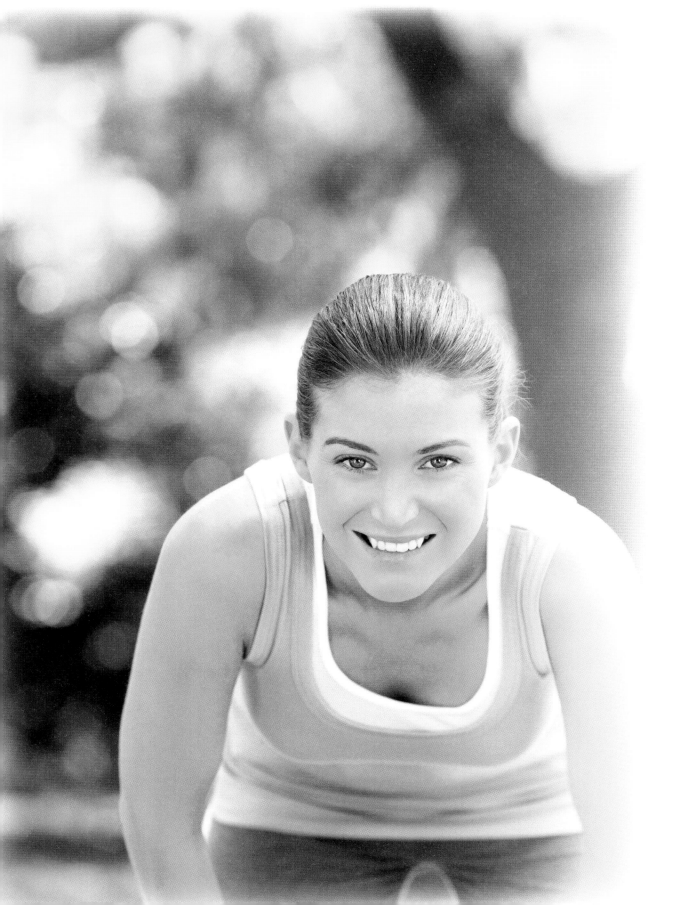

hace que, como un coche que siempre circula al límite de sus posibilidades, su deterioro sea más rápido.

Este tipo de situaciones facilitan incrementos notables de la tensión arterial, obligan a trabajar más al corazón, incrementan la secreción de ácidos en el estómago e intestino, deprimen las defensas de nuestro organismo, facilitan la aparición de tumores... Sin olvidar los trastornos psicológicos derivados de la falta de comunicación, el aislamiento, la introversión, que fácilmente derivan en tristeza, depresiones, fricciones entre la pareja, problemas de relación familiar, etc.

CONSUMO DE TABACO

Un reciente estudio certifica que si se redujera notablemente el consumo de tabaco entre los europeos, los casos de cáncer, en general, podrían disminuir a la mitad y particularmente las enfermedades de pulmón. El tabaco proporciona al organismo más de 4.000 productos diferentes, muchos de los cuales se encuentran en el papel del cigarrillo. Estos productos tóxicos no solo afectan a la persona que fuma, sino también a las que se encuentran a su alrededor. Cada vez son más los niños que tienen problemas respiratorios y alteraciones como el asma provocados por el humo del tabaco.

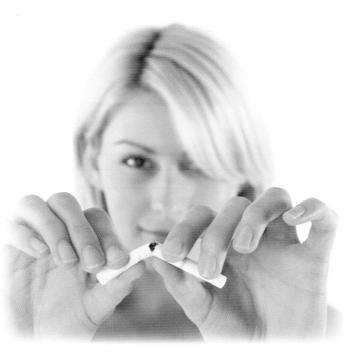

Dentro del organismo, los tóxicos del tabaco no solo afectan a los bronquios y pulmones, sino también al corazón, facilitando el infarto de miocardio, aceleran la hipertensión arterial, impulsan alteraciones gastrointestinales como la gastritis y las úlceras, provocan enfermedades degenerativas como el cáncer de próstata, de vejiga urinaria y otros.

Lo peor de todo es que, si bien es cierto que el consumo de tabaco muy lentamente se encuentra en descenso, cada vez se comienza a fumar a edades más tempranas, sobre todo en el caso de las mujeres, lo cual hace del tabaco un enemigo más para nuestra salud.

INGESTA EXCESIVA DE ALCOHOL

Algunos tipos de bebidas alcohólicas, como es el caso del vino, pueden resultar beneficiosas para el organismo siempre y cuando se utilicen en cantidades moderadas. El vino, si es natural, no mezclas químicas, contiene sustancias que nutren al organismo e incluso previenen enfermedades como el cáncer (por el llamado resveratrol). Sin embargo, también tiene alcohol etílico y otros elementos que son difíciles de metabolizar por parte del organismo y, lentamente, lo deterioran.

Aconsejamos el consumo moderado de bebidas alcohólicas naturales (sidra, mosto, vino, cerveza), pero **por desgracia frecuentemente sobrepasamos estos límites y con ello aparece la enfermedad**, desde problemas hepáticos hasta el infarto de miocardio, pasando por alteraciones del cerebro y ciertos cánceres (laringe, faringe, estómago), sin olvidar que también facilita la obesidad y el sobrepeso.

La mayor parte de estos enemigos para la salud actúan de manera «coordinada», esto es, uno lleva a otro. Así, por ejemplo, las grandes comidas facilitan el uso de alcohol, tabaco y sedentarismo. Si nos encontramos muy «atareados», pretendemos ahorrar tiempo comiendo rápido y mal, fumando para calmarnos y bebiendo para «relajarnos».

Poco a poco, estas situaciones nos van minando y el deterioro del organismo se encuentra a la vuelta de la esquina. Ahora entenderemos mejor por qué **son muy pocas las personas que llegan a los ciento veinte años...**

PARA ASEGURAR UNA BUENA SALUD

Durante nuestro ciclo vital no solo estamos obligados a conservar la vida, sino a **tratar nuestro cuerpo lo mejor posible para que no surja la enfermedad** y, caso de hacerlo, lo haga lo más tarde posible. Además de evitar los enemigos de la salud que anteriormente hemos citado, veamos de qué manera la alimentación, la actividad física y la relajación pueden convertirse en nuestros mejores amigos para conservar la salud.

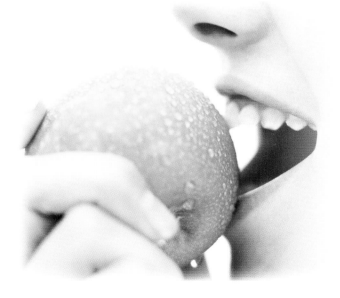

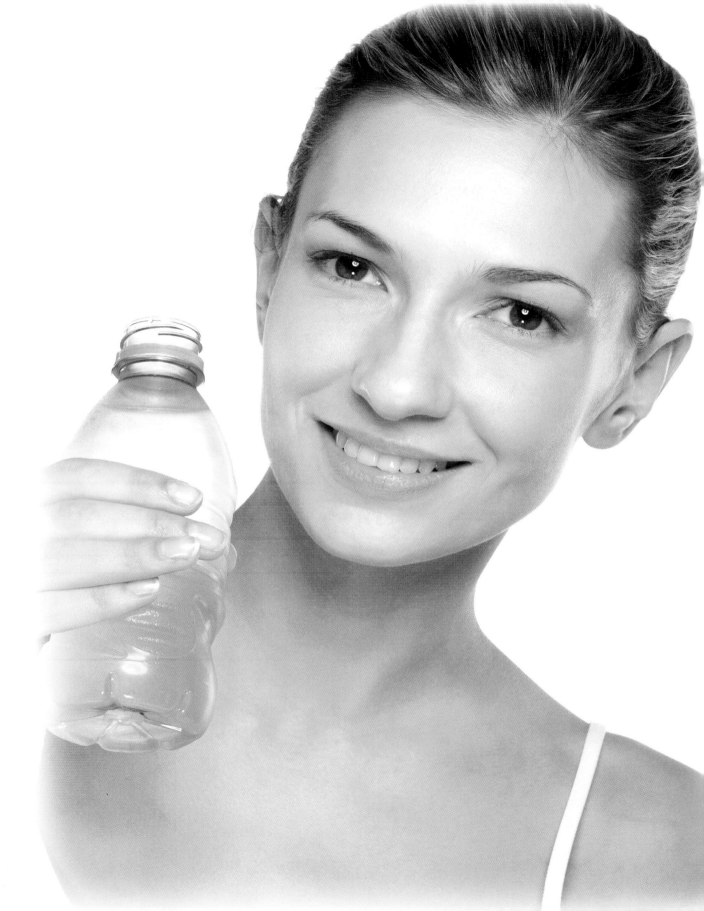

NORMAS BÁSICAS EN LA ALIMENTACIÓN

La regla fundamental a la hora de alimentarnos es hacerlo de **la forma más natural posible**, ya que las diferentes maneras de elaborar un producto también implican pérdida de parte de su valor nutritivo (cocción, asado, fritura, al horno). Todo lo que podamos consumir de forma cruda debemos hacerlo de esa manera y lo que no, elaborarlo lo menos posible. Lo mismo sucede con los productos que son muy refinados (azúcar blanco, harina blanca, pan blanco); es preferible, por tener un valor nutritivo superior, seleccionar los integrales. En general, **los alimentos más recomendables** y de consumo preferentemente crudo son la leche y sus derivados (kéfir, queso fresco, cuajada), cereales, fruta fresca, hortalizas (formando diferentes tipos de ensalada), verduras (al cocerlas hay que hacerlo a fuego lento y con poca agua), frutos secos (desde las almendras hasta las ciruelas secas, pasando por las nueces), legumbres (garbanzos, alubias, lentejas), aceite de oliva, ajo, levadura de cerveza, limón. No olvide que las plantas naturales con carácter aromático también deben ser incluidas en nuestra dieta (menta, perejil, laurel, tomillo).

Hay otros grupos de productos que son **menos recomendables** y su consumo debe reducirse al mínimo, como es el caso de la pastelería y bollería industrial, las conservas, chocolates, grasa animal, embutidos, café y bebidas alcohólicas.

Recuerde que los alimentos pierden parte de sus vitaminas y minerales por efecto del calor, lo que nos debe obligar a tomar en cada comida del día varios productos crudos, dejando la fruta para los períodos de tiempo que hay entre comida y comida, ya que de esta manera su absorción es más rápida y mayor.

Es importante realizar una buena distribución de los alimentos del día entre las comidas, procurando que el desayuno, la comida y la cena tengan una cantidad de alimentos muy parecida. Cuando menos no tan desequilibrada como sucede en nuestros días ya que, por ejemplo, el desayuno que tomamos debe ser más generoso y nutritivo. Tal y como reza el refrán hay que **«desayunar como un rey, comer como un príncipe y cenar como un mendigo».**

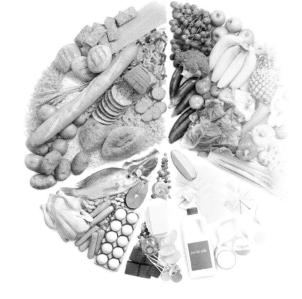

ACTIVIDAD FÍSICA

Mover el cuerpo de forma ordenada es lo mismo que darle vitalidad y longevidad. Por eso la práctica habitual de una actividad física, aunque sea disminuyendo a lo imprescindible el uso del coche, del transporte público, del ascensor, etc., siempre se comporta como una fuente de salud. Ahora bien, resulta mucho más fácil y eficaz dedicar parte de su tiempo libre a la actividad física, partiendo de la base de que siempre hay una acción para cada edad; no son necesarias grandes instalaciones ni materiales especiales, solo necesitamos una cosa: querer.

Siempre hay **un ejercicio físico para cada gusto y edad** que nos proporcionará más vida, mejor estado físico, más relación con los demás, menos molestias y más ganas de vivir. Puede beneficiarse de cualquier tipo de actividad (correr, nadar, bolos, petanca, golf, tenis, fútbol, ciclismo, etc.) siempre y cuando practique todos los días (como mínimo dos o tres días a la semana) una o varias de estas actividades.

También recuerde que en cada caso debe adaptar la actividad física a sus condiciones, no se preocupe si otras personas corren más o menos, si hacen más o menos flexiones, si nadan de forma más rápida o lenta, usted trabaja con su organismo y este es el que marca lo que puede y no puede hacer. Por último, la actividad física, para que nos proporcione un mayor número de beneficios, debe verse acompañada de una alimentación equilibrada, sana y evitar otros factores nocivos, como es el caso del consumo de tabaco y alcohol.

Todas las personas que realizan habitualmente un poco de actividad física (sin necesidad de gastarse dinero en gimnasios, vestuarios caros o materiales costosos) ahorran millones de latidos al corazón, limpian sus arterias, agilizan y fortalecen sus músculos, dan vitalidad a sus huesos y mejoran su actividad cerebral.

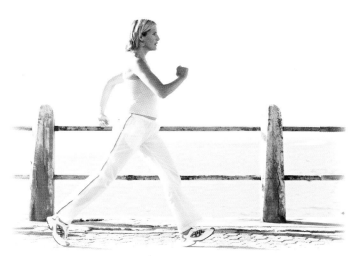

MENOS ESTRÉS, MÁS RELAJACIÓN

Entendemos que en nuestro tiempo el tipo de vida es mucho más agitado de lo que quisiéramos, situación que poco a poco, por efecto del estrés, la falta de descanso, la ansiedad, el nerviosismo, la tristeza o la depresión va deteriorando nuestro organismo. Estas situaciones debilitan lentamente el sistema inmunitario (nuestras defensas), favorecen las enfermedades gastrointestinales, disminuyen nuestra capacidad de concentración...

Hay ciertos hábitos que son más que recomendables para favorecer nuestro estado de salud. Por ejemplo, **la siesta es una costumbre beneficiosa para el organismo**, ya que permite realizar con más eficacia la función digestiva que prima después de comer. Está demostrado que media hora de siesta reduce de forma considerable la probabilidad de un infarto de miocardio (nada peor que terminar de comer y trabajar con desenfreno), al tiempo que nos ayuda a reponer las energías gastadas durante la mañana. Eso sí, **no debe superar los 30 o 45 minutos** y es preferible practicarla 30 minutos después de comer.

Algo similar sucede con el sueño nocturno. **Nuestro cuerpo necesita de esas 7 u 8 horas de descanso** para poder rehabilitar las estructuras deterioradas, renovar sustancias que trabajan a lo largo del día y eliminar los tóxicos que nuestras células, a modo de basura, han producido durante las horas de actividad (por ejemplo, los radicales libres). Para conseguir un descanso reparador hay que asegurarle una duración entre 7 u 8 horas (no acostarse demasiado tarde), evitar las cenas copiosas, retrasar el momento de acostarse hasta una hora y media después de la cena (mejor si se aprovecha este tiempo para andar o hacer un poco de ejercicio) y relajar el cuerpo con un baño de agua templada, un baño de pies o un vaso de leche con una cucharada de miel.

Finalmente, recuerde que **debemos mostrar siempre un carácter positivo y alegre**, evitando en lo posible todos los pensamientos y actitudes negativas, como mal humor, ira, cólera, enfado, etc. Está demostrado que la eficacia de las funciones del organismo y de la mente es mayor cuando prima la alegría y el optimismo sobre la tristeza y la depresión (además, estas últimas situaciones provocan enfermedades como la hipertensión, el infarto de miocardio, las infecciones, etcétera).

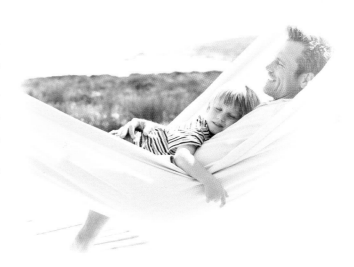

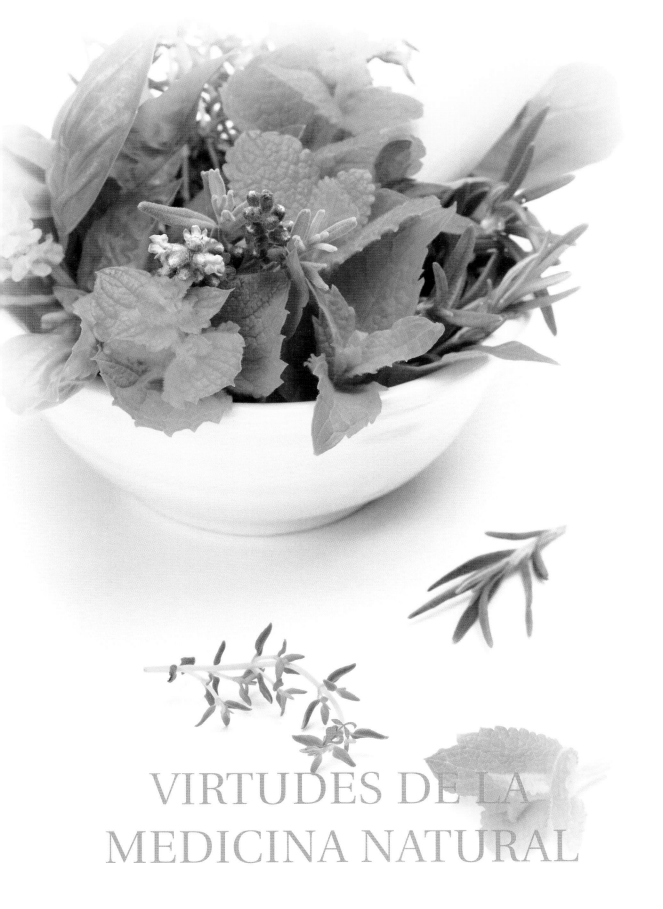

VIRTUDES DE LA
MEDICINA NATURAL

Un reciente estudio de la Organización Mundial de la Salud (OMS) concluye que casi **el 80 por 100 de las personas que habitan en el planeta emplean la medicina natural** para resolver sus problemas de salud, circunstancia que no debe asombrarnos si tenemos en cuenta que los fármacos utilizados para el tratamiento de muchas enfermedades generan problemas al 40 por 100 de los pacientes que los utilizan (desde náuseas o vómitos hasta ulceraciones de estómago, pasando por reacciones alérgicas y dolores de cabeza).

Pero, **¿qué es la medicina natural?** En verdad es algo que ha acompañado al hombre desde su origen, siendo practicada por médicos, especialistas o por nuestras abuelas. La medicina natural trata de devolver la salud al enfermo utilizando para ello métodos y sustancias naturales. Por ejemplo, mediante las plantas medicinales, como hace la fitoterapia; por medio de la alimentación, como es el caso de la dietoterapia; por el agua o hidroterapia, con la actividad física o a través del movimiento, como es el caso del masaje, osteopatía, quiropráctica, etc. Como podemos comprobar, la medicina natural es una parte más de la medicina y en cualquier caso un procedimiento terapéutico o preventivo de la enfermedad, complementario con otras formas de curar como la farmacología, la cirugía o la radioterapia. **El médico y los profesionales de la salud debemos ser lo suficientemente hábiles para aplicar en cada momento el tratamiento más adecuado**, ya sea cambios en la dieta, determinadas plantas medicinales, cirugía o farmacología. Un ejemplo clarificador: en Alemania son mayoría los médicos que tratan las depresiones y los estados de tristeza recetando, en primera instancia, plantas medicinales como el hipérico y muy pocos lo hacen con el empleo de fármacos.

Estos hábitos a favor de la medicina natural también son palpables en la sociedad en general y están produciendo notables cambios dentro del mundo de la sanidad en los últimos años: **6 de cada 10 estadounidenses utilizan la medicina natural** como primer recurso para tratar su enfermedad; en Holanda el 75 por 100 de la población está de acuerdo en que la medicina mal llamada «alternativa» se introduzca en el sistema nacional de salud...

De todas formas, **no olvidemos que la práctica de la medicina desde tiempos de Hipócrates y anteriores era precisamente natural**. Ya en el año 5000 a.C. se practicaba la fitoterapia en China y Egipto; en el 4500 a.C. existía la acupuntura; en el 4000 a.C., la hidroterapia tenía una amplia aplicación... Otras disciplinas de la medicina natural tienen orígenes más recientes, como es el caso de la quiropráctica (manipulaciones de la columna vertebral, articulaciones) que nace hacia 1890, o la aromaterapia (tratamiento basado en el empleo de aceites esenciales de plantas), que surge hacia 1920. Solo a partir del siglo XIX, con la elaboración en el laboratorio de los primeros fármacos (sintetizando y copiando productos químicos que ya existían en las plantas, en los alimentos, etc.), la farmacología irrumpió con fuerza en el mundo de la medicina. Esto ha supuesto un gran avance y múltiples ventajas, pero también **el consumo masivo de fármacos que observamos a nuestro alrededor tiene tres grandes inconvenientes**: efectos secundarios que hay que conocer y evitar, elevados gastos económicos y la existencia de fármacos con eficacia muy reducida o casi nula.

En cualquier caso, **la medicina natural y la académica deben compartir, de forma ordenada, el escenario de la enfermedad**. A lo largo de las páginas de este libro le presentaremos muchos ejemplos de medicina natural transmitidos de generación en generación, con demostrada eficacia para resolver los problemas más frecuentes que puedan afectar a su salud, alterar su alimentación, proporcionarle belleza e incluso mejorar sus hábitos de vida.

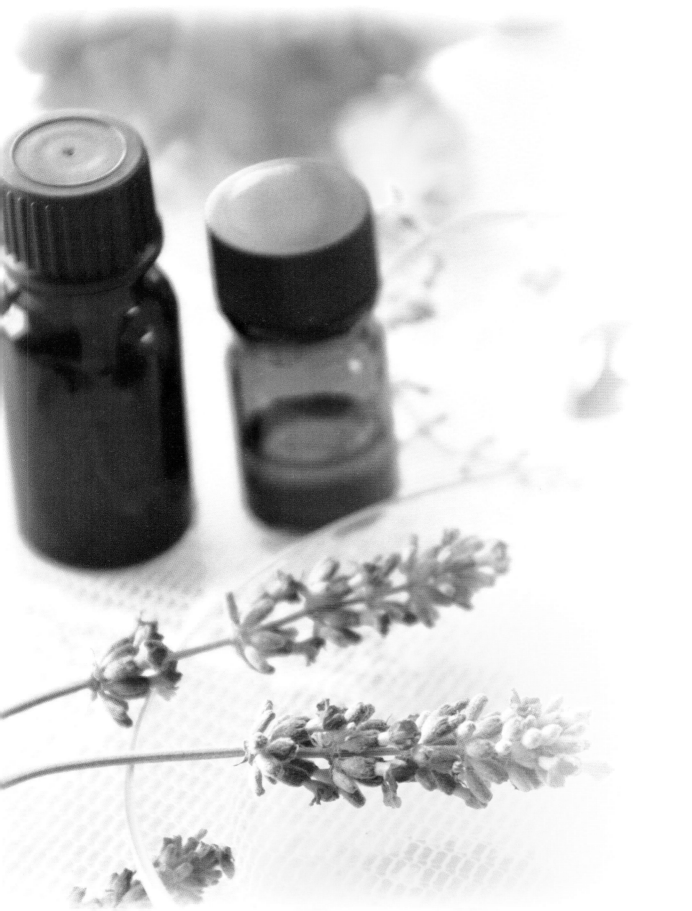

Durante las últimas décadas se han realizado numerosas investigaciones en un buen número de laboratorios farmacéuticos y universidades de todo el mundo, con el objetivo de valorar o demostrar la eficacia de muchas plantas medicinales, frutas y verduras en la prevención y tratamiento de la enfermedad. Esto demuestra el interés creciente que la medicina natural está despertando en el mundo de la investigación, tal vez porque sus efectos beneficiosos se han demostrado a lo largo de muchos siglos, pero desconociendo las razones fundamentales de esos efectos e incluso posibles secuelas.

Por ejemplo, **la cebolla es una de las sustancias más estudiadas en los laboratorios y sobre todo desde que se sabe que reduce la probabilidad de cáncer de estómago.** Un estudio realizado en la Universidad de Limburg (Holanda) concluye que aquellas personas que comen más de media cebolla pequeña al día (cruda o cocinada) reducen a la mitad el riesgo de padecer cáncer de estómago en comparación con los que no toman nada de cebolla.

También recientemente la Universidad de Harvard (EE.UU.) certifica que las personas que comen **cinco nueces o más a la semana** reducen entre un 35-50 por 100 el riesgo de padecer enfermedades cardiovasculares. Parece ser que este efecto se debe a que las nueces contribuyen a reducir los niveles de colesterol «malo» en sangre. De hecho, si comemos nueces en la citada cantidad disminuye en sangre la LDL (colesterol «malo») en un 12 por 100.

Un alimento tan humilde como **el ajo cuenta a su favor con numerosos efectos beneficiosos demostrados** en diferentes estudios. El jugo fresco de ajo (ajo crudo) contiene sales minerales, calcio, hierro, yodo, fósforo y vitaminas A, B_1, B_2 y E, así como alilo, aceites y alicina. Estas últimas sustancias son potentes antibióticos, con la particularidad además de que no modifican la flora bacteriana intestinal. También los ajos ejercen un efecto beneficioso sobre el colesterol (disminuyéndolo en un 10 por 100), reduce la agregación o unión de las plaquetas (menos trombosis, embolias) y colabora en la disminución de la hipertensión arterial porque facilita la dilatación de los vasos sanguíneos. La mayor parte de estos efectos se consiguen con la **ingesta diaria de medio diente de ajo** crudo distribuido con las comidas.

Otro ejemplo relevante lo tenemos en el caso de la soja. La Universidad baptista Wake Forest (EE.UU.) ha confirmado que el consumo de una cucharada al día de soja posibilita que al cabo de dos meses los niveles de colesterol «malo» en sangre (LDL) se reduzcan en un 10 por 100, con lo cual disminuye el riesgo de enfermedad cardiovascular y reduce la tensión arterial. ¿A qué se deben estos efectos? La soja contiene, entre otras cosas, isoflavonoides o fitoestrógenos (estrógenos de las plantas) que facilitan la metabolización o degradación del colesterol y por eso reduce la LDL en sangre.

También los laboratorios de la Universidad de Harvard (EE.UU.) llegaron recientemente a la conclusión de que comer cada día seis piezas o raciones de **fruta o verdura** disminuye la probabilidad de padecer trombosis, embolias y hemorragias cerebrales (la reducción se sitúa en torno al 30 por 100). Comer una cantidad mayor de fruta o verdura no proporciona más beneficio, pero si comemos menos, tampoco aparece ese efecto protector. En cualquier caso, la mejor forma de comer verduras y frutas es cruda y al parecer son los cítricos y las verduras de hoja verde los que propician con más rapidez y generosidad esos efectos.

Ejemplos similares a los descritos podríamos citar con relación al **aceite de oliva, a la manzanilla, a la miel, el vinagre, el vino** y otros muchos productos que han sido analizados y estudiados en numerosos centros de investigación.

EFECTOS SECUNDARIOS

Las plantas, algunas frutas, ciertos condimentos o verduras, no solo tienen efectos beneficiosos. Como todo lo bueno, también hay una cara negativa que debemos recordar y que viene definida por los efectos secundarios que algunos de esos productos pueden desarrollar **si no se utilizan con cuidado y prudencia**.

Por ejemplo, **el ajo** puede causar interacciones peligrosas con medicamentos que impidan la unión de las plaquetas (son los llamados fármacos anticoagulantes). Entre ambos se potencian y pueden dificultar la coagulación de la sangre. Por esta razón no es recomendable comer mucho ajo antes de una intervención quirúrgica.

La valeriana es una planta con notables efectos sedantes e inductores del sueño. Esto hace que pueda causar amodorramiento y sensación de fatiga que, para aquellas personas que realizan trabajos de precisión, puede suponer una notable dificultad.

La equinacea es una planta que estimula al sistema inmune, a nuestras defensas, para luchar con mayor eficacia frente a las infecciones. Si se utiliza de forma continuada durante 6, 8 semanas puede facilitar el efecto contrario, esto es, disminuir la resistencia de nuestro organismo. De otra parte, no se aconseja su empleo durante la gestación.

Una de las plantas usadas frecuentemente en los últimos años es **el ginseng**, cuya utilidad radica en facilitar la resistencia al estrés. Si se emplea en exceso, situación que cada vez es más frecuente entre algunos consumidores, puede causar jaqueca, insomnio y palpitaciones, además de facilitar, en ocasiones, hemorragias vaginales.

La conocida **hierba de San Juan** ha demostrado ampliamente unos notables efectos como antidepresivo, ya que incluye sustancias que actúan de forma muy similar a otros antidepresivos en forma de medicamento, concretamente los inhibidores de las monoaminooxidasas. Ahora bien, su frecuente utilización puede facilitar la aparición de cuadros de excitación.

Sin embargo, son miles los remedios que podemos elaborar con centenares de plantas que además de ser eficaces apenas muestran efectos secundarios. Muchos de estos remedios y sus particularidades son los que encontrará dentro de este libro.

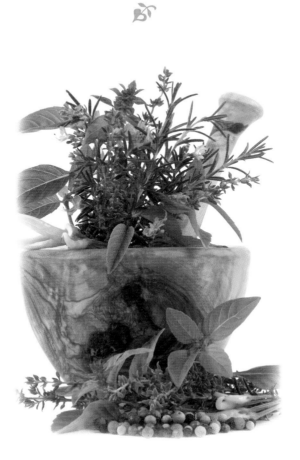

SU HOGAR.
UNA FARMACIA NATURAL

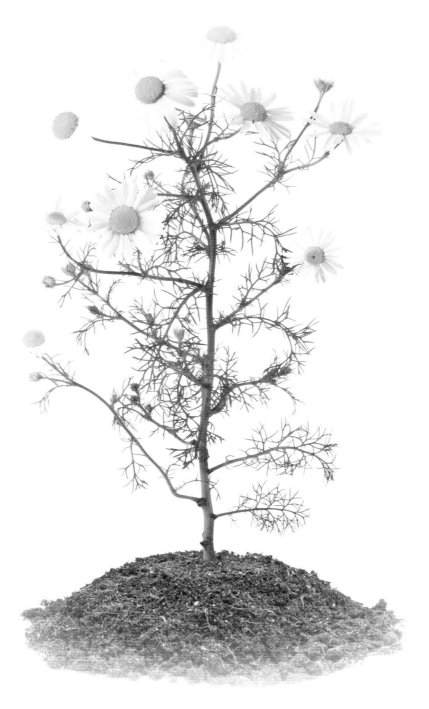

Casi podríamos decir que la mayor parte de los productos que tenemos en nuestra despensa, en el frigorífico o en los tiestos de las flores tienen su utilidad y beneficios para la salud. Solo es preciso conocer las propiedades de cada elemento y la manera de prepararlos y aplicarlos, interrogantes que se encargará de mostrarle este libro.

A título de ejemplo, veamos las indicaciones de algunos productos que suelen estar en nuestra casa:

AJO: Antiséptico y antimicrobiano muy eficaz para el tratamiento de heridas, infecciones de vías respiratorias y para calmar la tos.

CEBOLLA: Eficaz para elaborar numerosos remedios, entre ellos los que combaten la tos.

MIEL: Alimento muy útil para combatir lesiones de la piel e infecciones de las vías aéreas. Forma parte de numerosas infusiones para hacer más agradable su sabor.

ACEITE DE OLIVA: Ingrediente habitual de numerosos remedios contra las infecciones de las vías respiratorias, trastornos cardiocirculatorios, y del aparato digestivo.

BICARBONATO: Eficaz en el tratamiento de muchos casos de mal olor de pies y también en lesiones de la piel.

MANZANILLA: Planta medicinal con numerosas aplicaciones, entre las que destacamos el tratamiento del insomnio, las situaciones de ansiedad y nerviosismo, así como los problemas del aparato digestivo.

ROMERO: Representa un integrante básico de muchas fórmulas naturales ya que facilita la digestión, calma la tensión nerviosa, estando indicado particularmente en los casos de indigestión y dolores de cabeza.

MENTA PIPERITA: Útil en el caso de molestias de tipo digestivo por sus efectos como relajante del estómago.

VALERIANA: Relajante muscular que favorece la digestión, disminuye las tensiones y facilita el sueño. Indicado en casos de ansiedad, insomnio y estrés.

TUSÍLAGO: Cuenta con un notable efecto calmante sobre la tos por su acción antiespasmódica. Imprescindible en casos de tos irritativa y catarros.

CALÉNDULA: Planta medicinal excelente para hacer frente a los problemas de la piel, en especial cortes, moratones y quemaduras.

La lista podría convertirse en interminable, pero para que le resulte más práctico el conocimiento de los usos medicinales de los productos que se encuentran en su cocina, **vamos a presentarle algunos de los más utilizados por cinco elementos de todos conocidos: ajo, miel, azúcar, vinagre y vino.**

AJO

El ajo está formado en un 75 por 100 por azúcares (fructosa), aunque también tiene aceites esenciales (como la alicina, que le da el característico olor), sales minerales, hierro, azufre, sílice, yodo y vitaminas A, B_1, B_2, B_6 y C.

Por sus componentes activos es diurético, antiséptico, vasodilatador e hipotensor; disminuye el colesterol malo en sangre, hipoglucemiante (baja el azúcar en sangre) y anticoagulante.

Por sus efectos no debe utilizarse cuando haya problemas de coagulación de la sangre o se tomen anticoagulantes; no deben excederse en su uso las personas que hayan de operarse ni tampoco las que sufran hipertiroidismo.

Entre sus múltiples aplicaciones y por las que es de utilidad en el «botiquín doméstico» destacamos las siguientes:

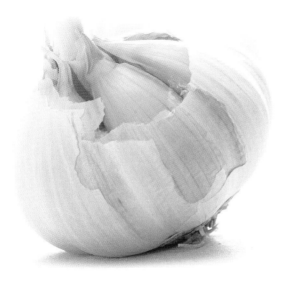

REÚMA: Machaque 12 dientes de ajo fresco y mézclelos con igual cantidad de manteca de cerdo. Guarde en un frasco y aplique la combinación dos veces al día sobre la zona afectada (bien con un pequeño masaje o a modo de cataplasma).

CALLOS y DUREZAS: Machaque en un mortero 4 dientes de ajo, añada un poco de aceite de oliva y deje reposar 10 minutos. Aplique con una venda sobre el callo y déjelo 24 horas. Si no se ha ablandado, repita la operación hasta que se pueda eliminar.

LOMBRICES: Por la mañana, machaque 3 dientes de ajo y mézclelos con una cucharada de leche. Tómelo en ayunas.

PICORES ANALES POR LOMBRICES: Introduzca en el ano un pequeño diente de ajo untado previamente en aceite.

REVITALIZANTE, INFARTO DE MIOCARDIO, DESINFECTANTE GENERAL, HIPOCOLESTEROLEMIANTE: Tome cada día 1 diente de ajo crudo acompañando a las diferentes comidas del día. El período ideal son 3 semanas cada 3-4 meses.

HERIDAS EN LA PIEL: Aplique emplastos de ajo triturado dos veces al día.

CONGESTIÓN NASAL: Triture un diente de ajo y envuélvalo con una gasa. Luego aproxímela a la nariz y respire con fuerza durante 8-10 minutos.

GASES: Pique abundantemente un diente de ajo y añádalo a un vaso cubierto hasta la mitad por aceite de soja. Mézclelo bien y dese un masaje en la piel que cubre el estómago.

IMPOTENCIA: Tome durante 15 días seguidos un diente de ajo crudo al día para facilitar la circulación de la sangre (origen de la impotencia en muchos casos). Repita «los 15 días de ajo» cada 2-3 meses.

LARINGITIS: Corte en láminas dos dientes de ajo y échelos en un plato con miel. Déjelo reposar toda la noche. Al día siguiente, tome antes de cada comida una cucharada de miel disuelta en un vaso de agua caliente o templada.

MEMORIA: Un diente de ajo crudo al día.

VERRUGAS: Corte un ajo y, con la parte central, el corazón, frote durante un par de minutos sobre la verruga. Repita la operación todos los días hasta que desaparezca.

MIEL

Mayoritariamente, la miel está compuesta por azúcares como la glucosa y levulosa (75 por 100 del total). También tiene ácido fórmico, principios aromáticos, sustancias grasas y vitamina B y C (en la miel pura, cuando se quita el polen, pierde casi toda la vitamina C).

Por sus ingredientes está indicada como laxante, expectorante, antitusígeno, revitalizante y analgésico. Se recomienda no ser utilizado por diabéticos o en casos de exceso de azúcar en la sangre (hiperglucemia).

Algunos de los remedios que podemos utilizar con la miel (ya sea de milflores, tomillo, arándano, lavanda...) son:

QUEMADURAS O PICOR ANAL: Mezcle 2 cucharadas de miel con una de aceite de oliva y aplique sobre la zona que pica.

GRIETAS EN LA PIEL: Aplique directamente un par de veces al día sobre la zona agrietada.

GRIETAS EN LOS LABIOS O EN LOS SENOS: Mezcle aceite de ricino con miel a partes iguales y aplique 2 veces al día.

GOTA: Aplique directamente sobre la zona afectada, 3-4 veces al día.

CIÁTICA, DOLORES ARTICULARES Y MUSCULARES: Aplique sobre la zona afectada una cucharada de miel y cubra con una venda. Repita 2 veces al día.

REVITALIZANTE: Mezcle 2 cucharadas de miel y una de moras. Tome directamente.

HERIDAS, ROZADURAS Y LLAGAS: Emplasto con miel y arcilla en la proporción de 4 a 2. Haga la operación 2 veces al día.

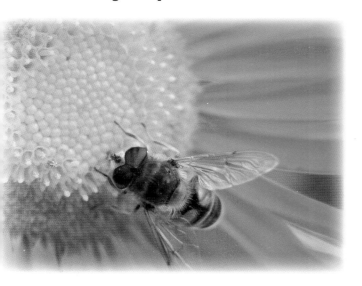

SABAÑONES: Aceite de laurel y miel a partes iguales. Haga una pasta y colóquela sobre la zona afectada con la ayuda de una gasa.

PICADURAS DE INSECTOS: Quite el aguijón si lo hubiere y aplique un poco de miel varias veces al día.

GARGANTA Y VÍAS RESPIRATORIAS: Hierva una taza de agua y eche 2 cucharadas de miel. Retire del fuego, deje templar y haga gárgaras durante 3-4 minutos tomando el líquido. Practíquelo 3-4 veces al día.

DOLOR DE MUELAS Y DIENTES: Realice fricciones en la pieza dolorida varias veces al día.

PIEL ÁSPERA: Ponga en un frasco 100 gramos de miel y 75 gramos de aceite de oliva. Aplique sobre la piel áspera 3-4 veces al día.

JUGO DE CAÑA CRISTALIZADO

El azúcar está compuesto en un 100 por 100 de hidratos de carbono o azúcares. Es un alimento energético (lo utilizan los músculos para obtener energía y las neuronas para trabajar) y también sirve como antihemorrágico. No debe usarse en caso de padecer diabetes o hiperglucemia.

Algunos remedios que podemos elaborar con el azúcar son:

ENERGÉTICO: Cuando necesite energía (durante la práctica de un deporte, un paseo por el monte) puede añadir una cucharada de azúcar a un vaso de agua templada y mezclarlo. También puede recurrir al pan cubierto con una cucharada de aceite de oliva y 2-3 cucharadas de azúcar.

ANTIHEMORRÁGICO: Ponga sobre la herida que sangra varias cucharadas de azúcar hasta detener la hemorragia.

MAREOS: Tome un poco de azúcar solo o disuelto en agua.

VINAGRE

El vinagre incluye dos ingredientes fundamentales: ácido acético y taninos. Ambos, aunque sobre todo los taninos, que también se encuentran en el vino, le confieren efectos calmantes, relajantes y antisépticos. Solo hay que tener un cuidado con su empleo: no ingerirlo si se sufre de problemas gástricos, ni aplicarlo directamente sobre las heridas.

CISTITIS, CÁLCULOS RENALES: Puede aplicar un baño en la región genital con agua caliente y vinagre (100 cc de vinagre por cada 2 litros de agua).

DOLOR DE GARGANTA: Haga gárgaras con una mezcla de vinagre, sal y agua caliente. También sirve inhalar los vapores de agua hirviendo (1 litro) con vinagre (0,25 litros).

Puede recurrir, igualmente, al agua caliente con un poco de miel y una cucharada de vinagre de manzana.

DOLOR DE CABEZA: Inhale los vapores procedentes de 0,5 litros de agua hirviendo y 0,5 litros de vinagre (mejor si es vinagre de malta).

DIARREA: Antes de cada comida, beba un vaso de agua con dos cucharaditas de vinagre de manzana.

ARDOR DE ESTÓMAGO: Tome una cucharada de vinagre de manzana en un vaso de agua caliente delante de cada comida.

ARTRITIS: Una cucharadita de vinagre de manzana y otra de miel disueltas en un vaso de agua templada después del desayuno y de la cena.

VARICES: Aplique con un suave masaje de vinagre de manzana puro sobre las varices dilatadas dos veces al día.

PIES CANSADOS, HINCHADOS, INFLAMACIONES: Dese un baño con agua, vinagre y sal (por cada 2 litros de agua, 100 cc de vinagre). Utilícelo durante media hora.

PICADURAS DE INSECTOS: Masajee la zona con vinagre puro (de manzana o de vino).

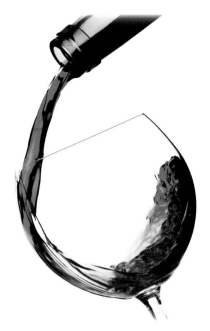

VINO

*El vino, tomado con moderación (no más de dos vasos al día y siempre que sea natural), proporciona un buen número de beneficios. Entre sus ingredientes destacan el ácido acético, antioxidantes o **neutralizantes de la «basura celular»** (resveratrol, quercetina y catequina, que protegen contra el cáncer), compuestos fenólicos (modifican diversos parámetros sanguíneos) y mucho hierro. Gracias a estas acciones desarrolla efectos medicinales antioxidantes, anticoagulantes, disminuye el colesterol «malo» en la sangre, dilata los vasos sanguíneos y resulta estimulante.*

Evidentemente, y como todas las bebidas alcohólicas, no debe ser utilizado en caso de alcoholismo, cirrosis hepática, gestación, mala coagulación de la sangre...

Gracias a sus ingredientes, contamos con numerosos remedios muy saludables:

RESFRIADOS y CATARROS: Hierva durante media hora medio litro de vino blanco y medio litro de agua. Tome un vaso una vez realizada la mezcla y poco a poco el resto del líquido antes de 24 horas.

DIARREAS: Beba un vaso de vino tinto en las comidas.

TOMANDO UN POCO DE VINO AL DÍA podrá conseguir:

• Estimular el apetito y facilitar la actividad digestiva.

• Disminuir el riesgo de enfermedades coronarias y de ictus o lesiones vasculares cerebrales.

• Aumentar la cantidad de HDL (colesterol bueno) en la sangre y con ello el depósito de grasa en las paredes de las arterias impidiendo que se obstruyan (que se cierren).

• Disminuye la unión de las plaquetas y la cantidad de fibrinógeno en la sangre, reduciendo el riesgo de embolias y trombosis.

• Posee actividad antioxidante y con ello previene algunos tipos de cáncer.

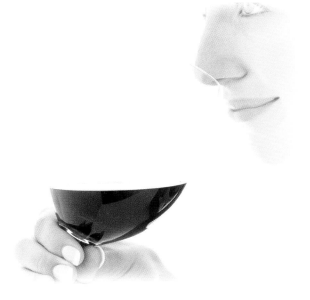

A estos ejemplos de productos que tenemos en nuestras casas y pueden ser muy útiles para tratar numerosas dolencias podemos añadirles algunas decenas más, como es el caso del limón, la naranja, la sal, el aceite de oliva, la manteca de cerdo, la lechuga, tomate, pepino, plátano, avena, col, berza, mantequilla, zanahoria, harina, huevos, nueces, almendras, etc. En las siguientes páginas de este libro encontrará que la solución a muchas dolencias puede estar en su casa.

REMEDIOS DEL DÍA

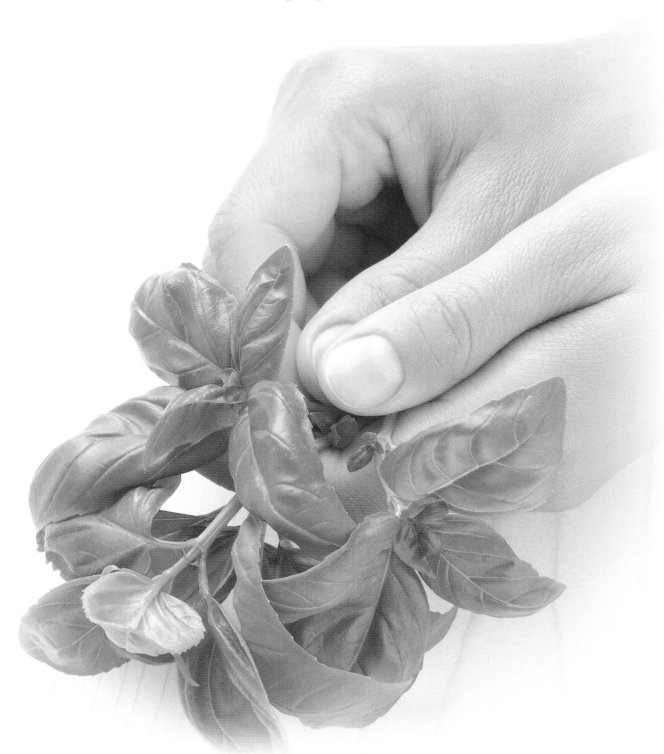

ÁCIDO ÚRICO

El ácido úrico es uno de los restos o basura que crea nuestro organismo cuando se utilizan las proteínas que forman parte de los alimentos (carnes, algunas verduras, ciertos pescados). En condiciones normales, desde las células, donde se produce, el ácido úrico se dirige a la sangre y se elimina por el riñón, aportando a la orina su color amarillo característico. Si aumenta en exceso la cantidad de ácido úrico en sangre se forma hiperuricemia y esto hace que se acumule en las articulaciones de mayor movimiento (dedos, codos, muñeca, hombro) dando lugar a cristales.

REMEDIO Y ELABORACIÓN

PUERROS, PEREJIL Y AJO

Ingredientes

6 puerros
1 apio mediano
1 ramillete de perejil
1 l de agua

Elaboración y empleo

Corte solo las raíces de los puerros, junto con el apio y el perejil, e introdúzcalos en un litro de agua caliente que pondrá a hervir durante 5 minutos. Posteriormente, cuele el líquido y tómelo a sorbos durante el día a lo largo de 9 días. Los puerros, el perejil y el apio tienen un notable efecto diurético, ya que ayudan a formar grandes cantidades de orina, y junto con ella se elimina el ácido úrico sobrante (además, el apio colabora a reducir el colesterol en la sangre).

IMPORTANTE RECORDAR QUE...

El control del ácido úrico se basa en una buena alimentación, disminuyendo el consumo de ciertas verduras (las que tienen oxalatos, como espinacas, acelgas, ruibarbos, berzas, coles), la mayor parte de las carnes (vísceras, salchichas, caldos de carne), mariscos, alcohol, setas, algunos pescados azules y legumbres (soja); la carne, mariscos y setas son ricos en purinas, un tipo de proteínas que provoca el ácido úrico.

Para eliminar el ácido úrico es conveniente beber mucho, del orden de 2 litros al día; tomar bebidas ricas en vitamina C (zumos de frutas en general, sobre todo manzana), así como tisanas o infusiones de escaramujo (estimulan la función renal). En la comida, incluir muchas verduras (excepto las indicadas), así como cereales y huevos.

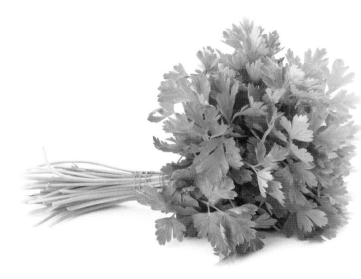

AFONÍA

Trastorno en la voz con dificultad para emitir las palabras. Su origen se debe a las alteraciones de las cuerdas vocales, generalmente consecuencia de «excesos» provocados por el frío, la contaminación ambiental, humos, tabaco, gérmenes (laringitis, faringitis) y en ocasiones por la existencia de lesiones en las cuerdas con carácter permanente, como los pólipos.

REMEDIO Y ELABORACIÓN

JARABE DE PIÑAS PIÑONERAS

Ingredientes

10 piñas piñoneras
(del tamaño de una nuez)
½ kg de azúcar moreno

Elaboración y empleo

Introduzca las piñas en el interior de un tarro de cristal junto con medio kilo de azúcar moreno. Cierre el tarro herméticamente y deje en reposo durante 3-4 meses. Pasado este tiempo, se habrá formado un líquido espeso en forma de jarabe, el cual se cuela y se conserva en otro tarro. En caso de afonía, conviene tomar 3 cucharadas de jarabe al día.

INFUSIÓN DE YEMAS DE PINO

Ingredientes

Un pellizco de yemas de pino y un cazo de agua hirviendo

Elaboración y empleo

Añada el pellizco de yemas de pino en un cazo con agua hirviendo una vez retirado del fuego. Deje reposar durante 10 minutos, cuele y beba a lo largo del día en dos-tres tomas.

IMPORTANTE RECORDAR QUE...

En caso de afonía, las cuerdas vocales suelen encontrarse hinchadas o dilatadas, llegando incluso a rozar la una contra la otra. Esta es la razón fundamental por la cual las palabras se forman con dificultad y por supuesto de manera alterada.

No conviene tomar caramelos de menta con azúcar (no ayudan a eliminar las secreciones que se producen desde las zonas inflamadas de la laringe), ni bebidas muy frías o calientes, junto con excitantes tipo café, tabaco o alcohol.

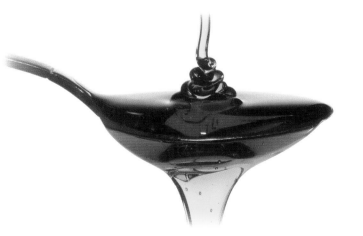

ALERGIAS

Las alergias son reacciones exageradas que produce nuestro sistema inmunitario cuando entra en contacto con ciertas sustancias a las que se encuentra especialmente sensibilizado, o lo que es lo mismo, cada alérgico tiene un alérgeno o sustancia responsable de la alergia a la que es muy sensible. La reacción exagerada de las defensas puede manifestarse en forma de rinitis, conjuntivitis, asma, lesiones en la piel, diarrea, etc. Los alérgenos más frecuentes son los ácaros del polvo, el polen, agentes químicos, colorantes, edulcorantes, etc.

REMEDIO Y ELABORACIÓN

ALFALFA

Ingredientes

Alfalfa fresca

Elaboración y empleo

Se puede tomar en forma de brotes o germinados, acompañando a las ensaladas o también como jugo fresco mezcle en un litro de agua 30 gramos de la planta con un poco de miel y limón (tome un vaso por las mañanas), La alfalfa es muy rica en vitamina C, A y minerales (cobre y boro), además de resistir bien la cocción.

ESPLIEGO Y MANZANILLA

Ingredientes

Dos pizcas de espliego
Otras dos de manzanilla

Elaboración y empleo

Prepare en ayunas una infusión de espliego y manzanilla con las cantidades indicadas, deje reposar durante 10 minutos, cuele y tome, a ser posible, antes de levantarse de la cama.

HUEVOS DE CODORNIZ

Ingredientes

Huevos de codorniz frescos

Elaboración y empleo

Tome durante 6 días huevos de codorniz con la siguiente distribución: el primer día seis, el segundo cinco, el siguiente cuatro y así hasta el sexto día, en que tomará uno.

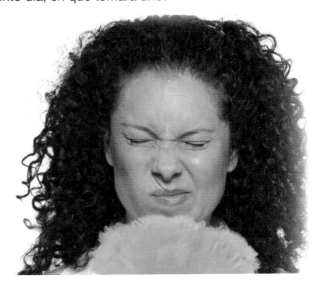

IMPORTANTE RECORDAR QUE...

Se calcula que en España hay cerca de 8 millones de personas alérgicas a algún tipo de producto, lo que significa que uno de cada cinco españoles se encuentra afectado por las alergias. Lo peor es que la tendencia es de aumento constante, sobre todo porque cada día hay nuevos productos que resultan muy extraños o agresivos para el organismo, al tiempo que fatigamos o agotamos con mayor facilidad nuestro cuerpo (estrés, nerviosismo, enfermedades, etc.).

El mejor tratamiento de una persona alérgica es conocer la sustancia que le provoca la reacción; por eso es fundamental acudir al especialista para concretar cuál es ese producto y vacunarse contra él.

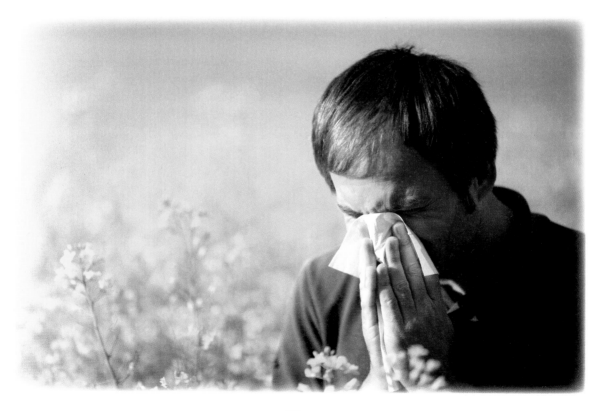

ALERGIAS EN LA PIEL

La mayoría de las alergias que aparecen en la piel se deben al contacto directo con sustancias alergizantes, como pólenes de plantas, restos de pelo o células de la piel de animales, ácaros u organismos microscópicos que acompañan al polvo, productos químicos (cosméticos, cremas), aunque también algunos alimentos pueden desencadenar este tipo de reacciones (pescados, chocolate, ciertas frutas, como el kiwi). Las manifestaciones de la alergia suelen ser en forma de manchas rojas o eritemas, eczemas (lesiones rojizas, duras y ligeramente elevadas) y urticaria o picor.

REMEDIO Y ELABORACIÓN

MIEL DE ROMERO CON YOGUR DESNATADO

Ingredientes

250 g de yogur desnatado
(equivalente a dos yogures)
50 g de miel de romero
(alrededor de dos cucharadas soperas)

Elaboración y empleo

Ponga en un frasco el yogur y agregue la miel. Revuelva bien y guarde en el frigorífico. Hay dos formas diferentes para usarlo. La primera de ellas consiste en ingerir la mitad del yogur en ayunas y la otra mitad al acostarse (está indicado sobre todo en los casos en que la alergia viene acompañada de síntomas de tipo digestivo, como diarreas). La segunda forma consiste en colocar el yogur con miel sobre la piel como una cataplasma. Se aplica 3-4 veces al día cubriendo la parte afectada.

IMPORTANTE RECORDAR QUE...

Con frecuencia, las personas que padecen una reacción alérgica presentan también una mayor pérdida de calcio, sustancia fundamental para que el sistema inmunitario pueda actuar de forma adecuada. En consecuencia, es conveniente tomar en la dieta alimentos que sean ricos en calcio.

Durante el tratamiento, o mientras duran las manifestaciones alérgicas, nunca debemos lavarnos la piel con jabones que no sean neutros. Incluso es mucho mejor, para no equivocarnos, lavar la piel solo con agua.

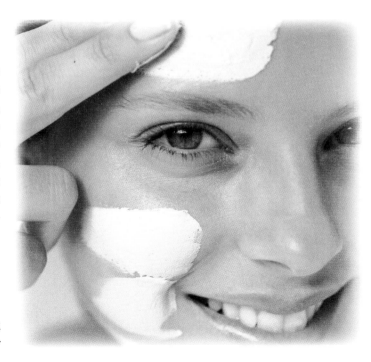

ALMORRANAS

Las paredes de la última parte del intestino grueso, cerca del ano, tienen unas venas llamadas hemorroidales. Estas venas llevan la sangre hasta el hígado y por efecto del embarazo, estreñimiento (el 19 por 100 de los españoles lo padecen; de ellos, el 72 por 100 son mujeres), tos frecuente u otros factores que aumentan la presión dentro del abdomen se hinchan las venas produciendo las denominadas hemorroides o almorranas. Cuando aparecen, nos cuesta hacer de vientre, además de generar picor en el ano y provocar la pérdida de pequeñas cantidades de sangre, casi insignificantes, que a la larga pueden provocar una anemia. Para prevenir e incluso tratar las hemorroides le recomendamos el consumo de uvas con piel.

REMEDIO Y ELABORACIÓN

UVAS CON PIEL

Ingredientes

Uvas en cualesquiera de sus variedades

Elaboración y empleo

Hay que utilizar uvas con cierta regularidad, siempre con piel. Eso sí, hay que lavarlas antes de consumirlas para eliminar por completo las sustancias que puedan contener (como los insecticidas).

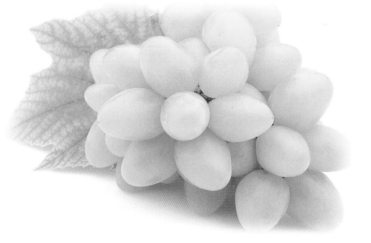

TOMATE Y MANZANILLA

Ingredientes

1 tomate maduro
1 compresa o paño de lino
1 infusión de manzanilla

Elaboración y empleo

Antes de acostarse, corte el tomate por la mitad y una de las mitades la coloca sobre la región anal con la ayuda de la compresa de algodón o paño de lino limpio. A la mañana siguiente retire el tomate y lave el ano con la ayuda de una infusión de manzanilla durante un par de minutos. Deje que la piel se seque por sí sola. Tanto el tomate como la manzanilla contienen sustancias analgésicas (contra el dolor) y antiinflamatorias (disminuyen la inflamación).

LAVADOS ANALES

Ingredientes

Agua fría

Elaboración y empleo

Los lavados con agua fría de la región anal tienen un efecto preventivo ya que facilitan el «cierre» o contracción de las venas hemorroidales, y con ello la disminución de su tamaño y de las molestias. Los lavados deben realizarse por la mañana, todos los días, incluso si ya han aparecido las hemorroides.

ACEITE DE OLIVA E HIPÉRICO

Ingredientes

1 litro de aceite de oliva
Unas ramas de hipérico en flor

Elaboración y empleo

Las ramas de hipérico en flor deben cogerse en el mes de junio. Lávelas ligeramente e introdúzcalas en un tarro de cristal transparente con un litro de aceite de oliva virgen (a ser posible, de primera presión en frío). Exponga el tarro al sol durante unos días hasta que el aceite tome un color rojo cobrizo, similar al coñac, y ya está listo. Para utilizarlo basta con aplicar el aceite de hipérico directamente sobre la zona afectada (alrededor del ano y ligeramente en su interior).

HOJAS DE GORDOLOBO

Ingredientes

Unas hojas de gordolobo

Elaboración y empleo

Se utilizan directamente sobre la zona afectada. Realice todos los días un pequeño lavado anal (como se indica en un remedio anterior) y cuando esté seca la piel anal frote sobre ella, con suavidad, una o dos hojas de gordolobo.

IMPORTANTE RECORDAR QUE…

La uva con piel contiene numerosos elementos muy saludables, como son la fibra (evita el estreñimiento y reduce la absorción de grasa), resveratrol (es un anticancerígeno natural) y flavonoides (sustancias que actúan como antiinflamatorios sobre las hemorroides hinchadas).

Además de las uvas, hay otros muchos alimentos que ayudan a prevenir y tratar las hemorroides, como es el caso de la fruta en general, los cereales, verduras y sobre todo el ajo (utilizarlo crudo, bien picadito, acompañando a cualquiera de las comidas del día). Las personas que tienen problemas de coagulación de la sangre deben usar ajo lo menos posible.

ALTURA

Durante la infancia y adolescencia, nuestros hijos se encuentran en continuo crecimiento y desarrollo. Sin embargo, a pesar de ser un proceso continuo, tiene sus altibajos, en el sentido de que en unas épocas se crece más que en otras (en verano más que en invierno; a los siete-ocho años y en la pubertad más que en el resto). Esto hace que a la misma edad las diferencias entre unos niños y otros, sobre todo a partir de los 10 años, puedan ser notables sin que ello suponga una alteración de su crecimiento. No obstante, tenga en cuenta algunos factores que pueden confundirle, si es de las personas que con frecuencia miden el crecimiento de sus hijos.

REMEDIO Y ELABORACIÓN

CONCHAS DE MAR

Ingredientes

Unas conchas de mar
Un poco de agua
Unas gotas de limón

Elaboración y empleo

Poner en la concha agua mineral y calentar hasta hervir. Dejar reposar hasta templarse el agua sin dejar de remover y tomar a sorbos con unas

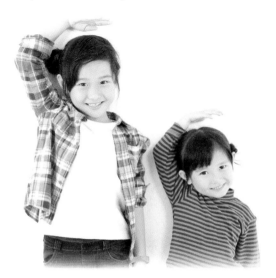

gotas de limón. De esta forma las conchas de mar liberan grandes cantidades de calcio que ayudan a ganar altura. Practicarlo 2-3 veces.

IMPORTANTE RECORDAR QUE...

Siempre hay que medir a los niños a la misma hora del día, ya que durante la mañana se tiene casi un centímetro más de altura que por la tarde. Esto se debe a que los discos intervertebrales pierden agua a medida que transcurre el día y adelgazan de forma ligera, pero sumada la pérdida, uno a otro, dan casi un centímetro, proporción que se recupera durante la noche.

Para asegurar el máximo potencial de crecimiento de nuestros hijos, que viene marcado en un 65-70 por 100 por las características de sus genes, debemos proporcionarles una alimentación equilibrada (basada en frutas, verduras, algo de carne y pescado, cereales) y la práctica de una actividad física con cierta frecuencia.

AMPOLLAS Y ROZADURAS

Las ampollas son el resultado de una agresión directa sobre la piel por efecto del roce (calzado, cinturones, tiras de sujetador), contacto con productos químicos (sobre todo los de limpieza y en particular los cáusticos) o elementos que se encuentren muy calientes (aceite hirviendo, metales incandescentes o al rojo). En estos casos siempre hay una parte de la piel que se ha destruido y, para protegerla, la sangre «la baña» de suero, el líquido transparente que contiene la ampolla. Hasta que se cura la zona lesionada hay un gran riesgo de infección, por eso hemos de procurar acelerar su curación en las mejores condiciones.

REMEDIO Y ELABORACIÓN

HUEVO

Ingredientes

Un trozo de la tela interna de la cáscara de huevo

Elaboración y empleo

Tanto para las ampollas como para las rozaduras e incluso para las heridas que cicatrizan mal, encontrará un gran aliado a la hora de tratarlas en la tela que cubre por dentro la cáscara del huevo. Basta con extraer un trozo de esta tela (el equivalente a la superficie de la piel lesionada) y colocarla, todos los días, sobre la herida. Además de acelerar su curación, la protege, evitando la infección.

IMPORTANTE RECORDAR QUE...

Nunca debemos reventar las ampollas, ya que estaríamos ayudando a los gérmenes para que penetren en su interior y puedan reproducirse con facilidad infectando la herida. Para extraer el líquido sin quitar o romper la ampolla podemos utilizar una aguja esterilizada con hilo que pasaremos varias veces por la ampolla atravesándola de lado a lado.

Antes de extraer la tela, el huevo debe lavarse «a conciencia» y no hay que calentarlo, ya que de lo contrario destruimos muchas de las proteínas que encontramos en la tela.

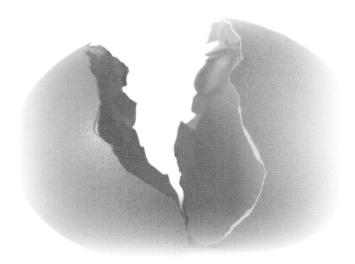

ANALGÉSICOS Y ANTIINFLAMATORIOS NATURALES

Tanto el dolor como la inflamación son alteraciones de la salud que nos afectan con cierta frecuencia a cualquier edad, razón por la cual debemos tener a nuestra disposición remedios diversos para combatirlos y eliminarlos. Muchas veces van unidos, ya que la inflamación de un tejido suele irritar las terminales nerviosas próximas y por ello produce dolor (flemones, heridas contaminadas, gastritis, faringitis...). En cualquier caso, son situaciones a tratar de la forma más eficaz posible, ya que de lo contrario pueden traer consigo numerosas complicaciones.

REMEDIO Y ELABORACIÓN

SAUCE

Ingredientes

Hojas de sauce

Elaboración y empleo

Las infusiones de esta planta presentan un notable poder analgésico (contiene salicina, parecida al ácido acetilsalicílico de la aspirina), en particular para hacer frente a dolores articulares,

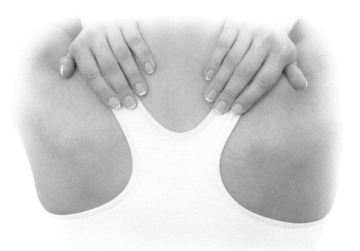

reumáticos, e incluso es útil frente a la fiebre. Puede utilizarse en forma de infusión para beber o para realizar friegas sobre la zona lesionada con la ayuda de una gasa.

HÁRPAGO

Ingredientes

Tubérculos o parte de las raíces de esta planta

Elaboración y empleo

Los tubérculos del hárpago contienen sustancias con notables efectos antiinflamatorios, analgésicos y espasmolíticos (relajan los músculos lisos que duelen en los cólicos). Generalmente, suelen realizarse infusiones con esta planta que luego se aplican localmente sobre la zona afectada (piel, articulaciones, músculos...).

MANZANILLA

Ingredientes

Hojas y flores secas de manzanilla

Elaboración y empleo

Tomada en infusión, la manzanilla es un buen analgésico para los dolores en general y particularmente para los dolores de cabeza y algunas neuralgias o irritaciones de nervios. También la infusión puede utilizarse sobre la piel para tratar lesiones locales (posee un cierto efecto antiséptico, contra los gérmenes). Su aceite esencial usado en fricciones resulta muy útil en el caso de lumbagos, tortícolis y dolores reumáticos.

ROMERO

Ingredientes

Hojas de romero

Elaboración y empleo

El romero se caracteriza por sus efectos antiinflamatorios, utilizándose sobre todo de forma local. Con sus hojas realizamos infusiones que se aplican con la ayuda de una compresa sobre los músculos y articulaciones calmando el dolor (espalda, cuello, hombros...). Es un buen antirreumático, resultando muy útil su aplicación en fricciones en forma de alcohol de romero.

TRATAR LOS GOLONDRINOS CON PAN

Ingredientes

Migas de pan y leche

Elaboración y empleo

Para tratar los golondrinos o infecciones que suelen aparecer en las axilas, moje la miga de pan en leche y haga unas bolitas que colocará sobre el golondrino, en la axila, apretando ligeramente con el brazo para que no se caiga. Debe mantenerlo en esta posición el mayor tiempo posible. Repítalo tres veces al día hasta conseguir su reducción.

IMPORTANTE RECORDAR QUE...

Antes de eliminar un dolor conviene conocer sus características y, cuando menos, prever un posible origen (cabeza, estómago, contractura muscular, etc.), pues aunque eliminemos el dolor siempre hay que consultar con el médico acerca del «trasfondo» que lo ha provocado.

Para reducir las inflamaciones que se presentan en la piel y zonas próximas tenemos un gran aliado en el agua, particularmente en el agua templada con sal, que aplicaremos sobre las articulaciones, músculos, flemones, con la ayuda de gasas o paños limpios.

ANIMALES DOMÉSTICOS
CONTAGIO DE PARÁSITOS

Los animales de compañía, a poco que nos descuidemos, pueden constituirse en un verdadero almacén de gérmenes y parásitos. De hecho, los perros, gatos, loros, roedores, cacatúas, etc., pueden transmitir al hombre y en particular a los niños algunos agentes patológicos, como es el caso de los provocadores de la toxoplasmosis, la tiña, la psitacosis, el quiste hidatídico y otros. Además de realizar las periódicas visitas al veterinario para controlar la salud de su animal de compañía, es importante que adopte una serie de medidas preventivas como las que le recomendamos...

CONSEJOS GENERALES

Los objetos de uso del animal (mantas, cojines, canastas, recipientes) deben estar bien separados de otros destinados a las personas. Para lavar las cosas de los animales debemos utilizar guantes y productos de limpieza solo para ellos. Su comida debe proceder de establecimientos reconocidos y con productos bien etiquetados.

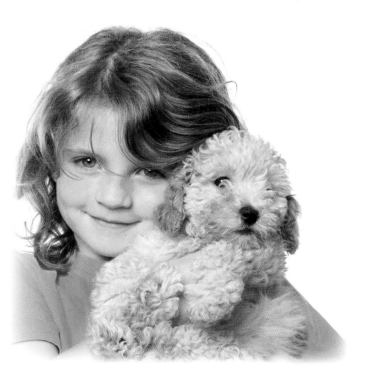

El empleo de antiparasitarios en forma de lociones, collares, etc., debe ser constante. No se olvide de vacunarlos periódicamente contra las enfermedades que habitualmente pueden afectarles.

IMPORTANTE RECORDAR QUE...

Eduque a sus hijos y a los más pequeños del hogar para que no se acostumbren a besar o acariciar en el morro a los animales, ya que el riesgo de transmitirles algún parásito u otros gérmenes patógenos es muy elevado. Después de jugar con un animal deben habituarse a lavarse las manos con mucha insistencia, a fondo.

Además de parásitos y otros gérmenes, los animales de compañía, por su constante descamación (pelo, células de la piel, etc.), pueden facilitar el desarrollo de alergias en alguna persona de su entorno. Conocer esta circunstancia puede ser muy útil a la hora del tratamiento. Para evitar la aparición de lombrices en los niños es útil que tomen un par de veces por semana pipas de calabaza con el desayuno.

ANIMALES DOMÉSTICOS
TRATAMIENTO DE PARÁSITOS

Los collares antipulgas pueden ser causa de graves problemas en la salud de perros y gatos, además de contaminar el medio ambiente. Cada año millones de collares antipulgas van a parar a la basura y con ella a los vertederos donde, al quemarse, contaminan el ambiente, los suelos por líquidos filtrados y las aguas subterráneas. Los plaguicidas que se incluyen en los collares pueden dañar el sistema nervioso, como es el caso del piperonilo (también produce alteraciones del hígado), diclorovos y carbaril (que puede producir malformaciones en los cachorros).

REMEDIO Y ELABORACIÓN

ACEITES ESENCIALES DE CÍTRICOS

Ingredientes

Peladuras de una naranja,
un limón y un pomelo
(también se puede elaborar solo con naranja y limón)

Elaboración y empleo

Introduzca las peladuras de las frutas citadas en una batidora para cortarlas lo más fino posible. Hiérvalas luego con un poco de agua a fuego lento, mezclando todo el contenido. Cuando se haya formado una pasta, aplíquela, frotando suavemente, sobre la piel del animal.

LEVADURA DE CERVEZA Y AJO

Ingredientes

1 cucharada de levadura de cerveza
½ o 1 diente de ajo

Elaboración y empleo

Pique bien el diente de ajo (en trozos muy pequeños) y añádalo a la comida del animal junto con la levadura de cerveza, mezclando bien todos los ingredientes. También se puede utilizar ajo en cápsulas. Este sistema es un repelente ideal para las pulgas.

IMPORTANTE RECORDAR QUE…

Muchas de las sustancias incluidas en los collares antiparasitarios atraviesan la piel del animal, pudiendo afectar a diversos órganos internos. Estos efectos lesivos están relacionados con la concentración de antiparasitarios que hay en el collar.

El lavado y cepillado frecuente de nuestros animales, así como vigilar los alimentos que consume y los lugares por donde juega, son las mejores medidas preventivas contra los parásitos.

ARTERIOSCLEROSIS

Arteriosclerosis significa «arterias duras» y delata una situación donde las arterias grandes y medianas de nuestro cuerpo presentan paredes gruesas y duras porque con el paso del tiempo se ha depositado en ellas grasa (colesterol), calcio, colágena y otras sustancias que forman «piedras» y obstruyen el paso de la sangre. Cuando esta sangre falta en el corazón, en las arterias coronarias, llega el infarto de miocardio o la angina de pecho. También la arteriosclerosis puede dar lugar a la falta de riego cerebral, falta de riego en las piernas, etc. Los hábitos de nuestros días hacen que a partir de los veinte años todas las personas padezcan, más o menos, algo de arteriosclerosis. La calabaza puede ayudarnos a prevenir y a tratar este problema.

REMEDIO Y ELABORACIÓN

CALABAZA

Ingredientes

Calabaza, ya sea en forma de fruto (la carne interior) o las semillas

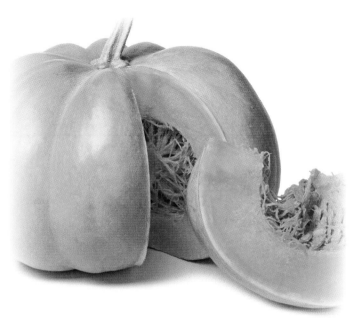

Elaboración y empleo

Introduzca en su dieta el consumo de calabaza con cierta frecuencia, por lo menos 2-3 veces por semana. También puede apelar al consumo de pipas de calabaza a razón de un puñado, por la mañana, 2-3 veces por semana.

IMPORTANTE RECORDAR QUE…

La calabaza, tanto el fruto como sus semillas, tiene mucha fibra natural (disminuye la absorción de grasa en el intestino y con ello reduce la posibilidad de que se pegue a las arterias); contiene también vitamina C y betacarotenos que impiden la degeneración de muchas células de nuestro organismo y en particular de las paredes de las arterias.

Las personas que toman con frecuencia calabaza tienen menos problemas en los ojos y particularmente de cataratas, glaucoma y falta de agudeza visual ya que este alimento es rico en vitamina A y potasio, elementos muy útiles para los ojos.

ARTRITIS

La artritis es un proceso inflamatorio que afecta a una o varias articulaciones, mostrándose las zonas afectadas hinchadas, dolorosas y ligeramente enrojecidas. La inflamación puede ser consecuencia de un golpe en la articulación o bien de un proceso de «autoagresión», como es el caso de la artritis reumatoide (nuestros propios anticuerpos, por una serie de causas que desconocemos, lesionan periódicamente una o varias articulaciones). En este último caso, y sobre todo cuando afecta a los dedos de las manos, puede ser muy útil el uso de anillos de oro.

REMEDIO Y ELABORACIÓN

ANILLOS DE ORO

Ingredientes

1 o varios anillos de oro

Empleo

Cuando aparezcan los primeros síntomas e incluso los primeros bultos o deformidades en las articulaciones de los dedos de la mano se aconseja ponerse un anillo de oro en el dedo o dedos afectados, retrasando de este modo la aparición o el incremento de los síntomas.

ACEITUNAS NEGRAS

Ingredientes

Olivas negras arrugadas (siempre sin sal).

Elaboración y empleo

Para aquellas personas que tienen artritis reumatoide es muy recomendable tomar todos los días unas aceitunas negras arrugadas. Son más nutritivas que las verdes, ya que permanecen más tiempo en el olivo y los nutrientes se con-

centran más (aceites esenciales, vitaminas y minerales). Este remedio no deben practicarlo las personas con hipertensión arterial u obesidad.

INFUSIÓN DE PIÑA CON AVENA Y JENGIBRE
(para inflamaciones, artritis reumatoide y gota)

Ingredientes

Cáscara de media piña
2 cucharadas soperas de avena en copos
1 ramita de canela

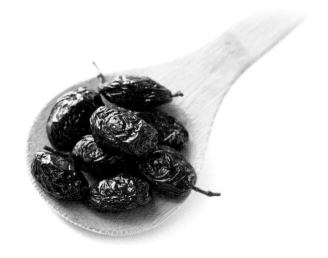

Jengibre fresco (un trocito)
Unas bayitas de enebro (15 gramos)

Elaboración y empleo

Limpie la cáscara de la piña de manera que se quede sin nada de pulpa. Cueza los ingredientes en un litro y medio de agua. Una vez hervido el contenido durante media hora deje enfriar y cuele el agua. El líquido queda listo para tomar durante todo el día.

IMPORTANTE RECORDAR QUE...

Algunos estudios científicos sugieren que el oro o sustancias relacionadas con él atraviesan la piel y llegan a los ganglios linfáticos y a la sangre para alcanzar, finalmente, las articulaciones afectadas y reducir el proceso inflamatorio.

Muchas personas que habitualmente tienen un anillo de oro, siempre en el mismo dedo, casi nunca presentan artritis de carácter reumatoide en esa zona.

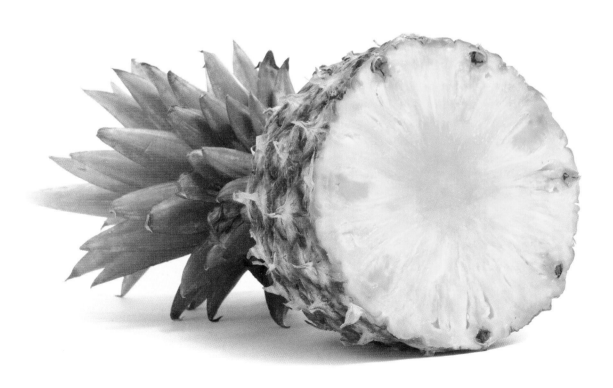

ASMA

Se calcula que en España hay más de tres millones de personas que padecen asma (el 5 por 100 de los adultos y el 15 por 100 de los niños), con la particularidad de que en el 80 por 100 de los casos su origen es de tipo alérgico. Las sustancias capaces de producir asma son muy diversas: polvo doméstico, polen de plantas y árboles, pelo de animales, ácaros, etc. La tendencia de esta enfermedad es a aumentar, ya que cada vez hay más productos nuevos, nuestro sistema inmunitario trabaja de forma más acelerada y se desequilibra... Esto hace que sustancias externas que debían resultarnos indiferentes generen grandes reacciones en las vías respiratorias con la participación de nuestras defensas. El asma se caracteriza por presentarse en forma de crisis con dificultad y ruidos al respirar, tos y secreciones abundantes. Los maquillajes tienen mucho que ver con el asma...

REMEDIO Y ELABORACIÓN

MANZANAS MUY MADURAS

Ingredientes

1 manzana madura de tamaño mediano o grande

Elaboración y empleo

Coloque la manzana en la habitación del asmático durante la tarde-noche, siempre antes de acostarse. Se considera que la manzana en estas condiciones desprende pequeñas cantidades de hongos que suponen una ligera y continua vacunación para el enfermo. Puede practicarlo una semana sí y otra no.

IMPORTANTE RECORDAR QUE...

Los cosméticos y en particular algunas cremas de maquillaje, cuando son aplicadas sobre la piel, pueden precipitar crisis asmáticas en personas que ya sufren la enfermedad. Hay dos razones en este sentido: la piel es un elemento que también debe respirar y cuando se le aplica maquillaje esta función deja de realizarse. En segundo lugar, se ha demostrado que algunos ingredientes de los cosméticos y cremas de maquillaje pueden resultar sustancias alérgenas y favorecer la alergia que provoca el asma.

Lo fundamental en el asmático es reconocer la sustancia que favorece la alergia (polvo, ácaros, polen) y sobre todo mantener el tratamiento que le indique el especialista aunque sea prolongado (años) y pesado. Por desgracia, cerca del 40

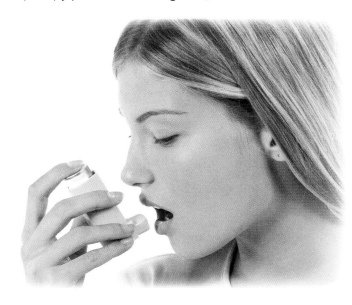

por 100 de asmáticos españoles no sigue de forma adecuada el tratamiento que le corresponde.

ESPLIEGO

Ingredientes

1 rama de espliego o esencia de esta planta

Elaboración y empleo

Deposite debajo de la almohada, antes de acostarse, una rama de espliego o bien unas gotas de la esencia de esta planta. Los aromas que desprende facilitan la dilatación o «ensanchamiento» de los bronquios, favoreciendo la respiración y la eliminación de secreciones si las hubiere.

JARABE DE GIRASOL

Ingredientes

2 vasos de semillas de girasol
2 l de agua
1 l de miel
1 frasco hermético

Elaboración y empleo

Hierva 2 litros de agua con dos vasos de semillas de girasol, hasta que el líquido se reduzca a la mitad. Cuele y mezcle con 1 litro de miel.

Hierva otra vez hasta que toda la mezcla se ablande bien. Guarde en un frasco hermético en lugar oscuro y seco. En caso de ataque, tome 2-3 cucharadas distribuidas a lo largo del día. Con este remedio ayudará a dilatar las vías aéreas y reducirá las molestias.

CATAPLASMA DE CEBOLLA

Ingredientes

1 cebolla mediana
1 litro de agua
1 paño limpio

Elaboración y empleo

Corte la cebolla en rodajas e hiérvala en 1 litro de agua durante 4 minutos. Apague el fuego, saque las rodajas de cebolla, envuélvalas con un paño limpio y colóquelas sobre el pecho del enfermo hasta que se enfríen. Utilice este remedio una vez al día, solo cuando hay síntomas (durante las crisis).

MAQUILLAJE

Empleo

Las personas asmáticas deben reducir al mínimo el empleo de todo tipo de cosméticos y en particular cremas de maquillaje, ya que en más de una ocasión puede favorecer la crisis asmática.

ASTENIA PRIMAVERAL

La astenia primaveral representa una situación de falta o pérdida de fuerza y/o energía vital que se manifiesta desde la mañana y no se puede remontar a lo largo del día. Esta situación es muy frecuente en primavera y generalmente se debe a modificaciones en las secreciones de las hormonas del cuerpo y a un cierto desequilibrio del sistema inmunitario, ya que en primavera hay muchas sustancias en el ambiente (polvo, polen) que, al entrar en el organismo, «hacen trabajar más» a nuestras defensas y aparece la fatiga que afecta tanto en el aspecto físico como en el psicológico.

REMEDIO Y ELABORACIÓN

SOPA DE TOMILLO CON AJO

Ingredientes

Una ramita de tomillo, unos trozos de pan tostado, un vaso de agua hirviendo, un par de dientes de ajo y aceite.

Elaboración y empleo

Tueste los trozos de pan en el aceite con los dientes de ajo bien picaditos. Sáquelos de la sartén y déjelos enfriar en un plato. Mientras tanto, prepare una infusión añadiendo una ramita de tomillo al equivalente de un vaso de agua. Cuando empiece a hervir, apague el fuego y cuele el líquido sobre el plato que tiene los trozos de pan.

Utilice esta sopa 2-3 veces por semana cuando se encuentre «apagado», sin fuerza, desganado.

IMPORTANTE RECORDAR QUE...

Para hacer frente a la astenia es importante que la alimentación sea rica en vitaminas y minerales (frutas y verduras, sobre todo), además de

reducir e incluso evitar el uso de azúcar blanco y sustituirlo por miel y melaza.

Tenemos a nuestra disposición algunos complementos que nos ayudarán mucho a la hora de combatir la astenia primaveral, como es el caso de la jalea real. Tome una cucharada de este producto una-dos veces por semana durante la primavera.

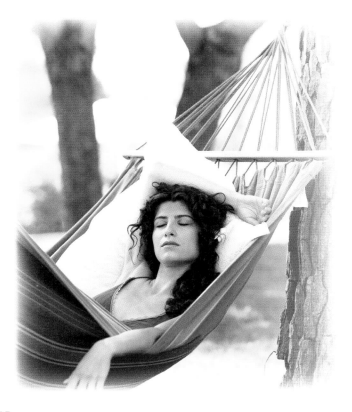

CALAMBRES MUSCULARES

Cuando uno de los 505 músculos que aproximadamente forman parte del cuerpo humano se fatiga, manifiesta su «queja» en forma de calambres o pequeños pinchazos. Las causas más frecuentes son, además de la fatiga muscular, alteraciones de la circulación de la sangre (por ejemplo, con varices los músculos de las piernas se encuentran mal alimentados o si hay falta de riego en las piernas) y problemas de tipo psicológico (ansiedad, nerviosismo, etc.).

REMEDIO Y ELABORACIÓN

ACEITE

Ingredientes

1 cucharada de aceite de oliva
1 cucharada de aceite de clavo

Elaboración y empleo

Cuando sienta los molestos calambres, mezcle el aceite de oliva y el de clavo y masajee la zona afectada realizando círculos y ejerciendo una ligera presión. Con ello incrementará la llegada de sangre y calmará las terminales nerviosas que facilitan el dolor.

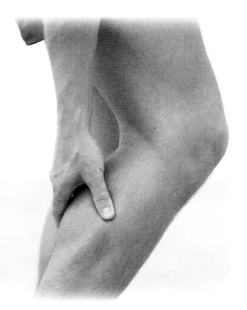

TAPÓN DE CORCHO

Ingredientes

Un trozo de tapón de botella o de garrafa cortado por la mitad.

Elaboración y empleo

Este antiguo remedio debe utilizarlo con carácter preventivo, para evitar la aparición de los calambres. Consiste simplemente en llevar en el bolsillo un trozo de corcho de botella o la mitad de uno de garrafa.

IMPORTANTE RECORDAR QUE…

Si tiene problemas de circulación de la sangre tome todos los días una cucharada de miel, antes de las comidas. Igualmente evite las sobrecargas o trabajos excesivos en días calurosos.

La forma más eficaz de prevenir los calambres consiste en practicar todos los días un poco de actividad física en función de sus gustos, desde paseos hasta natación, pasando por los bolos, el baile o la gimnasia.

CÁNCER

La mayor parte de los cánceres se deben al crecimiento aberrante y exagerado de una célula de nuestro organismo, crecimiento desproporcionado que se ve favorecido por factores tan diversos como los genes (herencia genética de nuestros padres), tabaco, alcohol, residuos celulares que se almacenan, efecto de los rayos solares, etcétera. En muchos casos, la degeneración celular está relacionada con la presencia de abundante «basura celular» alrededor de nuestros tejidos. Cada día nuestras células, como nuestras casas, producen residuos que hay que eliminar (son los llamados radicales libres). Si no se eliminan, oxidan las células y las destruyen (acelerando el envejecimiento) o las alteran, facilitando el cáncer. Por eso hay que dar a nuestro cuerpo antioxidantes, sustancias capaces de eliminar la basura celular, los radicales libres.

REMEDIO Y ELABORACIÓN

CALABAZA

Ingredientes

Calabaza fresca

Elaboración y empleo

Utilice un par de veces por semana el fruto de la calabaza elaborado en diferentes formas, ya sea cruda acompañando a ensaladas, licuados, cremas, zumos o bien ligeramente cocida en forma de sopa.

IMPORTANTE RECORDAR QUE...

La calabaza contiene una serie de sustancias que se comportan como potentes antioxidantes, en particular la vitamina C (como la naranja) y los llamados betacarotenos, precursores de la vitamina A, que son los responsables del color naranja de la calabaza y que también son muy importantes como elementos que eliminan la basura que diariamente generan nuestras células.

Si quiere utilizar otros alimentos que sean ricos en betacarotenos y precursores de vitamina A solo tiene que seleccionar aquellos de color naranja (calabaza, naranja, zanahorias), ya que son los betacarotenos los que dan este color a los alimentos.

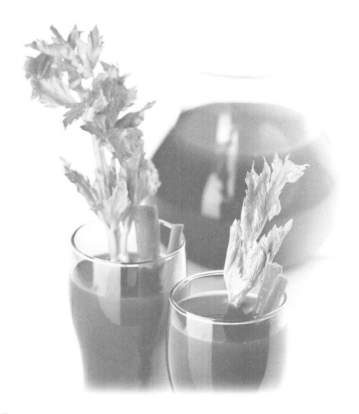

CANDIDIASIS VAGINAL

La candidiasis es una infección desarrollada por un tipo de hongo, la *Candida albicans*, que suele afectar a las vías respiratorias, aparato digestivo y sobre todo aparato urogenital. Casi todos estamos en contacto con estos hongos pero se desarrollan cuando encuentran un ambiente cálido y húmedo (como la vagina) y en caso de que nuestras defensas se encuentren debilitadas, como sucede en los tratamientos fuertes con antibióticos, corticoides, quimioterapia, radioterapia, embarazo, recién nacidos, ancianos, diabéticos, etc. La candidiasis vaginal es una infección frecuente que se caracteriza por pequeñas úlceras en las paredes de este órgano, junto con abundantes secreciones blanquecinas y picor.

REMEDIO Y ELABORACIÓN

AJO

Ingredientes

1 diente de ajo

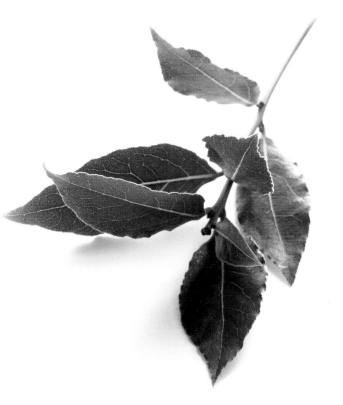

Elaboración y empleo

El ajo contiene una sustancia denominada alicina, capaz de eliminar gran parte de los hongos. Por eso, en caso de encontrarse entre los grupos de población que puedan adquirir una candidiasis (tratamiento con antibióticos, corticoides, quimioterapia, etc.), añada un diente de ajo bien picado a una de las comidas del día. Cualquier persona puede utilizar este remedio con carácter preventivo (salvo las que tengan problemas de coagulación de la sangre).

TAMPÓN DE ARCILLA CON INFUSIÓN DE LAUREL

Ingredientes

1 cucharada de arcilla
1 cucharadita de miel de romero
Unas hojas de laurel

Elaboración y empleo

Prepare una infusión de laurel y añádale la arcilla, mézclelo bien. Introduzca un tampón en la mezcla y, antes de utilizarlo, aplíquele un poco de miel de romero como lubricante. La arcilla, el laurel y el romero tienen notables efectos antisépticos.

YOGUR NATURAL BÍO

Ingredientes

1 yogur bío natural

Elaboración y empleo

Ponga diariamente sobre la zona afectada unas cucharadas de yogur natural bío durante un mínimo de 15 minutos, procurando que esa zona no quede fría, es decir, poniendo algún paño de algodón, a ser posible de telas no sintéticas.

IMPORTANTE RECORDAR QUE...

La candidiasis vaginal es muy contagiosa, pudiendo transmitirla a su pareja. Al mismo tiempo, el tratamiento debe ser prolongado y constante ya que de lo contrario la infección «va y viene» convirtiéndose en crónica.

Para prevenir la candidiasis vaginal conviene no utilizar pantalones, medias o pantis ajustados, que faciliten la sudoración; usar ropa interior de algodón; utilizar compresas en lugar de tampones; evitar los jabones que no sean neutros; excluir de la dieta alimentos muy útiles para los hongos como es el caso de los azúcares refinados, alimentos fermentados, frutas ácidas y levadura de cerveza.

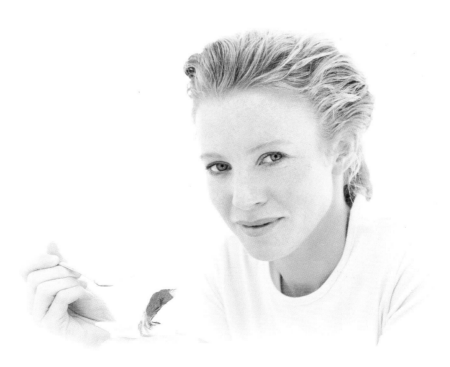

CARIES

La caries es con mucho la enfermedad más frecuente en el mundo, ya que afecta a cerca del 80 por 100 de las personas (el 68 por 100 de los niños españoles de doce años tienen caries y además, por término medio, 2,32 caries cada uno). Básicamente consiste en una destrucción progresiva de la estructura dental debida a la acción de las bacterias bucales que se alimentan de los restos de comida que quedan en los dientes. Las bacterias producen ácidos y estos destruyen el diente. Primero se elimina el esmalte y la dentina, luego el cemento, hasta que finalmente alcanza la pulpa, provocando el tan temido dolor de dientes o muelas.

REMEDIO Y ELABORACIÓN

CEPILLO CON BICARBONATO

Ingredientes

Un cepillo de dientes, una pizca de bicarbonato sódico y una rodaja de limón

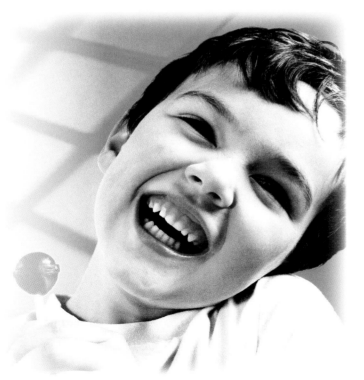

Elaboración y empleo

Una vez a la semana lávese los dientes colocando entre las cerdas del cepillo un poco de bicarbonato. El cepillado debe ser profundo, llegando a todas las caras de las piezas dentales, dedicándole 10 minutos. Al final del mismo enjuáguese la boca y frótese los dientes con un poco de limón para aumentar el depósito de calcio en los dientes.

ELIXIR PARA ENJUAGUES CON TOMILLO Y TORMENTILLA

Ingredientes

25 g de flores secas de tomillo
25 g de flores secas de tormentilla

Elaboración y empleo

Hierva las plantas con un vaso de agua durante 3 minutos. Transcurrido este tiempo, apague el fuego y deje reposar la mezcla durante 15 minutos. Seguidamente, cuele el líquido y guárdelo en lugar seco y oscuro para realizar enjuagues bucales después de cada comida.

IMPORTANTE RECORDAR QUE…

La caries no solo es un problema bucal y/o estético, sino que también puede afectar a otros órganos alejados de la boca como es el caso del corazón. Se ha comprobado que las personas con caries tienen más posibilidades de tener un infarto o crisis de angina de pecho que aquellas que no las tienen.

Cuando una pieza dental produce molestias por frío, calor, ácidos, es que ya ha afectado al cemento del diente y se encuentra cerca del centro de la pieza, de la pulpa, donde están los nervios.

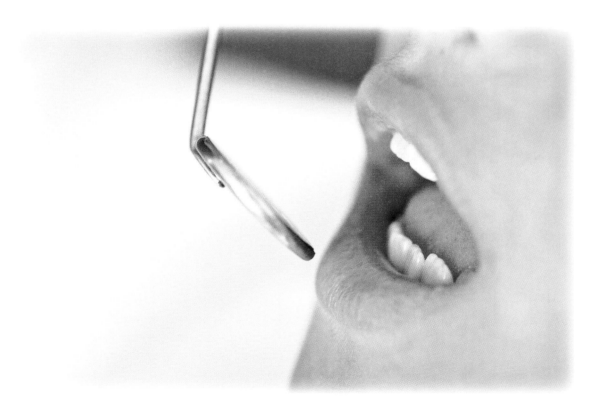

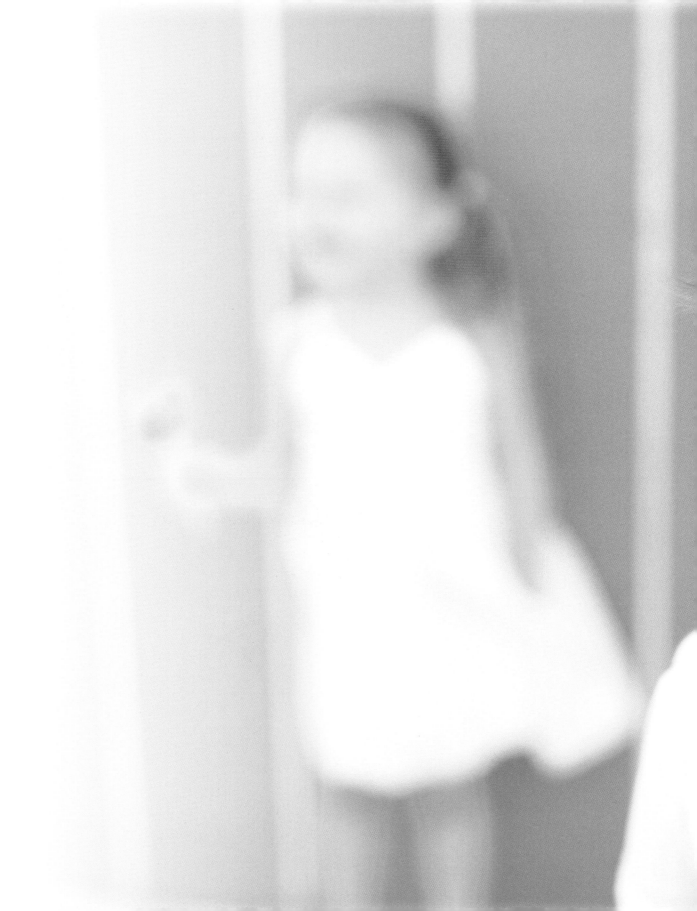

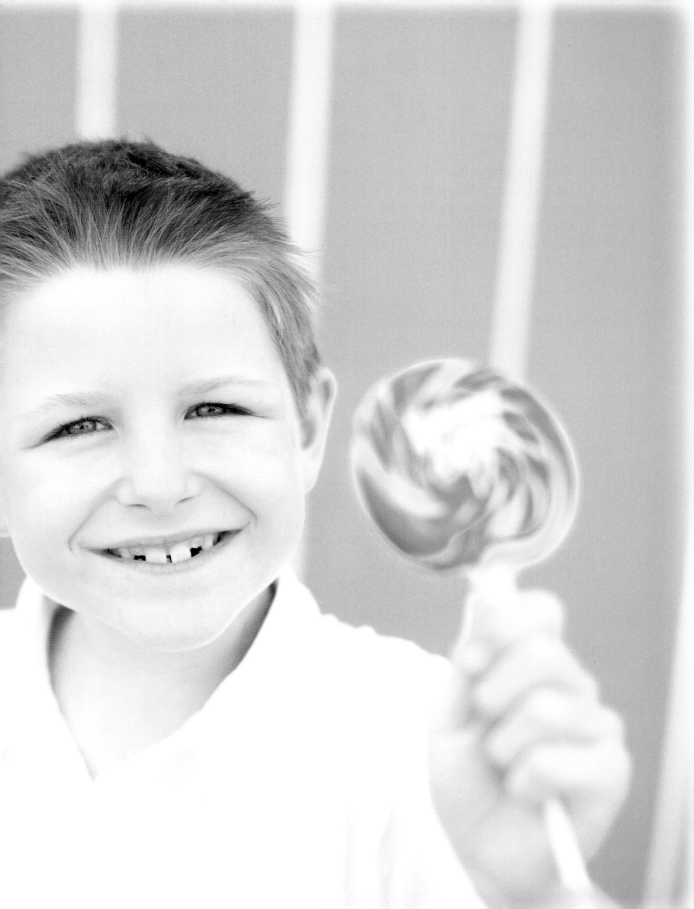

CERVICALES

Las vértebras cervicales no solo deben soportar la cabeza (que pesa, por término medio, 5 kilos), sino que además de facilitar su movimiento deben hacer frente a las numerosas posturas anómalas que habitualmente adoptamos: cabeza inclinada hacia delante al leer, coser, escribir, comer, etc., por no decir la presión que sobre esta ejercemos cuando descansamos en posturas incorrectas. Esto hace que con el paso del tiempo las vértebras se deterioren, se aplasten, apareciendo la artrosis. Con ella podemos provocar el dolor de cabeza, contracturas de los músculos del cuello, dolores nerviosos en cuello y hombros, etc.

REMEDIO Y ELABORACIÓN

JABÓN PARA PREVENIR LESIONES CERVICALES

Ingredientes

1 pieza de jabón casero

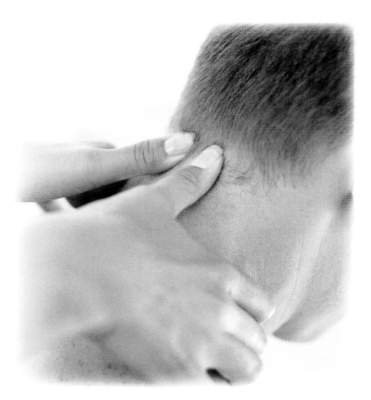

Elaboración y empleo

La cama es uno de los sitios donde más se lesionan las vértebras cervicales. Para evitarlo, todas las noches, antes de acostarse, coloque debajo de la almohada una pieza de jabón casero para que las vértebras del cuello se encuentren en su posición más natural.

IMPORTANTE RECORDAR QUE...

Una de las causas más frecuentes de dolores en la cabeza y en los hombros son las lesiones de las vértebras cervicales porque alteran la llegada de sangre a la cabeza o bien «pinchan» nervios que se distribuyen por el cuello y hombro.

Vigile siempre la postura que adopta la cabeza con el fin de evitar doblar o arquear en exceso el cuello.

CIÁTICA

La ciática hace referencia a las lesiones que afectan al nervio ciático, que se extiende desde las vértebras lumbares (encima del culo) hasta el talón del pie, pasando por toda la cara posterior del muslo y de la pierna. Por eso, cuando hay ciática, las molestias aparecen en cualquiera de estas zonas. El dolor más frecuente se relaciona con lesiones de las vértebras lumbares, inflamaciones del nervio (neuritis), contracturas de los músculos cercanos y en definitiva todo aquello que por proximidad lesione el nervio.

REMEDIO Y ELABORACIÓN

EMPLASTO DE PATATAS

Ingredientes

4 patatas medianas
1 paño limpio

Elaboración y empleo

Cueza las patatas y macháquelas hasta conseguir un fino puré. Extiéndalo sobre un paño amplio y limpio y colóquelo sobre la región lumbar, en la espalda, fijándolo con la ayuda de una camiseta. Manténgalo en esa posición hasta que pierda el calor. Puede repetir el remedio un par de veces al día hasta que desaparezcan las molestias.

MASAJE DE CEBOLLA

Ingredientes

1 cebolla mediana

Elaboración y empleo

Corte la cebolla por la mitad y, con la parte interna de una de las mitades, masajee la zona donde existen las molestias, formando círculos, durante 10 minutos. Repita la operación, si es necesario, a la hora y media o dos horas.

IMPORTANTE RECORDAR QUE…

Para evitar las molestias de la ciática debe cuidar mucho las posturas de la columna vertebral, sin forzarla; duerma sobre un colchón duro, no utilice ropa ceñida o apretada y siéntese con la espalda recta.

Nunca debe doblar la columna para coger algo, hay que doblar las rodillas. Cuando doblamos la columna por cualquier motivo, la presión que se ejerce sobre las vértebras es 10 veces su peso.

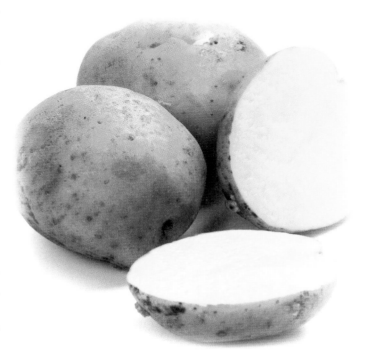

CICATRIZAR HERIDAS

Diariamente nos hacemos pequeñas lesiones o heridas que destruyen parte de la piel, y algunas de estas heridas se contaminan con gérmenes y aparece la infección. Una herida infectada presenta signos típicos de inflamación como es el caso de enrojecimiento, calor, dolor, hinchazón. Si no las tratamos debidamente, además de tardar más tiempo en curar, pueden formar cicatrices muy aparatosas, que más tarde limitarán los movimientos de esa zona. Para mejorar la cicatrización, le aconsejamos emplear hojas de balsamina (las hojas de esta planta tienen efectos antisépticos y nutren la piel favoreciendo su recuperación).

REMEDIO Y ELABORACIÓN

HOJAS DE BALSAMINA

Ingredientes

1 puñado de hojas de balsamina

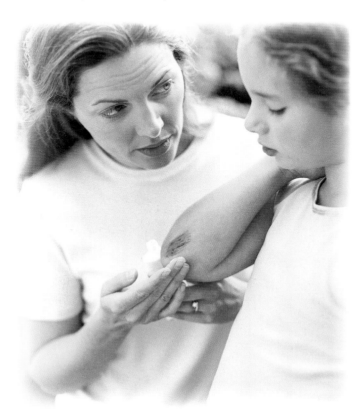

Elaboración y empleo

Coloque varias hojas peladas de balsamina directamente sobre la herida infectada y tápelas con la ayuda de una venda. Es preferible renovar las hojas dos veces al día hasta que se aprecie que la herida está cicatrizando.

IMPORTANTE RECORDAR QUE…

La balsamina es una planta muy especial, ya que florece en zonas sin cultivar (caminos, ribazos) en pleno invierno (es de las pocas que lo hace) e incluso nuevamente durante el verano si las lluvias son abundantes. Las flores son de color azul o violáceo y se parecen en forma y tamaño a una alubia blanca ligeramente abierta.

La balsamina también es conocida como hierba de la cruz, hierba de los ojos, hierba de Santa Lucía o hierba motera. Debe estos nombres a sus efectos sobre los ojos, en particular porque ayuda a limpiarlos y a aclarar la vista.

CISTITIS

La cistitis es una infección de la vejiga urinaria desarrollada generalmente por los gérmenes que se encuentran alrededor del ano y de la vagina o la uretra. Es más frecuente en la mujer, porque el recorrido desde la piel a la vejiga urinaria es más corto que en el caso del hombre. Los síntomas más relevantes son dolor o escozor al orinar, frecuentes ganas de orinar y a veces fiebre. El frío es uno de los factores que facilitan la cistitis con mayor frecuencia.

REMEDIO Y ELABORACIÓN

INFUSIÓN DE TORONGIL

Ingredientes

1 cucharada sopera de hierba de torongil

Elaboración y empleo

Prepare una infusión con la planta, déjela reposar 10 minutos antes de colar y luego tómela a sorbos, lentamente. Es una infusión muy olorosa que debe tomarse 2-3 veces al día hasta que remiten los síntomas.

IMPORTANTE RECORDAR QUE…

Al igual que sucede en el caso de las vaginitis, para prevenir las cistitis hay que utilizar ropa holgada (no ceñida), beber mucha agua, comer alimentos ricos en fibra y, sobre todo, una buena higiene de la región genital.

La dieta tiene mucha importancia a la hora de tratar una cistitis. Si tiene los síntomas típicos (escozor al orinar, ganas de orinar frecuentes) debe comer solo frutas, verduras y hortalizas, nada de carne, huevos y cítricos.

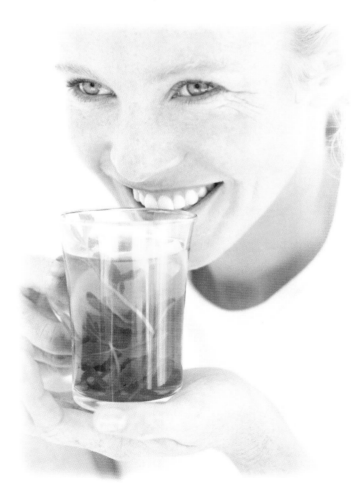

CÓLICOS DEL BEBÉ

Durante el primer trimestre de vida son frecuentes los llamados cólicos del lactante, manifestándose como una molestia que afecta al abdomen, sin que sepamos muy bien cuál es su origen o causa. Cuando aparecen, el bebé se encuentra intranquilo, lloroso y nervioso. Aunque representa un cuadro muy aparatoso, generalmente no enmascara ningún problema serio, a no ser que se acompañe de otros síntomas como fiebre, vómitos, etc. A partir del segundo trimestre estas molestias desaparecen lentamente.

REMEDIO Y ELABORACIÓN

HUEVO MORENO

Ingredientes

1 huevo moreno de tamaño mediano

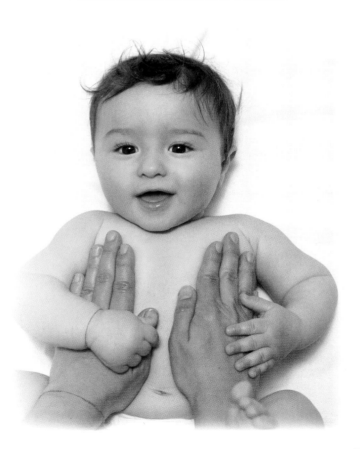

Empleo

Coloque un huevo moreno templado (puede darle calor con las manos) sobre la barriguita del bebé y haga círculos alrededor del ombligo durante unos minutos (5-10, como mínimo). Con ello relajará la musculatura abdominal y proporcionará cierta tranquilidad al bebé.

IMPORTANTE RECORDAR QUE...

A la hora de tratar los cólicos del lactante hay que tener especial cuidado en no perder la calma, ya que cualquier estado de nerviosismo, ansiedad o similar se transmite rápidamente al bebé y el problema tardará más tiempo en eliminarse e incluso puede aumentar.

Además del huevo moreno, puede recurrir a una cucharadita de agua con unos anises, que debe ser administrada cuando aparecen los primeros síntomas. También puede utilizar otro remedio muy eficaz: unas cucharaditas de infusión de rabos de cereza.

CÓLICO BILIAR

La vesícula biliar es una especie de globo pequeño, de color amarillo-verdoso, que se encarga de almacenar los jugos biliares producidos en el hígado. Para almacenarlos les quita el agua, consiguiendo una elevada concentración de los mismos. Al concentrarse los jugos biliares pueden formarse pequeños elementos sólidos a modo de arenilla o piedras que dificultan la salida del líquido. Cuando esto sucede, las paredes de la vesícula se contraen con fuerza provocando el dolor cólico agudo e intenso que aparece en la parte derecha del abdomen y en la espalda.

REMEDIO Y ELABORACIÓN

CATAPLASMA DE ARCILLA Y MANZANILLA

Ingredientes

1 infusión de manzanilla
1 puñado de arcilla

Elaboración y empleo

Realice una infusión de manzanilla y añádale lentamente la arcilla hasta conseguir una pasta homogénea. Aplique directamente la pasta (o envuelta en un paño de lino) sobre la zona donde se presenta el dolor (región superior derecha del abdomen). Retire la cataplasma cuando se haya enfriado. Repita el proceso 2-3 veces al día.

IMPORTANTE RECORDAR QUE...

Para relajar los músculos de la pared de la vesícula biliar y eliminar el dolor del cólico puede recurrir a la manzanilla y/o a la arcilla. Ambas tienen propiedades antiespasmódicas (disminuyen la contracción del músculo), mejorando el estado general del enfermo.

Para reducir al mínimo las probabilidades de un cólico biliar no debe excederse en el consumo de grasa (sobre todo de origen animal), ya que la grasa en la comida es uno de los principales estímulos para la producción y liberación de jugos biliares, obligando a trabajar más a la vesícula.

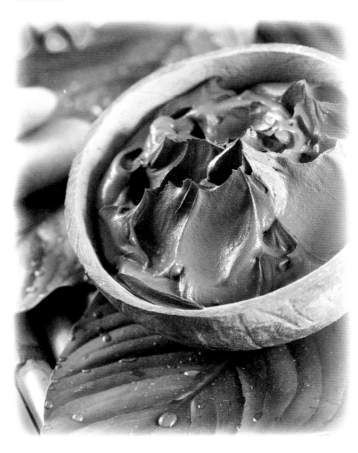

COLITIS

Irritación del intestino delgado y/o grueso que se manifiesta con diarrea (heces blandas o líquidas en número superior a tres al día), flatulencias y dolor abdominal. La causa más frecuente de las colitis son las infecciones intestinales por alimentos contaminados, las toxinas que liberan algunos productos e irritan el intestino, procesos alérgicos (intolerancia a ciertos alimentos) e irritantes como el frío (agua helada). Hay que tratar las colitis desde el primer momento, ya que de lo contrario el enfermo se puede deshidratar por las elevadas pérdidas de agua y sales minerales (esta situación es más delicada en el caso de niños y ancianos).

REMEDIO Y ELABORACIÓN

LIMONADA DE AVENA

Ingredientes

1 vaso de agua
1 limón
1 cucharadita de avena

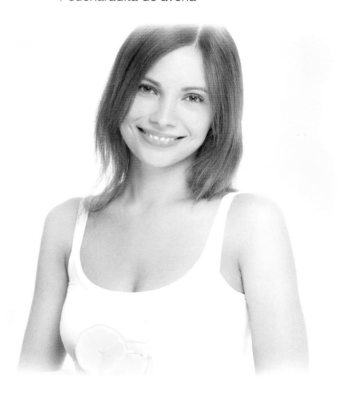

Elaboración y empleo

Añada al vaso de agua el zumo del limón y la cucharadita de avena. Mézclelo todo bien y tómelo a sorbos pequeños a temperatura ambiente. Repita la operación 4-5 veces a lo largo del día.

DIETA BLANDA

Ingredientes

Dieta blanda

Elaboración

Hasta que desaparezcan los síntomas debe utilizar una dieta blanda basada en el empleo de manzana rallada, asada o hervida, plátano maduro, arroz cocido y leche de arroz (caldo de la cocción del arroz) y yogur (incrementa las defensas antiinfecciosas del tracto digestivo).

AGUA DE PAN

Ingredientes

1 l de agua
2 rebanadas de pan tostado
1 cáscara de limón

Elaboración y empleo

Tueste dos rebanadas de pan y échelas en un litro de agua donde previamente hemos añadido una cáscara de limón. Deje reposar los ingredientes durante 20 minutos, cuele el agua y bébala a lo largo del día. Poco a poco, de hora en hora, notará cómo las molestias van desapareciendo.

IMPORTANTE RECORDAR QUE…

Cuando se padece una colitis, la alimentación debe cuidarse mucho y basarse en líquidos (zumos, sopas, caldos, licuados, tisanas astringentes), durante 24-48 horas. Con ello evitamos el riesgo de deshidratación, además de rehabilitar el intestino.

Cuando se sufre colitis, hay varios productos que no deben utilizarse, como es el caso del salvado de trigo, bollería refinada e industrial, leche, café y especias, entre otros.

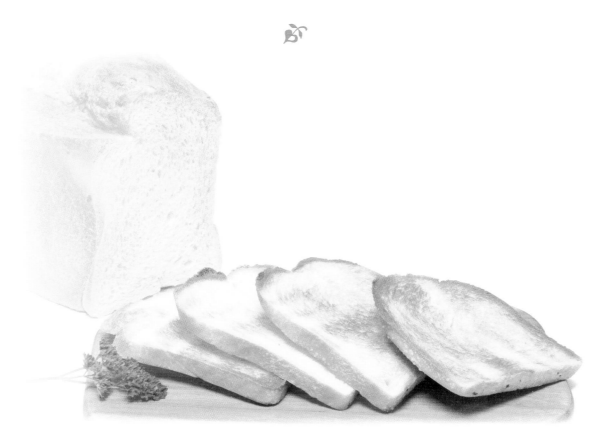

CONJUNTIVITIS ALÉRGICA

La conjuntivitis es un proceso inflamatorio que afecta a la conjuntiva, una membrana que cubre por dentro los párpados y la parte anterior del ojo. Cuando se inflama, con carácter agudo o crónico, produce abundantes secreciones, hinchazón de párpados y picor. La imagen que se forma en los ojos suele ser normal. La causa puede ser infecciosa (bacterias, virus) o bien alérgica, sobre todo a diversos tipos de polen e incluso a los rayos solares.

REMEDIO Y ELABORACIÓN

BAÑOS OCULARES

Ingredientes

Llantén menor o manzanilla

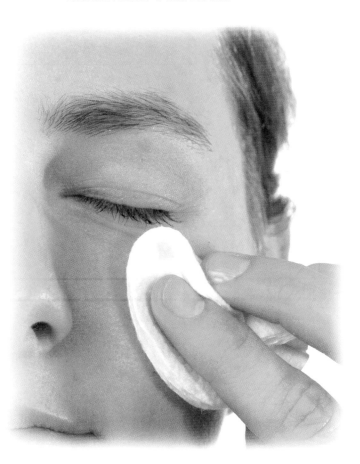

Elaboración y empleo

Realice una infusión con cualesquiera de estas plantas y añada a la infusión medio litro de agua. Seguidamente, realice un abundante y prolongado baño de ojos con ese líquido.

BAÑOS OCULARES DE EUFRASIA

Ingredientes

25 g de eufrasia
½ l de agua

Elaboración y empleo

Hierva el agua durante diez minutos y añádale la planta al tiempo que apaga el fuego y tapa el recipiente. Deje reposar la mezcla hasta que se enfríe. Cuélela y guárdela en una botella. Tres veces al día aplique con el líquido elaborado baños de ojos o bien tres compresas diarias empapadas. Repita la operación diariamente hasta que se logre la curación. La eufrasia es muy eficaz en el tratamiento de las lesiones oculares por sus efectos calmantes y antiinflamatorios.

ACEITE DE OLIVA Y MIEL

Ingredientes

Una cucharada de aceite de oliva de primera presión en frío, una cucharada de miel de tomillo y una cucharadita de zumo de limón.

Elaboración y empleo

Mezcle todos los ingredientes en un recipiente y, una vez obtenido un líquido homogéneo, moje en él un algodón y aplíquelo suavemente sobre los párpados. Este método puede potenciar los efectos del remedio anterior cuando se practica después del mismo.

IMPORTANTE RECORDAR QUE…

En el caso de las conjuntivitis alérgicas es fundamental conocer el alérgeno o sustancia que provoca la alergia, ya que de lo contrario periódicamente se sufrirá la inflamación ocular.

Para evitar el contacto con el alérgeno que produce la conjuntivitis puede ayudar el empleo de gafas de sol, lavarse periódicamente los ojos con infusión de manzanilla o eufrasia, protegerse al trabajar con un ordenador y, sobre todo, evitar la sequedad de los ojos.

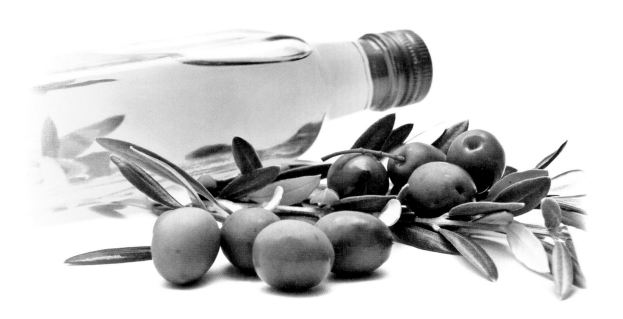

CONTUSIONES

Lesiones que se producen en la superficie del cuerpo sin apreciarse heridas o cortes. Generalmente, son el resultado de un golpe o traumatismo (una caída, golpe con un martillo en el dedo, una patada, etc.) que produce alteraciones debajo de la piel con inflamación, hematomas, dolor a la palpación y ligera imposibilidad para mover esa zona.

REMEDIO Y ELABORACIÓN

AGUA SALADA

Ingredientes

1 l de agua
2 cucharadas de sal

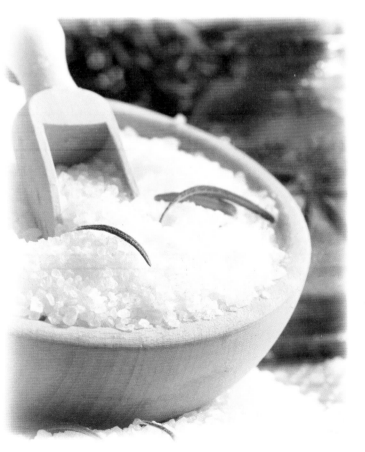

Elaboración y empleo

Caliente el agua y añádale la sal removiendo hasta conseguir que esta se disuelva completamente en el agua. Deje enfriar un poco y, cuando no queme, aplique directamente con la ayuda de una compresa o gasa sobre la zona lesionada, durante 15-20 minutos. De esta manera se absorbe el derrame interno, se reduce la inflamación y se alivia el dolor.

IMPORTANTE RECORDAR QUE...

Vigile las contusiones que tienen hematomas, sobre todo aquellas situadas cerca de los huesos (como las costillas, en las piernas, etcétera), porque podrían venir acompañadas de lesiones internas, no solo de la piel.

Para evitar que la hinchazón de las contusiones sea importante, lo mejor que puede hacer después de recibir un golpe es poner sobre la zona afectada un poco de hielo o agua muy fría introducida en una bolsa de plástico.

CORAZÓN

El corazón es con mucho el músculo más potente que hay en el cuerpo humano. En un solo día es capaz de contraerse casi 100.000 veces, gracias a lo cual consigue enviar al resto del organismo 7.600 litros de sangre en 24 horas. Esto supone que debe estar perfectamente cuidado para aguantar toda una vida. Podemos ayudarle haciendo un poco de ejercicio todos los días, reducir el consumo de grasa animal que perjudica las arterias que lo alimentan y, sobre todo, cuidando la tensión arterial. Pero además también le aconsejamos tomar de vez en cuando infusiones de espino albar.

REMEDIO Y ELABORACIÓN

INFUSIÓN DE ESPINO BLANCO

Ingredientes

1 cucharada sopera de flores
Unas hojas de espino albar
1 taza de agua

Elaboración

Hierva el agua, añada las flores y hojas de espino albar y deje enfriar. Finalmente, colar.

Empleo

Puede tomarse de vez en cuando, una o dos veces por semana, siempre cuando esté frío y nunca en dosis superiores a las indicadas.

IMPORTANTE RECORDAR QUE...

El espino blanco o albar, y particularmente sus flores y hojas, contienen unas sustancias llamadas glucósidos flavónicos que colaboran en la actividad del corazón, le ayudan a desarrollarla (son cardiotónicos), además de presentar propiedades normotensoras (regulan la tensión arterial) y son ligeramente sedantes.

Cuando la dosis de espino albar utilizada en la infusión es doce o quince veces superior a la indicada (lo normal es una cucharada de flores y hojas), puede reducirse la frecuencia cardiaca y respiratoria.

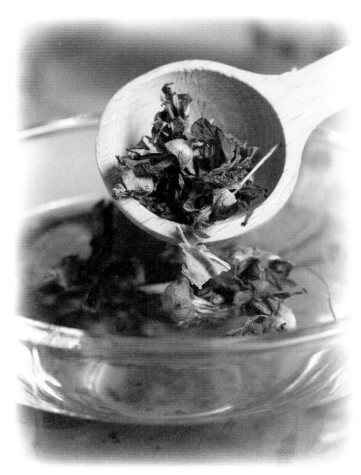

CRECIMIENTO RETRASADO

El desarrollo y crecimiento de los niños es un proceso continuo a lo largo de la infancia y pubertad, que también tiene sus «tirones» o fases de mayor crecimiento y/o aprendizaje (por ejemplo, para hablar). Estos tirones son individuales y distintos en cada niño, unos lo hacen antes y otros más tarde. Solo cuando las diferencias son notables dentro de una misma edad y son confirmadas por el pediatra, podemos sospechar de un crecimiento retrasado.

REMEDIO Y ELABORACIÓN

AGUA DE CONCHA

Ingredientes

1 concha de mar tipo vieira

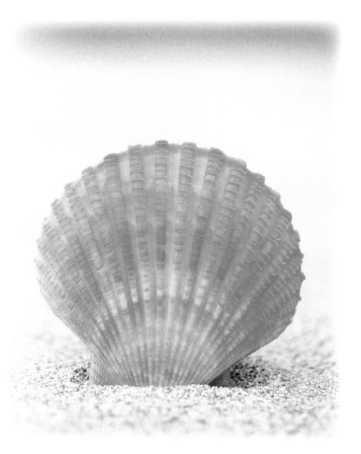

Elaboración y empleo

Llene la concha con toda el agua caliente que se acumule en su interior y déjela reposar unos minutos hasta que el agua esté templada. Luego désela a tomar al niño. Hay que practicar este remedio una vez en cada comida (un mínimo de tres veces al día).

IMPORTANTE RECORDAR QUE…

Hasta los diez años el crecimiento y desarrollo de niños y niñas es casi idéntico. Únicamente a partir de esta edad comienzan a surgir diferencias a favor de las niñas, que se igualarán al final de la pubertad.

De acuerdo con algunos estudios científicos, este remedio, que procede del Caribe, se basa en que la concha desprende en el agua numerosas sustancias minerales y entre ellas, el calcio.

DENTICIÓN EN LACTANTES

A partir de los seis meses comienzan a salir los dientes en el lactante, situación que implica numerosas molestias ya que las piezas dentarias deben «cortar» la encía (la piel que las cubre), para salir al exterior. La propia alimentación con la introducción de papillas colabora al desgaste de la encía y una salida más fácil del diente.

REMEDIO Y ELABORACIÓN

ZANAHORIAS

Ingredientes

Varias zanahorias de tamaño mediano o pequeño

Elaboración y empleo

Limpie y pele la zanahoria para que el bebé pueda chuparla y mordisquearla todo lo que quiera. Con esta actividad, a la vez que calma las molestias, también favorece el desgaste de la encía y el diente saldrá antes.

IMPORTANTE RECORDAR QUE...

Cuando observe que el bebé babea con mucha frecuencia y muestra zonas enrojecidas en la encía piense que la salida del diente se encuentra cercana.

El frío es otro de los elementos que nos puede ayudar en estos casos. Por ejemplo, meter una cucharilla en el congelador durante un par de minutos y luego frotarla sobre la encía. Aunque le esté saliendo el diente e incluso si ya lo ha hecho, debe seguirse con la lactancia y no cortarla.

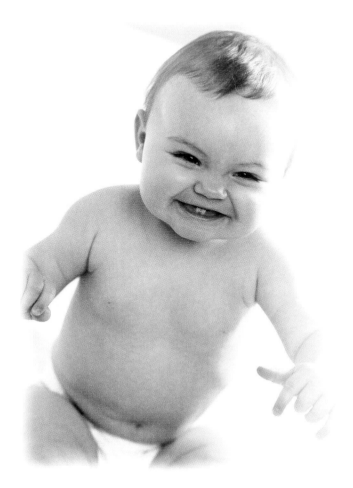

DERMATITIS DEL PAÑAL

La piel del bebé y en particular la del culito es casi diez veces más fina que la de una persona adulta, lo que hace que pueda ser lastimada con cierta facilidad. Esta dermatitis es muy frecuente en los primeros meses de vida y se caracteriza por enrojecimiento de esta zona provocado por la orina. La irritación suele acompañarse de picor y escozor muy molestos para el bebé.

REMEDIO Y ELABORACIÓN

INFUSIÓN DE MANZANILLA

Ingredientes

1 cucharada de manzanilla

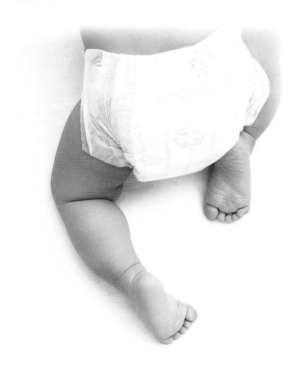

Elaboración y empleo

Realice una infusión de manzanilla y aplíquela suavemente, con la ayuda de una gasa o compresa, sobre el culito del bebé. Repita este proceso 3-4 veces al día, dejando que se seque sola. Las propiedades antiinflamatorias y desinfectantes de esta planta ayudan a reducir las molestias.

TOCINO DE CERDO

Ingredientes

1 trozo de tocino de cerdo fresco

Elaboración y empleo

Aplique suavemente el tocino de cerdo sobre la piel del culito para que, además de hidratarla, proporcione una fina película de grasa que evite la contaminación y sobre todo la agresión de los ácidos de la orina que pueden irritar aún más las lesiones.

VASELINA O LECHE DE AVENA

Ingredientes

Cremas con vaselina o un poco de leche de avena

Elaboración y empleo

Basta con utilizar cualquiera de estos elementos todos los días para prevenir e incluso tratar la dermatitis. Se aplican directamente sobre la piel del culito para que, al igual que sucede con el tocino, se forme una fina película protectora.

IMPORTANTE RECORDAR QUE...

Si quiere evitar este problema solo tiene que cambiarle los pañales con frecuencia para evitar la humedad, dejar que el bebé pueda estar sin tenerlos puestos en casa (por lo menos unas pocas horas) y sustituir los pañales de celulosa por los de tela.

Una dermatitis mal curada puede dar lugar a heridas infectadas e incluso úlceras que tienen un tratamiento mucho más complicado y difícil.

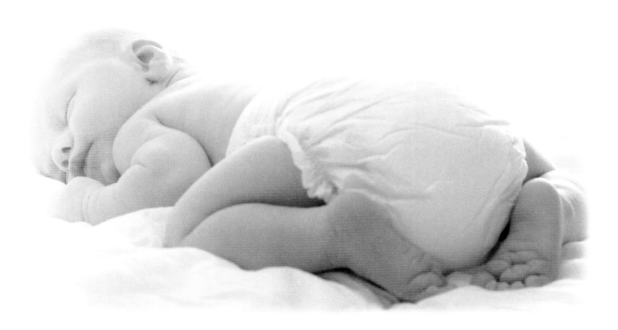

DIABETES

La diabetes se caracteriza por la presencia en sangre de cantidades elevadas de glucosa o azúcar, que pueden dañar las arterias, el cerebro y otros órganos. Por eso debemos mantenerla a raya. Los diabéticos deben excluir de su dieta la bollería, la miel, el chocolate, bebidas alcohólicas... Para no cargar la sangre con digestiones pesadas, deben comer 5-6 veces al día e incluir en la dieta legumbres, verduras (coliflor, coles, endivias, escarola, lechuga, guisantes, pepino), frutas y cereales. También algunas plantas, como es el caso del eucalipto.

REMEDIO Y ELABORACIÓN

HOJAS DE EUCALIPTO

Ingredientes

1 cucharada sopera de hojas de eucalipto
1 taza de agua

Elaboración y empleo

Hierva el agua y añada las hojas de eucalipto. Deje reposar el preparado hasta que el agua esté templada y luego cuele el líquido resultante y tómelo. Puede utilizarse de vez en cuando, pero no todos los días.

ENSALADA PARA LA DIABETES

Ingredientes

Unas hojas de diente de león
Un par de rodajas de cebolla
1 puñado de picatostes

Elaboración y empleo

Prepárelo como una ensalada normal: lave las hojas de diente de león, pique la cebolla y fría los picatostes. Mezcle los ingredientes y coma. Puede utilizarlo las veces que quiera. Tanto el diente de león como la cebolla colaboran a mantener la glucosa (el azúcar) dentro de valores normales.

IMPORTANTE RECORDAR QUE...

El eucalipto contiene en sus hojas grandes cantidades de eucaliptol o cineol, elemento que cuenta con diversas propiedades farmacéuticas y entre ellas las de ayudar a regular los niveles de glucosa en la sangre. Además, las infusiones que se elaboran con esta planta tienen un sabor muy agradable.

Aunque las frutas tengan azúcares, los diabéticos deben comer frutas (sobre todo mangos y plátanos) y cereales integrales (pan integral), ya que contienen grandes cantidades de vitaminas con carácter antioxidante que protegen las paredes de las arterias.

DIARREAS

Las diarreas se caracterizan por la presencia de heces semilíquidas o líquidas que aparecen con una frecuencia superior a tres veces al día. Su origen es muy diverso, aunque en la mayoría de los casos coincide con irritaciones del intestino provocadas por alimentos contaminados, bebidas muy frías, especias o bien enfermedades del aparato digestivo como colitis, divertículos, colon irritable, etc. Las diarreas deben ser tratadas desde el momento en el que aparezcan; de lo contrario se perderá mucha agua y minerales, provocándose la deshidratación.

REMEDIO Y ELABORACIÓN

LIMONADA DE AVENA

Ingredientes

1 vaso de agua
1 limón
1 cucharadita de avena

Elaboración y empleo

Eche en el vaso de agua el zumo del limón y la cucharadita de avena. Mezcle bien y tome a sorbos, lentamente. Repetir varias veces al día (todo lo que quiera), hasta que la diarrea haya disminuido.

SAL EN EL OMBLIGO

Ingredientes y empleo

Basta con colocar en el interior del ombligo una pizquita de sal, que sujetará con la ayuda de una tirita o un trozo de esparadrapo. Debe cambiar la sal cada día. Este remedio es particularmente efectivo en el caso de los niños y las personas mayores.

IMPORTANTE RECORDAR QUE…

Si sufre con cierta frecuencia diarreas, consulte con su médico, ya que podría sugerir la existencia de alguna enfermedad en el aparato digestivo que la produce (aunque también podría ser de otros órganos).

En caso de diarrea hay que tomar muchos líquidos, todos cuantos se quieran, particularmente en forma de caldos, zumos, sopas, etc.

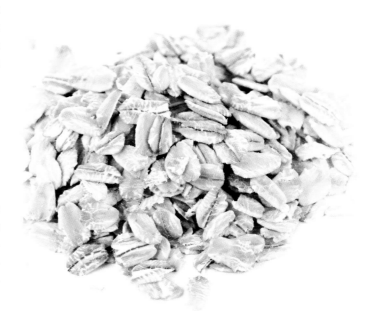

DIARREAS EN LOS NIÑOS

Las diarreas en los niños, más que por un aumento del número de las deposiciones, vienen representadas por tener unas heces muy blandas, líquidas o semilíquidas, de color claro e incluso verdoso. Su origen suele ser de tipo alimenticio, esto es, un alimento que ha sentado mal, bien por comerlo por vez primera, porque no estaba bien elaborado o se encontraba contaminado. Son frecuentes en verano y más con ambientes calurosos.

REMEDIO Y ELABORACIÓN

SOPA DE ZANAHORIA

Ingredientes

½ kg de zanahorias
1 l de agua
1 pizquita de sal

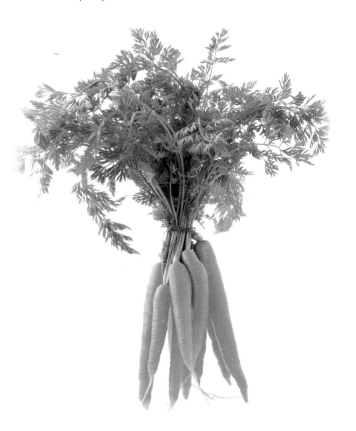

Elaboración y empleo

Hierva las zanahorias durante media hora, añada la sal y quítele el agua de la cocción; páselo después todo por el pasapuré y añádale de nuevo el agua de la cocción hasta tener un litro de crema o sopa de zanahoria. Puede darle toda la cantidad que se quiera a lo largo del día. Gracias a la zanahoria conseguirá normalizar el movimiento intestinal y suavizar la mucosa del intestino, reduciendo las molestias.

AGUA DE ARROZ

Ingredientes

1 litro de agua
5 cucharadas soperas de arroz

Elaboración y empleo

Hierva el agua junto con el arroz y remueva de vez en cuando. Cuando compruebe que el agua adquiere un color blanquecino, apague el fuego y cuele el líquido. Dele de beber este líquido a lo largo del día. La cáscara del arroz contiene una serie de sustancias astringentes (disminuyen el movimiento del intestino) y suavizan la capa más interna de la pared intestinal.

IMPORTANTE RECORDAR QUE...

A los lactantes no hay que dejar de darles la leche materna aunque tengan diarrea, ya que gracias a ella reciben agua y otras sustancias que les ayudarán a combatirla.

El mayor riesgo de las diarreas en los niños es el peligro de la deshidratación o pérdida de agua. Para saber si un niño se encuentra en esa circunstancia basta con coger un pellizco de piel; si tarda en volver a su sitio es que tiene poca agua.

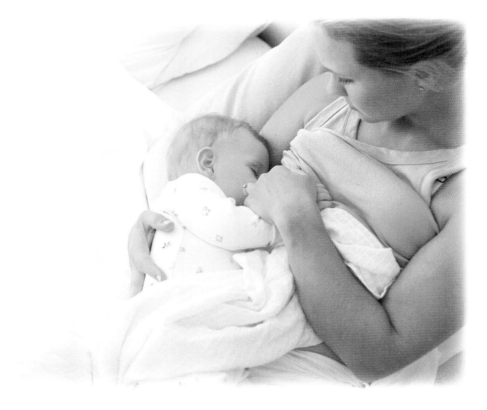

DOLOR DE CABEZA

Los dolores de cabeza tienen orígenes muy diferentes en cada persona, siendo los más frecuentes: tensión nerviosa, músculos del cuello o de la espalda agarrotados, problemas visuales, alteraciones dentales, artrosis de las vértebras cervicales, hipertensión arterial, estreñimiento, etcétera. Si las molestias aparecen con frecuencia conviene distribuir las comidas en horarios regulares, evitar pasar largos espacios de tiempo sin comer y reducir el consumo de alimentos como el alcohol, queso maduro, embutidos, azúcar blanco o helados, ya que favorecen la formación de una serie de sustancias que provocan el dolor de cabeza.

REMEDIO Y ELABORACIÓN

PEPINOS O PATATAS

Ingredientes

1 pepino mediano o 1 patata pequeña

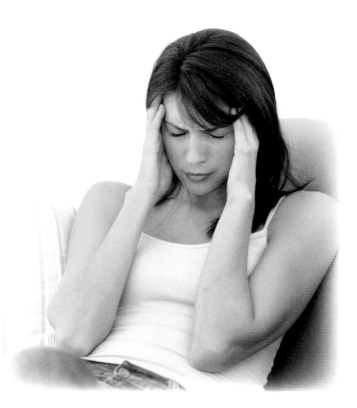

Elaboración y empleo

Corte un par de rodajas del pepino y colóquelas sobre las sienes; seguidamente, realice al mismo tiempo pequeños masajes de forma circular durante unos 5-6 minutos. En el caso de la patata, córtela en dos mitades y coloque una en cada sien por la parte blanca; sujételas en esa posición con la ayuda de un pañuelo y déjelas actuar durante media hora. Ambos remedios pueden realizarse por separado o uno tras otro en función de los resultados observados.

DIGITOPUNTURA

Ingredientes

Ninguno especial

Elaboración y empleo

Cuando le duela la cabeza, busque el punto más alto del cráneo (situado en una línea imaginaria entre las dos orejas) y presione en ese lugar, sin desplazar el dedo, dibujando círculos en el sentido contrario a las agujas del reloj. Puede comprobar su efectividad si la presión llega a provocar un eructo que consigue aliviar el dolor.

PINZA EN EL LÓBULO

Ingredientes

Una pinza de colgar la ropa

Elaboración y empleo

Si el dolor de cabeza le afecta a solo una parte, bastará con que sujete una pinza del lóbulo de la oreja del mismo lado (como si fuera un pendiente) o bien puede apretar el lóbulo con dos dedos.

IMPORTANTE RECORDAR QUE...

Con pepinos o patatas pueden aliviarse las molestias, particularmente si se aplican en forma de masaje sobre las sienes induciendo pequeños cambios en el riego sanguíneo de la cabeza.

Para evitar los dolores de cabeza es muy importante observar algunas reglas a la hora de dormir: descansar las horas suficientes, orientar la cabeza hacia el norte, mantener la habitación bien ventilada, no estar en contacto con ningún metal y utilizar siempre ropa cómoda y floja.

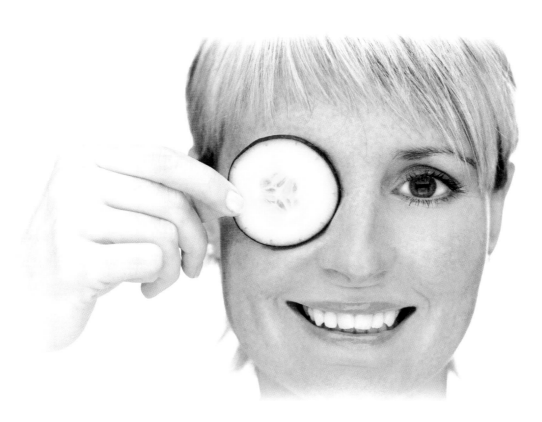

DOLOR DE CUELLO

El cuello está constituido por siete pequeñas vértebras cervicales rodeadas de más de una veintena de músculos que protegen la laringe y el esófago. Pero no es recto, sino ligeramente curvo apuntando hacia delante. Esto hace que si no respetamos la curvatura por medio de las posiciones más adecuadas, los músculos trabajan más de lo debido y aparecen contracturas que se manifiestan con dolor, el cual incluso puede extenderse a la cabeza. Las causas más frecuentes de dolor en el cuello son las posiciones anómalas a la hora de leer, escribir, ver la televisión, dormir, etc.

REMEDIO Y ELABORACIÓN

JABÓN

Ingredientes

1 pieza de jabón para lavarse las manos

Elaboración y empleo

Todas las noches, antes de acostarse, coloque una pieza de jabón debajo de la almohada, ocupando exactamente la zona que entra en contacto con el cuello. De esta manera asegura una buena disposición de las vértebras cervicales y con ello evitará la tensión de los músculos y posibles molestias.

ESTIRAMIENTOS

Empleo

Cuando tenga dolor en el cuello realice estos sencillos ejercicios: intente tocar con la cabeza el hombro derecho sin elevarlo, mantenga esa posición 4-5 segundos y luego vuelva la cabeza a su posición normal. Repita el ejercicio 10 veces con el hombro derecho, otras 10 con el izquierdo, hacia delante (para tocar con la barbilla el pecho) y hacia atrás (pegando la nuca a la espalda).

ALMOHADA DE TRIGO SARRACENO

Ingredientes

1 almohada pequeña llena de trigo sarraceno o alforfón

Elaboración y empleo

El trigo sarraceno es una variedad de cereal rico en hidratos de carbono, proteínas, minerales y vitaminas del grupo B. Las almohadas elaboradas con este trigo se adaptan perfectamente a cada milímetro del cuello y además mantienen la forma durante mucho tiempo, por eso son utilizadas como almohadas en muchas clínicas y hospitales (dentro de los departamentos de traumatología).

IMPORTANTE RECORDAR QUE...

La cabeza pesa casi 5 kilos y si no la mantenemos erguida cuando estamos de pie u horizontal cuando estamos en la cama, puede «vencer» al cuello y alterarlo. Por ejemplo, si está leyendo o cosiendo nunca tenga la cabeza hacia delante, inclinada, ya que pesa más.

La tensión nerviosa es causa frecuente de dolor en el cuello porque los músculos de la parte superior de la espalda se encuentran tensos, duros y generan una gran presión.

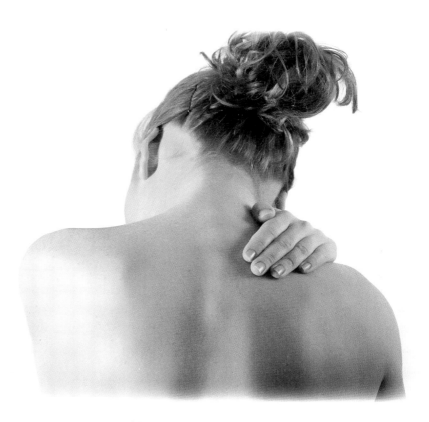

DOLOR MENSTRUAL

Las molestias que acompañan a la menstruación son debidas, generalmente, al desprendimiento de parte de la capa interna del útero que se elimina acompañando al flujo sanguíneo. Estas pérdidas pueden ser más o menos dolorosas en función de la cantidad perdida y de la edad de la mujer, por lo que resultan particularmente molestas en los casos de flujo menstrual abundante y mujeres jóvenes. Otros factores, como la retención de líquidos y las modificaciones propias del ovario, también colaboran en la aparición del dolor.

REMEDIO Y ELABORACIÓN

LLAVE ANTIGUA

Ingredientes

Una llave antigua de metal, de tamaño mediano y con el tubo central hueco

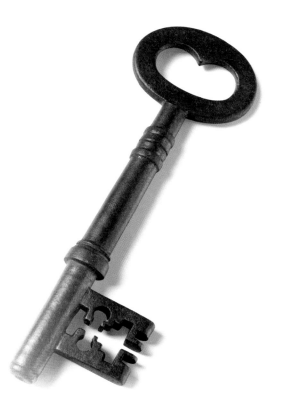

Elaboración

Este tipo de llaves son muy eficaces a la hora de retener el calor cuando se calientan. Por eso se recomienda que para paliar las molestias y dolores de la menstruación que se producen en el bajo vientre hierva un cuarto de litro de agua. Luego apague el fuego e introduzca una llave antigua en su interior, manteniéndola durante 2-3 minutos. Más tarde, sáquela y cúbrala con un paño limpio. Coloque la llave envuelta en el paño sobre la zona dolorida hasta que pierda el calor. Puede repetirse este remedio 3-4 veces al día de acuerdo con las necesidades de cada una.

IMPORTANTE RECORDAR QUE...

Aunque es una práctica habitual en algunas zonas, nunca se debe combatir este tipo de dolor con la ingestión de alcohol en cualesquiera de sus variedades. Son mucho más eficaces las infusiones de manzanilla, romero e incluso valeriana.

El calor es un gran aliado a la hora de combatir el dolor y en particular cuando se debe a mucosas o músculos irritados, como sucede en el caso de la menstruación. Por eso es efectiva una llave antigua, de la misma manera que la aplicación de una bolsa de agua caliente, un saquito lleno de sal fina caliente, etc.

DOLOR DE MUELAS

Dolor agudo o sordo que tiene su origen en una pieza dental por irritación de los nervios que se encuentran en el interior de ellas, en la pulpa. La causa más frecuente es la caries que lentamente perfora el diente haciendo túneles que llegan hasta el nervio. Otras veces se debe a traumatismos que rompen la pieza dental, pequeñas fisuras y, con menor frecuencia, el dolor se debe a lesiones de la encía o una dentadura postiza mal adaptada.

REMEDIO Y ELABORACIÓN

ACEITE DE CANELA

Ingredientes

Unas gotas de aceite de canela

Elaboración y empleo

Vierta unas gotas de aceite de canela en medio vaso de agua y mezcle bien ambos líquidos. Moje el dedo en el líquido y frote con suavidad las piezas dentales doloridas tres o cuatro veces por día.

INFUSIÓN DE HIERBA GALLUBA

Ingredientes

½ l de agua
1 cucharada o un manojo de hierba gayuba

Elaboración y empleo

Cueza la hierba durante unos minutos y luego cuele el líquido resultante. Para tratar el dolor de muelas haga un simple enjuague y el dolor desaparecerá en pocos minutos. Puede repetirse varias veces al día si es necesario.

COCIMIENTO DE HIERBA DE RÚA

Ingredientes

½ l de agua
1 puñado o 1 cucharada de hierba de rúa

Elaboración y empleo

Cueza la hierba en el agua y cuando el agua haya adquirido cierto color, deje reposar durante 10-15 minutos y cuele. Después moje un poco de algodón en el líquido y póngalo encima de la muela dolorida.

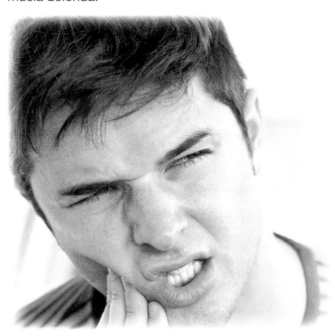

IMPORTANTE RECORDAR QUE…

Con frecuencia el dolor de las muelas puede transmitirse, recorriendo el trayecto de los nervios, hasta otras zonas próximas como la cabeza, el oído, los ojos, los pómulos…

Una vez que hemos superado el dolor de muelas hay que tratar la causa que lo ha producido (caries, dentadura mal adaptada, encías debilitadas) y no «acordarnos de Santa Bárbara solo cuando truena».

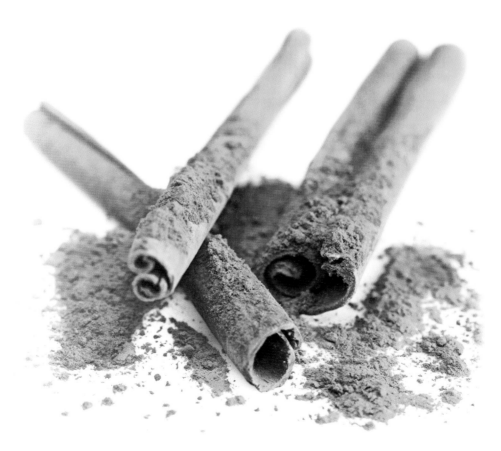

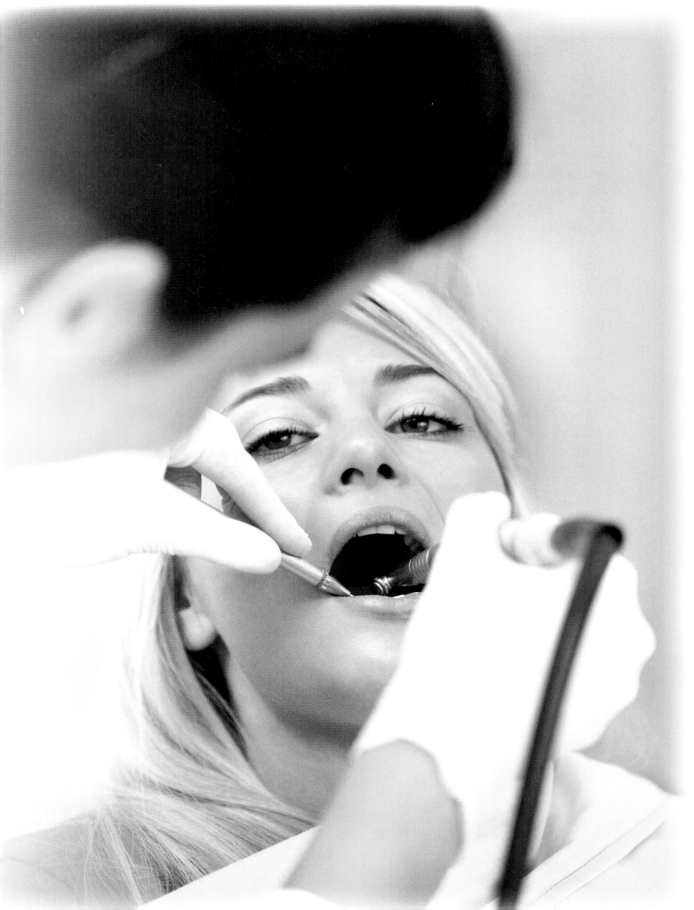

DOLOR MUSCULAR

Un movimiento forzado, una mala postura a la hora de dormir, sujetar un peso demasiado tiempo, estirarnos para coger un objeto en una estantería, etc., pueden ser situaciones que provocan pequeñas roturas musculares o fisuras generadoras de un dolor agudo que aumenta con la palpación dificultando nuestros movimientos. A veces solo es una contractura o aumento de la tensión en el músculo, produciendo un dolor más grave o pesado.

REMEDIO Y ELABORACIÓN

MEZCLA DE ACEITES ESENCIALES

Ingredientes

100 ml de aceite de cacahuete
10 gotas de extracto de romero
10 gotas de extracto de manzanilla
10 gotas de extracto de hinojo
10 gotas de extracto de limón

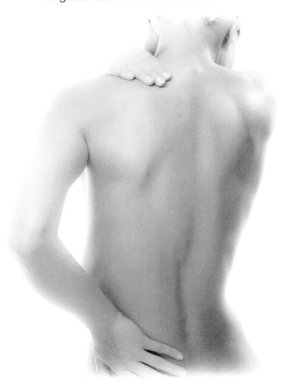

Elaboración y empleo

Mezcle el aceite y los extractos en un frasco con cierre hermético y agítelo hasta conseguir una mezcla homogénea. Aplique unas gotas del tónico resultante sobre la zona dolorida y realice suaves fricciones al tiempo que notará cómo la piel se calienta y el dolor desaparece. Puede repetirlo 2-3 veces al día.

IMPORTANTE RECORDAR QUE...

El uso prolongado de tacones altos es una de las causas que provocan, además de los calambres musculares, las contracturas y dolores musculares.

Si los dolores persisten durante un tiempo prolongado es posible que exista una rotura de fibras musculares más o menos extensa que requiera un tratamiento médico especializado.

DOLOR DE OÍDOS

Una de las principales causas del dolor de oídos, aparte de las inflamaciones de esta zona u otitis, es la contaminación acústica del medio ambiente (tráfico, *pubs*, discotecas, *walkmans*, televisiones, etc.). España es el segundo país más ruidoso del mundo y eso hace que si antes comenzábamos a tener problemas de audición a partir de los sesenta y cinco años, ahora la pérdida ya se nota desde los cuarenta y cinco. Basta con estar 15 minutos en una discoteca para comenzar a sentir molestias. Por todo esto, se hace necesario proteger más nuestros oídos si no queremos padecer dolores con frecuencia. Cuando llegue este momento, tenga a mano aceite de enebro.

REMEDIO Y ELABORACIÓN

ACEITE DE ENEBRO

Ingredientes

1 cuchara sopera de bayas de enebro
1 mortero
1 tarro pequeño de cristal
50 cc de aceite de almendras (tres cucharadas soperas) o aceite de oliva de primera presión en frío
1 colador
1 cuentagotas
1 cazo

Elaboración

Machaque las bayas de enebro en el mortero para obtener un líquido; eche este líquido en el tarro de cristal y añádale el aceite de almendras o de oliva. Coloque el tarro al baño maría durante 30 minutos y después lo mantiene en reposo en lugar seco y oscuro durante 9 días. Pasado este tiempo, cuele el líquido y guárdelo en un frasco con cuentagotas en el baño o en el botiquín de urgencias.

Empleo

Antes de usar, caliente el frasco bajo el chorro de agua caliente y, cuando esté templado, aña-

da 2-3 gotas en el oído dolorido o en ambos, si es el caso. Puede repetir la aplicación a las 4-5 horas si es necesario.

INFUSIÓN DE GIRASOL Y LIMÓN

Ingredientes

1 limón
3 cucharadas soperas de pipas de girasol
1 cucharada de miel

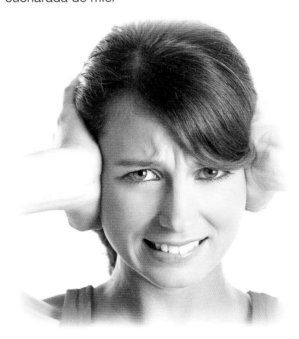

Elaboración y empleo

En medio litro de agua caliente eche el limón troceado, tres cucharadas soperas de pipas de girasol peladas y la cucharada de miel. Remueva todo constantemente durante 10 minutos. Cuele el líquido y consérvelo en un recipiente hermético. Tome la infusión dos veces al día durante 60 días.

ZUMO DE LIMÓN

Ingredientes

1 limón

Elaboración y empleo

Exprima el limón para obtener el zumo y luego moje un algodón en su interior. Introduzca suavemente el algodón en el oído y déjelo durante toda la noche. Al día siguiente se habrán reducido las molestias y además la cera de su interior saldrá con mayor facilidad.

IMPORTANTE RECORDAR QUE...

El aceite de enebro ha de ser uno de los elementos que siempre deben estar en el botiquín de urgencia de su casa, ya que es de lo más eficaz frente a los dolores de oídos, lo mismo en personas adultas o en niños. En su composición se han encontrado algunas sustancias de carácter analgésico.

Conviene aplicar el aceite de enebro cuando aparecen las primeras molestias, ya que sus efectos son mucho más rápidos y duraderos.

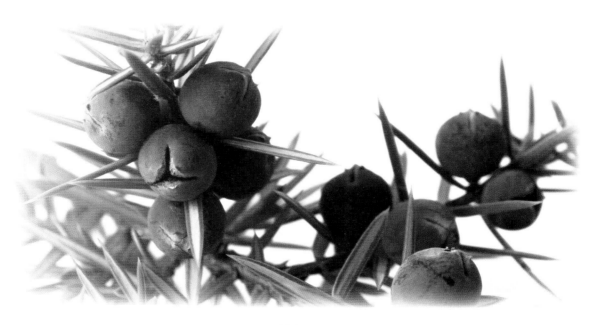

DOLOR DE OVARIOS

El dolor de ovarios se manifiesta como una molestia aguda que aparece por debajo del ombligo, a la derecha, izquierda o en ambos lados si los dos ovarios producen el dolor. La situación más frecuente que genera este tipo de molestias son las primeras menstruaciones, obligando incluso a que la mujer deba guardar cama. Otras situaciones que provocan estas molestias son la endometriosis (existencia de una parte de la mucosa del útero en el ovario), quistes ováricos o traumatismos previos que han afectado al ovario.

REMEDIO Y ELABORACIÓN

ZUMO DE REMOLACHA CON CEBOLLA

Ingredientes

1 cebolla
¼ l de agua
1 remolacha pequeña (debe ser nueva, con la piel lisa y fuerte).

Elaboración y empleo

Cueza la cebolla con el agua hasta que esta se reduzca a la mitad. Mientras tanto, saque el jugo de la remolacha y luego lo mezcla con el caldo de la cocción de la cebolla. Tome el caldo 2-3 veces al día hasta que se agote.

IMPORTANTE RECORDAR QUE...

También las situaciones de nerviosismo, estrés, y ansiedad intensa pueden provocar dolor de ovarios sin que ello suponga una alteración de estos órganos.

La remolacha, junto con la cebolla, posibilita una mayor actividad de la médula ósea depurando la sangre, mejorando la circulación sanguínea y aliviando el dolor.

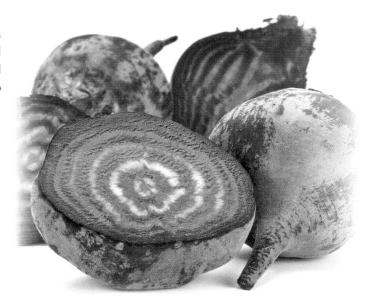

EMBARAZO · DILATACIÓN

Una de las mayores dificultades a la hora del parto es la prolongación en exceso de la fase de dilatación, pudiendo durar 12, 24, 48 horas o más. Esta situación no solo es perjudicial para la madre, sino que también puede poner en peligro al feto.

REMEDIO Y ELABORACIÓN

LAUREL CON ACEITE DE OLIVA

Ingredientes

Unas hojas de laurel seco
1 chorrito de aceite de oliva virgen de primera presión en frío

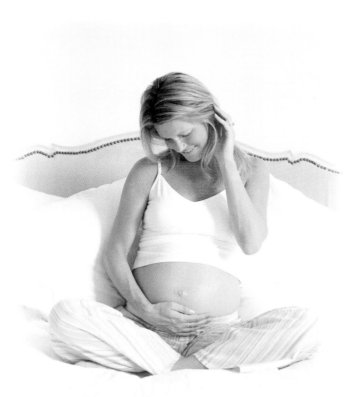

Elaboración y empleo

Muela el laurel seco hasta hacerlo polvo. Añádale el aceite de oliva y mézclelo bien hasta formar una pasta homogénea. Coloque la pasta sobre una gasa y aplíquela sobre la piel de la tripa, justo tapando el ombligo.

IMPORTANTE RECORDAR QUE…

En la mayor parte de nuestros hospitales se puede acortar este período utilizando diversos productos que se administran por vía intravenosa. Sin embargo, puede que prefiera prevenir esta situación con el remedio citado.

El mejor momento para utilizar la cataplasma de laurel con aceite de oliva es cuando las contracciones se producen cada dos horas. En estas circunstancias el parto suele tener lugar en menos de tres horas.

ENURESIS

La enuresis es una alteración que se manifiesta por la pérdida involuntaria de la orina por falta de control sobre la vejiga urinaria, la cual, al llenarse de orina, sale por «rebosamiento» de la vejiga sin poder controlar la pérdida. Es muy frecuente entre los niños antes de los cuatro-cinco años, especialmente durante la noche. A partir de esa edad suele desaparecer y solo se presenta en los casos en los que hay ciertas alteraciones, como pueden ser conflictos psicológicos (falta de atención), inmadurez del sistema nervioso que controla la vejiga urinaria, escasa producción de ADH (una hormona que ayuda a reabsorber agua en el riñón para que no se pierda con la orina), etc.

REMEDIO Y ELABORACIÓN

PLATO DE CAL VIVA

Ingredientes

1 plato pequeño lleno de cal viva

Elaboración y empleo

Coloque todas las noches un plato de cal viva debajo de la cama del niño, coincidiendo con la zona genital. Realice este remedio todos los días hasta que desaparezca el problema.

IMPORTANTE RECORDAR QUE...

La mayoría de los casos de enuresis nocturna en niños suelen remitir poco a poco con la edad. Unos lo hacen a los seis años, otros a los siete, ocho o más adelante, pero casi siempre desaparecen con la pubertad. Es fundamental no obsesionarse con el problema y mucho menos trasladar inquietud y exceso de responsabilidad al niño, si no el conflicto se agravará.

Puede ayudar al niño con medidas como evitar que tome líquidos a partir de las 5 de la tarde (o que sean muy escasos); cuando orine, que no lo haga de un tirón, sino cortando la orina de vez en cuando, «a trozos», para fortalecer los músculos de la vejiga y su control; orinar siempre antes de acostarse y levantarse por la noche, con la ayuda de un despertador o de otra persona, a las dos horas de dormir, antes de mojar la cama, para eliminar la orina que ya casi llena la vejiga urinaria.

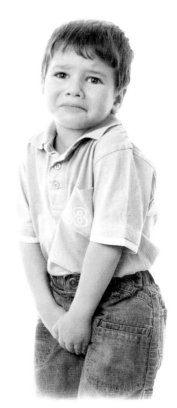

ENVEJECIMIENTO

¡Las células de nuestro organismo trabajan todos los días y además de cumplir con sus funciones también producen cierta cantidad de basura o residuos, los radicales libres, que deben ser eliminados diariamente; de lo contrario, pueden alterar las células, producir su muerte precoz y, en suma, acelerar el proceso de envejecimiento. La formación de esta basura se ve incrementada por efecto de una serie de factores externos como es el caso de un exceso de grasa en la alimentación, contaminación ambiental, estrés, sedentarismo, obesidad, exposiciones prolongadas al sol, etc.

REMEDIO Y ELABORACIÓN

DIETA RICA EN ANTIOXIDANTES

Ingredientes

Tomates
Judías
Espinacas
Ajo
Cebolla

Elaboración y empleo

Estos alimentos son muy ricos en vitamina C, vitamina A, betacarotenos, licopenos y otros productos que son antioxidantes, neutralizan y eliminan los radicales libres evitando que puedan almacenarse y lesionar a las células. Por eso tienen efectos como «enlentecedores del envejecimiento», lo retrasan.

MASAJES CON INCIENSO Y MIRRA

Ingredientes

Aceite o esencia de incienso o de mirra

Elaboración y empleo

Estos aceites son muy eficaces contra el envejecimiento cutáneo. Cualquiera de ellos puede aplicarse sobre la zona deseada después de la ducha, acompañado de un pequeño masaje. Es importante ser constantes en su aplicación, dos-tres veces por semana como mínimo. Sus resultados son apreciables en poco tiempo.

IMPORTANTE RECORDAR QUE…

El promedio de vida es de setenta y siete años para los hombres y ochenta y cuatro para las mujeres. Sin embargo, y tal y como demuestran algunas investigaciones, el cuerpo humano está preparado para durar ciento veinte años. Como dice el refrán, «el que no llega a esa edad es porque se lo ha comido, se lo ha bebido o se lo ha fumado».

El uso de alcohol, tabaco y exceso de sol son tres grandes aliados de la producción masiva de radicales libres y el envejecimiento precoz. Por ejemplo, las personas que se exponen mucho tiempo al sol (agricultores, pescadores, en las piscinas o en la playa) muestran antes una piel arrugada y dura.

ENVENENAMIENTOS

El envenenamiento se caracteriza por ser una situación grave para la salud que aparece bruscamente lesionando de forma severa uno o varios órganos, pudiendo comprometer la vida, siendo su causa generalmente la inhalación o ingestión involuntaria de un producto tóxico. Los envenenamientos más frecuentes son los que se producen con los líquidos para la limpieza (lejía, amoniaco), gases tóxicos (butano), medicamentos utilizados de forma excesiva (barbitúricos, ansiolíticos, antidepresivos), alimentos como las setas o productos enlatados caducados, etc.

REMEDIO Y ELABORACIÓN

ARCILLA Y ORÉGANO

Ingredientes

Basta con una cucharadita de arcilla (muy eficaz contra la lejía, setas, medicamentos y otros tóxicos) o una cucharada sopera de orégano (útil en caso de intoxicación por setas).

Elaboración

En el caso de la arcilla, vierta la cucharadita en un vaso de agua templada, remueva bien y tome todo el vaso. Para preparar el orégano basta con mezclar una cucharada sopera de este producto con dos cucharadas de aceite.

Empleo

Para la arcilla, tome un vaso inmediatamente y repita la operación cada hora hasta un total de cinco vasos. Si utiliza orégano, tome su cucharada con el aceite al momento y repita la operación una hora más tarde.

IMPORTANTE RECORDAR QUE…

Dos de los elementos más eficaces para neutralizar las sustancias que nos pueden envenenar cuando se toman por vía oral son la arcilla y el orégano. Ambos tienen una enorme capacidad de absorción y actúan como esponjas dentro del estómago e intestino secuestrando los elementos tóxicos antes de que puedan pasar a la sangre y afectar a todo el organismo.

Aunque de forma inmediata tratemos una intoxicación con la arcilla o el orégano (también se pueden emplear otras sustancias como la clara de huevo), siempre hay que acudir al médico lo antes posible.

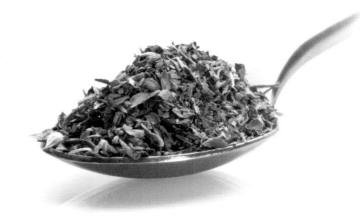

EPILEPSIA

La epilepsia es una enfermedad que tiene su origen en el sistema nervioso central (cerebro), aunque se manifiesta en el resto del organismo, ya sea con síntomas muy pequeños (epilepsia menor o ausencias) o síntomas alarmantes como crisis de convulsiones y pérdida de conocimiento (epilepsia mayor). En la mayoría de los casos, la causa de la epilepsia es desconocida y en otros se relaciona con estados de estrés, nerviosismo, traumatismos craneales, tumores cerebrales, etc. Las crisis de epilepsia, ya sean con síntomas mayores o menores, pueden acelerarse con situaciones de estrés (un examen, una prueba), el alcohol, ciertos medicamentos, tabaco, café, té, descargas luminosas como las producidas por los ordenadores y videojuegos…

REMEDIO Y ELABORACIÓN

CATAPLASMA DE LECHE Y HARINA

Ingredientes

1 vaso de leche
½ vaso de harina

Elaboración y empleo

Caliente ligeramente la leche y añádale la harina hasta formar una pasta fina semilíquida. Luego extiéndala sobre un paño limpio de lino o algodón y colóquelo sobre el vientre hasta que se enfríe. Practique este remedio sobre todo cuando haya crisis (ya sean de la epilepsia mayor o menor); por ejemplo, todos los días de la semana después de una crisis.

CURA DE ZUMO DE NARANJA

Ingredientes

Varias naranjas de tamaño mediano

Elaboración y empleo

Es importante que los epilépticos no sufran estreñimiento, ya que es un factor facilitador de las crisis. Por eso conviene que cada 15 días y durante 24 horas se tome todo el zumo de naranja que quiera como único alimento.

IMPORTANTE RECORDAR QUE…

Es muy frecuente que un epiléptico sepa cuándo va a tener una crisis porque presenta algunos síntomas de aviso, como es el caso de alucinaciones visuales (alteraciones en la vista), auditivas, táctiles, etc. Cuando se presenta este momento es importante que se coloque en un lugar seguro antes del ataque (en la cama, sobre una alfombra…).

En la Antigüedad se consideraba que la epilepsia era la enfermedad de los dioses. A este respecto se creía que Calígula estaba loco; hoy se sabe que sufría de ataques epilépticos.

ERUCTOS

Los eructos son el resultado de la acumulación de gases en el estómago, generalmente producidos durante la actividad de este órgano. Cuando se acumulan en exceso «vencen» el cierre superior del estómago (el cardias) y se precipitan hacia la cavidad bucal, a veces acompañados de pequeñas cantidades de líquido que generan cierta acidez (la pirosis). Su formación es mayor tras las comidas abundantes, bebidas con gas o alimentos muy sólidos (garbanzos).

REMEDIO Y ELABORACIÓN

PATATA CRUDA

Ingredientes

Unos trozos de patata cruda sin piel

Elaboración y empleo

Para reducir la formación de gas y de eructos se aconseja tomar antes de las comidas un trocito de patata cruda sin piel. La patata contiene muchas sustancias alcalinas que controlan el efecto de los ácidos gástricos y la formación de gas. Además, posee también sustancias sedantes que podrían actuar localmente sobre el estómago contribuyendo a su relajación. Es muy recomendable también seguir este remedio en caso de hiperacidez gástrica, gastritis, úlcera de estómago, «nervios en el estómago» y, en general, en todas las ocasiones de digestión difícil.

IMPORTANTE RECORDAR QUE...

Varios eructos al día es normal, sobre todo si tomamos alimentos que favorecen la formación de gas. Cuando son intensos y repetidos pueden deberse a lesiones del aparato digestivo y en particular úlcera, gastritis o problemas de vesícula biliar.

Resulta conveniente permitir la salida del gas por medio de los eructos ya que de lo contrario el gas se acumula en el estómago y altera su actividad prolongando la digestión y facilitando una formación de ácidos que pueden ser muy lesivos.

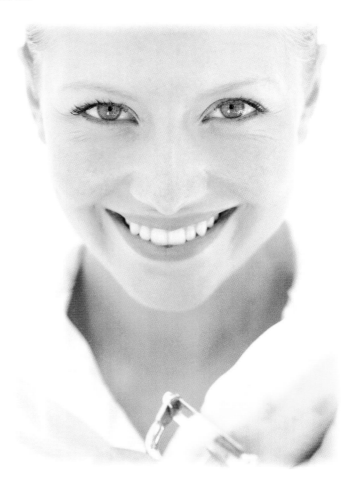

ESGUINCES

El esguince representa un estiramiento violento, fuerte, de uno o varios elementos articulares, como es el caso de tendones, ligamentos, cápsula articular, etc. El estiramiento irrita los elementos lesionados y se produce una inflamación con hinchazón, enrojecimiento, dolor y ligera limitación para los movimientos. Al contrario de lo que sucede en el caso de las luxaciones, los huesos no se separan entre sí y, por supuesto, no hay rotura de los mismos. A veces hay formación de hematomas.

REMEDIO Y ELABORACIÓN

CATAPLASMA DE VINAGRE Y SALVADO

Ingredientes

½ vaso de vinagre
1 cucharadita de salvado

Elaboración y empleo

Caliente el vinagre ligeramente y añádale el salvado. Prepare una mezcla hasta formar una pasta y extiéndala sobre una gasa o paño limpio que colocará sobre la zona lesionada durante un mínimo de dos horas. Repita dos veces al día si se mantienen las molestias.

HOJAS DE BERZA

Ingredientes

4 hojas de berza

Elaboración y empleo

Limpie las hojas de berza, caliéntelas con la ayuda de una plancha y colóquelas sobre la zona del esguince, fijando con la ayuda de una venda. Renueve el vendaje dos veces al día hasta que desaparezcan las molestias.

IMPORTANTE RECORDAR QUE…

Cuando se produce un esguince, lo primero que hay que hacer es inmovilizar la articulación para evitar molestias e incluso lesiones mayores.

Hasta que no desaparezcan todas las molestias que origina el esguince hay que mover lo menos posible la articulación afectada; de lo contrario, su recuperación será más lenta e incompleta.

ESPINO ALBAR

El espino albar es una planta que posee notables efectos beneficiosos para el corazón, el sistema circulatorio y el sistema nervioso, aliviando numerosas molestias y colaborando en importantes enfermedades que afectan a estos órganos (insuficiencia cardiaca, hipertensión arterial, ansiedad, nerviosismo, etc.). Hace más de veinte siglos que se viene utilizando con estos fines terapéuticos ya que contiene unas sustancias denominadas glucósidos flavónicos de las cuales depende su actividad como estimulante cardiaco (cardiotónico), regulador de la tensión arterial (normotensor) y sedante para los nervios.

REMEDIO Y ELABORACIÓN

ESPINO ALBAR

Ingredientes

Se utiliza en forma de infusión, por lo que necesitará una cucharada sopera de flores y hojas de espino albar o espino blanco; una taza de agua.

Elaboración y empleo

Hierva el agua, apague el fuego y añada el espino albar. Déjelo reposar hasta que la infusión se enfríe. Cuele el líquido y tómelo cuando esté frío. Se recomienda degustar una taza con cada una de las comidas importantes del día.

IMPORTANTE RECORDAR QUE...

Nunca utilice esta planta en dosis superiores a las indicadas o con una frecuencia superior a dos veces al día, ya que puede provocar el enlentecimiento de la actividad cardiaca y respiratoria.

Si quiere ayudar un poco más al espino albar en la consecución de sus efectos practique todos los días un poco de actividad física de acuerdo con sus gustos: bolos, pasear, correr, nadar, bailar, bicicleta, gimnasia, etc.

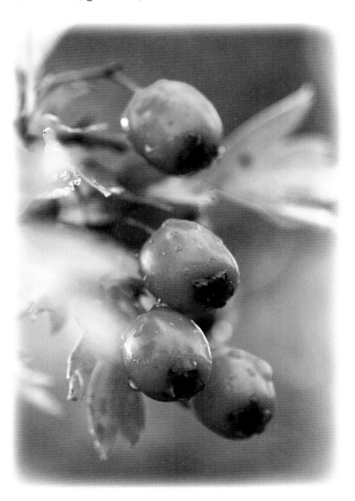

ESPOLONES CALCÁNEOS

El hueso que constituye el talón del pie es una especie de cubo de 5 centímetros de longitud denominado calcáneo. En ocasiones, por diferentes motivos que no conocemos muy bien, desde este hueso crece y se proyecta hacia abajo, hacia la piel de la planta del pie, un pequeño relieve óseo a modo de «aguja» que denominamos «espolón calcáneo». Cuando caminamos, esta «aguja» presiona e incide sobre la piel irritándola e incluso produciendo lesiones generalmente acompañadas de inflamación con dolor, enrojecimiento y ligera hinchazón.

REMEDIO Y ELABORACIÓN

BAÑO DE BICARBONATO

Ingredientes

300 g de bicarbonato

Elaboración y empleo

Para reducir el dolor generado por el espolón calcáneo puede bañar el pie en el bidé con agua caliente a la que añadirá 300 gramos de bicarbonato.

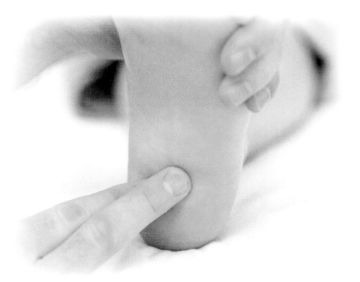

COMPRESA DE ORINA

Ingredientes

1 compresa o gasa
Un poco de la propia orina

Elaboración y empleo

Desde hace muchas décadas se practica en algunos de nuestros pueblos un sencillo remedio para tratar las molestias del espolón, que consiste en mojar una compresa o gasa con un poco de orina propia, aplicarla sobre el talón, fijarla con uno o varios calcetines y dormir con ellos.

IMPORTANTE RECORDAR QUE…

Las lesiones producidas por el espolón calcáneo no solo se manifiestan tras caminar durante mucho tiempo, sino también cuando se producen saltos y nos apoyamos sobre el talón en lugar de la punta del pie.

Para prevenir las molestias del espolón conviene utilizar pequeñas «almohadillas» o alzas blandas para proteger el talón. También puede recurrir a colocar en esa zona un puñado de algodón antes de una larga caminata.

ESTERILIDAD

El ser humano es el animal con menor capacidad reproductiva de todos. Además, esta capacidad reproductiva se ha visto reducida considerablemente durante los últimos años. De hecho, nuestros abuelos tenían el doble de espermatozoides útiles por centímetro cúbico que nosotros. Varios son los factores que han colaborado en la aparición de este problema, de entre los cuales destacan el estrés y la vida agitada (se producen alteraciones hormonales que debilitan la producción y calidad de los espermatozoides), una alimentación inadecuada (excesivamente grasa y desequilibrada) e incluso las modas (empleo de ropas muy ceñidas que aumentan la temperatura de los testículos y reducen la producción de espermatozoides).

REMEDIO Y ELABORACIÓN

INFUSIÓN DE DAMIANA

Ingredientes

Una cucharada sopera de damiana seca y una taza de agua. La damiana, además de facilitar la actividad de las glándulas sexuales (ovarios, testículos), también colabora a equilibrar el sistema nervioso y aportar mayor vitalidad.

Elaboración y empleo

Caliente el agua hasta que hierva; apague el fuego y añada la damiana; deje reposar durante 10 minutos removiendo de vez en cuando. Cuele y beba lentamente. Lo aconsejable es practicar este remedio un día sí y otro no durante 15 días.

IMPORTANTE RECORDAR QUE…

Los hombres estresados producen menos espermatozoides que aquellos que desarrollan una vida más tranquila y racional. Basta con recuperar una vida normal para que en el plazo de 4 o 5 semanas la elaboración de espermatozoides y su calidad se incremente de forma considerable.

También las mujeres pueden ver alterada su capacidad reproductiva por el hecho de llevar pantalones muy ajustados y dormir con braguita, ya que estas circunstancias alteran el pH de la región genital y pueden provocar problemas vaginales.

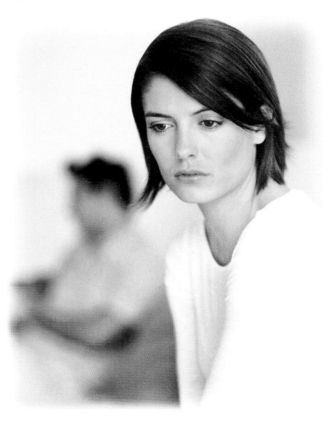

ESTREÑIMIENTO

El estreñimiento se caracteriza por una eliminación difícil y poco frecuente de las heces desde el intestino. La frecuencia de evacuación suele ser menor a una vez cada 3 días (una vez cada 4, 5 o más días) y las heces presentan un aspecto seco o duro. Las causas del estreñimiento son muy variadas y van desde una alimentación pobre en fibra y líquidos hasta la falta de actividad física o sedentarismo, pasando por la obesidad, la pérdida del movimiento intestinal con la edad, etc. Es más frecuente en las mujeres y sobre todo a partir de los treinta y cinco años. Esto se debe a diversos factores hormonales.

REMEDIO Y ELABORACIÓN

SEMILLAS DE LINO

Ingredientes

1 cucharadita de semillas de lino

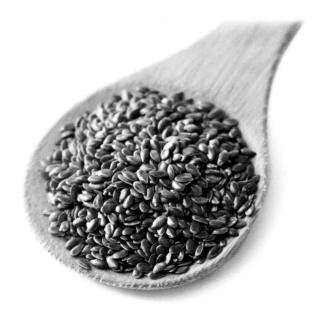

Elaboración y empleo

Antes de acostarse, ponga una cucharadita de semillas de lino en remojo y tómelas a la mañana siguiente, a primera hora y en ayunas, junto con el agua. Hay que empezar con una cucharadita, pero se puede aumentar a dos en el caso de los estreñimientos más severos. Las semillas de lino no se absorben en el intestino y al discurrir por su interior, lo desatascan, además de equilibrar y regenerar la flora intestinal.

ACEITE DE OLIVA

Ingredientes

1 cucharada sopera de aceite de oliva virgen de primera presión en frío

Elaboración y empleo

Tome por la mañana, en ayunas (lo ideal es 15-20 minutos antes de ingerir cualquier otro alimento) una cucharada de aceite para que lubrique las paredes del intestino, al tiempo que estimula la secreción de jugos biliares desde la vesícula y con ello la comida «resbala» en el interior del intestino.

ENSALADA DE BERZA Y/O COL

Ingredientes

Unas hojas de berza o de col

Elaboración y empleo

Todos los días, por la mañana, haga una pequeña ensalada con hojas de berza o de col, a la que añadirá un poco de aceite de oliva. Tómela como primera comida del día. La berza y la col tienen gran cantidad de fibra insoluble, aquella que no se absorbe en el intestino, y con ello estimula el movimiento de sus paredes y aumenta el tamaño de las heces, facilitando su evacuación.

IMPORTANTE RECORDAR QUE…

Para ayudar al intestino a evacuar las heces, la mejor postura que le aconsejamos en el baño es sentarse en cuclillas, con las rodillas cerca del pecho. Para conseguir esta posición descanse los pies sobre una pila de libros o un taburete, de tal forma que mantenga las rodillas elevadas.

Las consecuencias del estreñimiento crónico, de larga duración, son molestas: dolores de cabeza frecuentes, hemorroides, aparición de impurezas en la piel, mal humor e irritabilidad, dolor abdominal agudo e hinchazón, ansiedad…

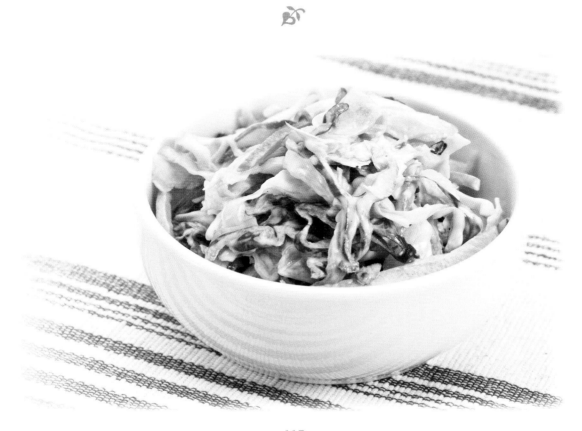

FIEBRE

La fiebre, en sí misma, es un mecanismo de defensa del organismo por medio del cual se aumenta la producción de ciertas sustancias que ayudan al cuerpo a luchar contra la infección; por eso no conviene eliminarla por completo, aunque sí controlarla ya que a partir de 39 grados es peligrosa (comienzan a fallar algunas funciones de diferentes órganos).

REMEDIO Y ELABORACIÓN

VINAGRE

Ingredientes

1 chorrito de vinagre

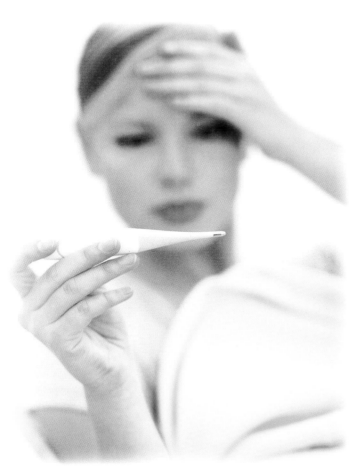

Elaboración y empleo

Aplique un chorrito de vinagre sobre la planta de los calcetines y manténgalos puestos mientras esté en la cama.

CEBOLLA

Ingredientes

2 rodajas de cebolla

Elaboración y empleo

Corte un par de rodajas de cebolla amplias y colóquelas en las plantas de ambos pies. Sujételas con los calcetines para mantenerlas pegadas a los pies y cámbielas cada 12 horas.

INFUSIÓN DE SALVIA

Ingredientes

1 cucharada de salvia
1 vaso de agua

Elaboración y empleo

Caliente el agua hasta que hierva, apague el fuego y añada la cucharada de salvia, dejando reposar la mezcla durante 15 minutos. Cuele el líquido y tómelo lentamente, a sorbos. Practique este remedio 2-3 veces al día. La salvia tiende a reducir la fiebre y además posee un cierto efecto antisudorífico.

IMPORTANTE RECORDAR QUE…

Durante un proceso febril es importante mantener una dieta líquida o semilíquida con zumos, caldos vegetales, purés, yogures, destinados a evitar la deshidratación además de aportar vitaminas y minerales que favorecen la actividad de nuestras defensas.

Cuando la fiebre se encuentra cerca de 39 grados centígrados se aconseja reducirla con procedimientos como atar al cuerpo una toalla mojada en agua fresca, baño en agua templada o envolver el cuerpo con una sábana húmeda.

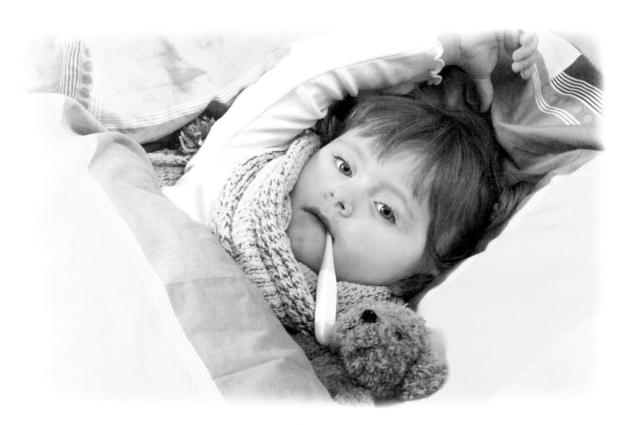

FIEBRE DEL HENO

La fiebre del heno se caracteriza por ser una reacción alérgica que afecta especialmente a la nariz produciendo rinitis. La reacción alérgica suele estar provocada por el polen de diferentes hierbas, flores y árboles y se manifiesta por congestión nasal (nariz llena de líquidos), rinorrea y estornudos frecuentes. Suele aparecer con carácter estacional en primavera, cuando más polen hay en el ambiente, aunque en algunos casos la rinitis se prolonga durante casi todo el año. En general dura 3-4 semanas y desaparece hasta el año siguiente.

REMEDIO Y ELABORACIÓN

POLEN

Ingredientes

1 puñado de granos de polen

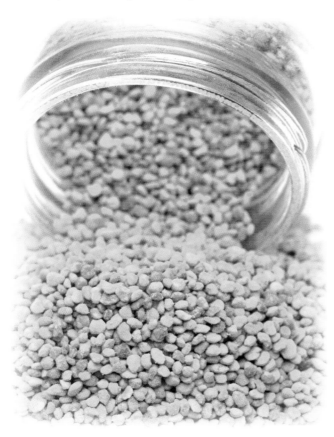

Elaboración y empleo

Tome cada día, en ayunas, granos de polen, comenzando el primer día por un grano, el segundo dos y así sucesivamente hasta alcanzar el contenido de una cucharilla (tardará varios meses). Con este proceso ayudará a estabilizar y equilibrar el sistema inmunitario, disminuyendo las reacciones alérgicas.

CERA VIRGEN Y MIEL

Ingredientes

Un trozo grande de cera virgen (la que está sin manipular) y un kilo de miel de mil flores.

Elaboración y empleo

Comience el tratamiento un mes antes de que aparezca la fiebre del heno (antes de la primavera). Cada día, por la mañana, tómese una cucharadita de miel y luego corte un trozo de cera virgen del tamaño de un chicle y mastíquelo durante 15 minutos (luego escúpalo). Algunas personas lo practican dos veces al día, tras la comida y la cena. Siga el tratamiento mientras duren los meses en que se es propenso a este tipo de fiebre.

IMPORTANTE RECORDAR QUE...

Para equilibrar el sistema inmunitario y disminuir la reacción alérgica es importante eliminar de la alimentación el chocolate, los azúcares, la leche y los huevos; vigilar el contacto con animales domésticos y no usar ropas de lana (en ambos casos pueden convertirse en «almacenes» de polen).

La fiebre del heno es un proceso, como las alergias en general, cada vez más frecuente y que se encuentra en constante aumento. De hecho, el 30 por 100 de los niños españoles entre los doce y los quince años sufren esta enfermedad. En esta situación parece también colaborar el constante aumento de los motores diésel y la consiguiente contaminación ambiental.

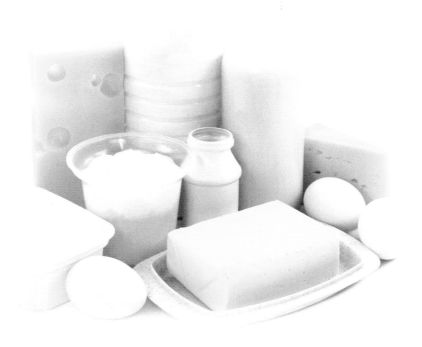

FLATULENCIAS

La flatulencia se caracteriza por un exceso de gas en el estómago e intestino. Este gas procede del aire que ingerimos al tragar y del que producen las bacterias del intestino tras fermentar restos de alimentos que llegan hasta ellas. El exceso de gas produce hinchazón abdominal y dolor sordo por la distensión de los músculos intestinales. Entre las diferentes causas que la pueden causar se encuentran una dieta rica en verduras (tienen mucha fibra), situaciones de estrés y ansiedad, alteraciones de la flora intestinal con colitis, hablar mientras se mastica el alimento...

REMEDIO Y ELABORACIÓN

LAUREL

Ingredientes

Hojas secas o frescas de laurel

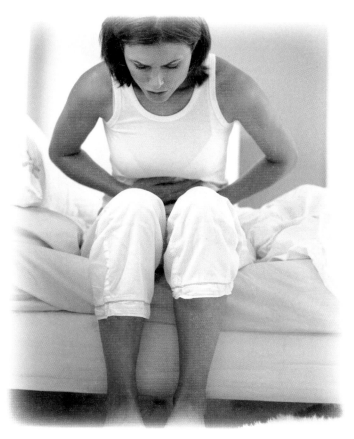

Elaboración y empleo

Añada a alguna de las comidas del día hojas de laurel, a ser posible todos los días. El laurel facilita la digestión, elimina los gases del aparato digestivo, disminuye la fermentación y producción de gases y equilibra la musculatura del intestino y estómago evitando la hinchazón y las molestias locales.

INFUSIÓN DE COMINO, MENTA Y REGALIZ

Ingredientes

1 cucharada rasa de comino
1 cucharada de menta
1 pizca de regaliz

Elaboración y empleo

Haga una infusión con los tres ingredientes y, tras colar el líquido, tómelo a sorbos, lentamente, después de las comidas. Puede repetirse todos los días e incluso utilizarlo habitualmente sustituyendo al café con leche o similar.

DIETA CONTRA LOS GASES

Ingredientes y empleo

Durante 5 días coma en el desayuno frutas, en la comida del mediodía ensaladas y verduras y solo frutas en la cena. No tome nunca frutas y verduras en la misma comida. Las bebidas alcohólicas, el tabaco, el té, el café y el cacao deben suprimirse totalmente, además de sustituir el vinagre de las ensaladas por limón.

IMPORTANTE RECORDAR QUE...

Los alimentos que más flatulencia originan son las coles y en particular la coliflor, el brécoli, las coles de Bruselas y la berza, así como los puerros y las alcachofas.

Las legumbres favorecen la flatulencia pero podemos evitarlo si las ponemos durante unas horas en remojo, añadiendo agua hirviendo sin sal y quitándoles luego la piel.

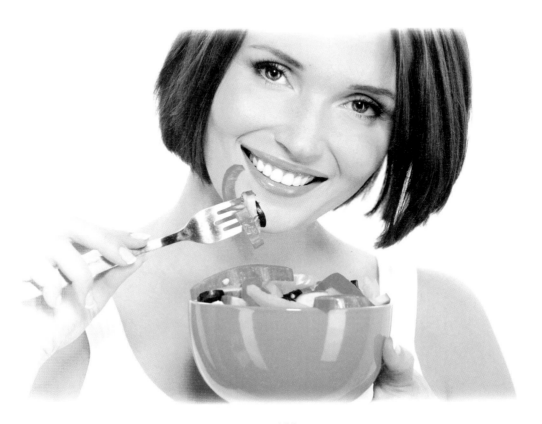

FLEBITIS

Las flebitis son inflamaciones que se producen en el trayecto de una vena, mostrándose esta zona (si se encuentra debajo de la piel) hinchada, enrojecida y caliente. La inflamación, además de los síntomas citados, también produce una especie de cordón duro que la recorre. Las flebitis son más frecuentes en las venas superficiales y sobre todo en aquellas que están dilatadas, como es el caso de las varices (por roces, golpes, cortes).

REMEDIO Y ELABORACIÓN

AJO Y ACEITE DE OLIVA

Ingredientes

3 cucharadas soperas de aceite de oliva de primera presión
4 ajos cortados a lo largo
Zumo de medio limón

Elaboración y empleo

Mezcle todos los ingredientes, remueva un poco y déjelo macerar durante 24 horas. Seguidamente, aplíquelo mediante masajes muy suaves sobre la zona afectada (nunca apretar, ya que podría empeorar la situación).

COMPRESAS FRÍAS

Ingredientes

Compresas y agua fría

Elaboración y empleo

En esta situación conviene guardar reposo y aliviar los síntomas aplicando compresas de agua fría sobre la flebitis. Hay que aplicar varias compresas renovándolas a medida que se van calentando.

IMPORTANTE RECORDAR QUE…

El tratamiento de estas lesiones debe ser muy cuidadoso ya que hay cierto riesgo de que la inflamación forme pequeños trombos en las paredes de la vena y estos, por el exceso de presión que podamos ejercer, se suelten a la sangre formando una embolia. Por eso conviene siempre que sean revisadas por el médico.

Conviene vendar ligeramente la zona afectada, así como evitar el estreñimiento (incrementa la dilatación de las varices) y tomar una alimentación rica en frutas y verduras.

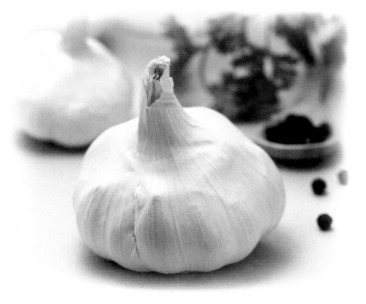

FLEMONES

Los flemones son inflamaciones que ocupan los tejidos blandos de nuestro cuerpo como es el caso de las encías, músculos, articulaciones, etc. La inflamación suele ser consecuencia de procesos infecciosos cercanos (por ejemplo, una caries dental, una herida en la piel que contamina tejidos próximos) o bien por efecto de un golpe o traumatismo (sobre todo en el caso de las articulaciones). Cuando se produce un flemón aparece hinchazón, calor y ligero enrojecimiento con dolor en la zona afectada.

REMEDIO Y ELABORACIÓN

HIGOS SECOS

Ingredientes

1 puñado de higos secos

Elaboración y empleo

Cueza un puñado de higos secos en un litro de agua; cuele el líquido resultante y guárdelo en un recipiente. Este líquido tiene propiedades cicatrizantes y sanadoras, sobre todo si hay heridas en zonas próximas. Además actúa como un calmante y favorece la maduración de los flemones, forúnculos y abscesos. Para aplicar el líquido basta con humedecer una gasa o paño limpio y colocarlo sobre la zona afectada (mejilla, articulación, etc.) dos-tres veces al día, calentándolo antes de su uso.

IMPORTANTE RECORDAR QUE...

Muchos flemones llevan consigo la acumulación de material purulento (pus) que el cuerpo debe eliminar lentamente, para lo cual es de gran ayuda la aplicación de calor local con la ayuda de una bolsa de agua caliente, botellas con agua, gasas humedecidas con agua caliente, etcétera.

En el caso de flemones que aparecen en las encías y se repiten, pueden ser debidos a lesiones en la dentadura que deben ser tratadas por el odontólogo sin la menor pérdida de tiempo.

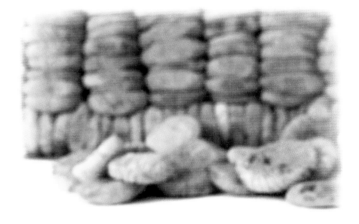

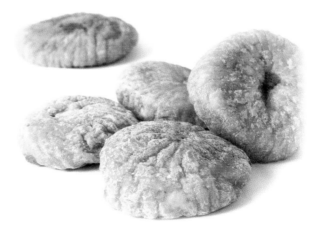

GARGANTA

La faringe (tubo muscular que se encuentra detrás de la nariz y de la boca) es la encargada de transportar el aire que respiramos hasta la laringe, tubo hueco situado en el cuello que produce la voz. Ambos elementos suelen verse afectados por numerosos factores externos lesivos, como es el caso del aire frío, alimentos muy calientes o fríos, bebidas con hielo, forzar la voz y gritar, dando lugar a una irritación que antecede a la inflamación denominada faringitis o laringitis. Los primeros síntomas son unos pinchazos y/o pesadez y sequedad que aparece en la garganta. Es el momento ideal de atacar el problema y evitar que vaya a más. Para ello utilizaremos zumo de limón y bicarbonato.

REMEDIO Y ELABORACIÓN

ZUMO DE LIMÓN Y BICARBONATO

Ingredientes

½ limón
½ cucharadita de bicarbonato
1 vaso con un poco de agua

Elaboración y empleo

Exprima medio limón para conseguir su zumo, añádalo al vaso que contiene un poco de agua e incluya también la media cucharadita de bicarbonato. Mezcle bien todos los ingredientes y realice gárgaras durante 5-10 minutos. Puede practicar este remedio dos veces al día hasta eliminar las molestias.

PAN CON VINAGRE

Ingredientes

1 rebanada tostada de pan de hogaza
Un poco de vinagre de vino
Un pañuelo

Elaboración y empleo

Tueste la rebanada de pan y luego empápela en vinagre de vino. Colóquela en el cuello, en contacto con la piel, y fíjela con un pañuelo para que no se mueva. Déjela toda la noche en esta posición para crear calor y aliviar la zona.

SALVADO DE TRIGO

Ingredientes

2 puñados de salvado de trigo
1 calcetín

Elaboración y empleo

Caliente el salvado de trigo en una sartén, métalo luego en un calcetín y póngalo en la garganta para mantenerlo hasta que se enfríe.

ZUMO DE LIMÓN

Ingredientes

El zumo de un limón

Elaboración y empleo

Si tiene dolor en el cuello por inflamación de las amígdalas (anginas) moje un algodón (o la punta de un bastoncillo con algodones) en el zumo de limón y dé «pequeños» toquecitos sobre las anginas hinchadas. Repítalo 4-5 veces al día a medida que las molestias se reduzcan.

IMPORTANTE RECORDAR QUE...

El zumo de limón es uno de los más potentes antisépticos contra los gérmenes que se conocen, hasta el punto que se utiliza para tratar muchas heridas, en la composición de los productos de limpieza domésticos, etc. Potenciando su actividad se encuentra el bicarbonato, ya que modifica el entorno de la garganta impidiendo o reduciendo la proliferación de gérmenes.

Cuando aparezcan los primeros pinchazos en la garganta debe realizar una alimentación fundamentalmente líquida, sin temperaturas extremas y donde predominen los zumos de frutas e incluso hortalizas licuadas que aportarán numerosas vitaminas a nuestro organismo (sobre todo vitamina C, contra las infecciones).

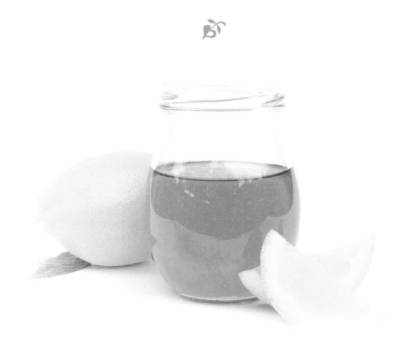

GLAUCOMA

El glaucoma es una enfermedad que afecta a uno o ambos ojos y que puede llegar a producir ceguera. Su origen se debe a un aumento del líquido que hay dentro de los ojos. Hay que considerar que un ojo sano se puede comparar con un globo ligeramente inflado, que, en lugar de aire, contiene un líquido que baña y alimenta las capas más internas del ojo como la retina. Este líquido se produce y se absorbe continuamente, razón por la cual siempre hay la misma presión. Cuando el ojo enferma de glaucoma, lo que ocurre es que aumenta el líquido del interior y ejerce una gran presión apretando las estructuras internas y dañándolas.

REMEDIO Y ELABORACIÓN

INFUSIÓN DE COLA DE CABALLO Y ESTIGMA DE MAÍZ O CATAPLASMA DE ARCILLA VERDE

Ingredientes

Una cucharada de cola de caballo y otra de estigma de maíz (ambas sustancias tienen efectos diuréticos y colaboran a reducir el líquido acumulado dentro del ojo). Si utiliza arcilla verde basta con 4-5 cucharadas soperas.

Elaboración y empleo

Para hacer la infusión de cola de caballo y estigma de maíz hierva el equivalente a una taza de

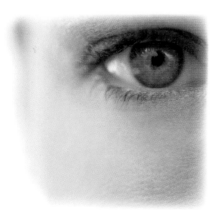

agua; apague el fuego, añada las plantas y deje reposar 10-15 minutos; tómelo lentamente. Consumir dos-tres infusiones al día durante una semana.

La cataplasma de arcilla verde se elabora añadiendo a esta un poco de agua y medio vaso de infusión de cola de caballo y estigma de maíz. Mézclelo y cuando se ha formado una pasta homogénea colóquela con la ayuda de una gasa limpia sobre el ojo afectado manteniéndola durante toda la noche. Practíquelo durante una semana.

IMPORTANTE RECORDAR QUE...

Tenga en cuenta que los primeros síntomas de glaucoma son visión borrosa, ver halos de colores alrededor de las luces y, a veces, aparición de un súbito dolor en el ojo. En el caso de tener alguna de estas molestias no dude en acudir al oftalmólogo.

En España, un 2 por 100 de personas mayores de cuarenta años tiene ceguera y lo peor de esta situación es que solo están diagnosticados el 50 por 100 (uno de cada dos), con la particularidad de que muchos de estos últimos no siguen el tratamiento indicado.

GOLPES

Las lesiones por golpes son muy frecuentes en cualquier momento de nuestra vida, ya sea en la escuela, en casa, en el trabajo, una excursión al campo, una visita a la playa, etc. Los golpes no suelen producir roturas en la piel, pero sí lesiones en los elementos situados debajo de ella como pueden ser hematomas, inflamaciones, etc. Por eso, tras un golpe la zona afectada suele hincharse, enrojecerse e incluso puede aparecer dolor. Si el golpe afecta a un hueso suele ser muy doloroso y si es una articulación, esta suele hincharse por la acumulación de un líquido interno denominado «líquido sinovial».

REMEDIO Y ELABORACIÓN

AGUA SALADA

Ingredientes

3 vasos de agua
1 puñado de sal
Unas compresas

Elaboración y empleo

Hierva el agua con la sal durante unos minutos, deje reposar el líquido 10 minutos y luego, con la ayuda de una compresa, aplique el líquido sobre la zona afectada. Con ello conseguirá reducir la acumulación interna de líquidos, disminuir la inflamación y aliviar el dolor.

IMPORTANTE RECORDAR QUE...

Cualquier golpe que afecte a la cabeza y se acompañe de pérdida de conocimiento (aunque sea por unos segundos) o vómitos, debe consultarse con el médico urgentemente.

Si una extremidad tiene una parte hinchada por efecto de un golpe, mantenga la parte afectada elevada para que el sistema circulatorio y linfático reabsorban los líquidos que se han acumulado.

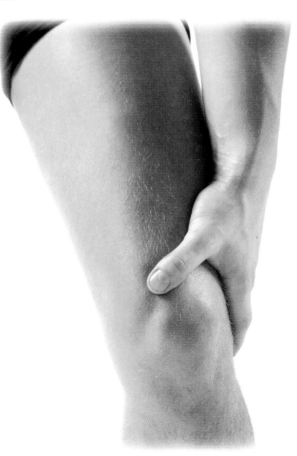

HEMORRAGIAS

Las hemorragias se manifiestan como la rotura parcial o total de un vaso sanguíneo (arteria o vena), con lo que se permite la salida de la sangre hacia el exterior (un corte en la piel, una fractura abierta de un hueso, una hemorragia nasal) o se dirige hacia cavidades internas del organismo (estómago, intestino, bronquios) y desde aquí al exterior con las heces, con la tos u otras secreciones. La causa más frecuente son los golpes y heridas, y con menor frecuencia el aumento de la presión en alguna cavidad (en la nariz al estornudar, en los bronquios al toser, etc.). Hay personas que tienen problemas para que la sangre coagule o cierre un vaso sanguíneo lesionado y sangran más tiempo del debido (como los hemofílicos).

REMEDIO Y ELABORACIÓN

BONIATO

Ingredientes

Boniatos de tamaño mediano

Elaboración y empleo

Si tiene problemas con la coagulación de la sangre utilice con frecuencia en sus ensaladas y otras comidas boniatos, ya que estos alimentos son muy ricos en vitamina K, sustancia que favorece notablemente la coagulación de la sangre.

IMPORTANTE RECORDAR QUE...

Las personas que tienen problemas con la coagulación de la sangre (porque esta coagula lentamente) no deben utilizar sustancias anticoagulantes como el ajo.

Si usted tose o estornuda con frecuencia (por padecer bronquitis crónica, asma, rinitis, etc.) procure hacerlo con cierto cuidado y sin excesos, ya que puede romper pequeños vasos sanguíneos y facilitar ligeras hemorragias con cierta repetición.

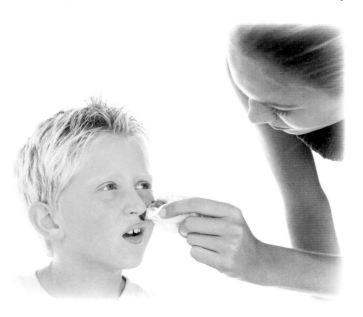

HERPES LABIAL

El herpes es una infección de la piel producida por un virus. Se caracteriza por la aparición de unas pequeñas vesículas sobre un fondo de piel enrojecida. Las lesiones labiales están provocadas sobre todo por el virus del herpes tipo 1 que se transmite por contacto directo, ya sea por la piel o por la saliva. Su localización más frecuente es en la boca, en el interior de los labios, por fuera de ellos, en los genitales masculinos o femeninos.

REMEDIO Y ELABORACIÓN

CREMA DE ESPLIEGO

Ingredientes

100 cc de aceite de coco (siete cucharadas soperas)
30 gotas de esencia de espliego

Elaboración y empleo

Mezcle ambos ingredientes y guárdelos en un frasco con tapón de rosca. Dos o tres veces al día aplique la crema sobre la zona de la piel lesionada, con la ayuda de un bastoncillo con las puntas de algodón. Procure mojar con la crema la punta del bastoncillo y con ella las zonas lesionadas.

LEVADURA DE CERVEZA

Ingredientes

Levadura de cerveza en polvo

Elaboración y empleo

Tome cada día una cucharada sopera de esta levadura acompañando a uno de los platos de comida del día. La levadura de cerveza tiene un elevado contenido en vitamina B, así como una notable acción depurativa y regeneradora. Ambos efectos son muy importantes en el caso de lesiones de los nervios, tal y como sucede en el herpes zóster o varicela zóster.

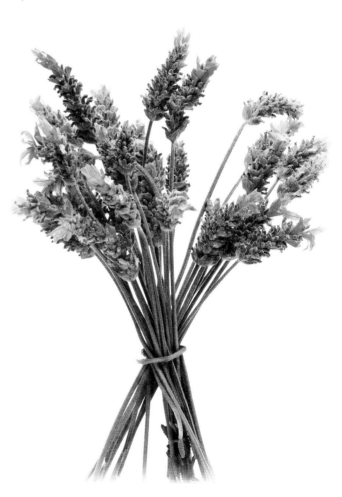

ACEITE DE HIPÉRICO

Ingredientes

1 rama de hipérico en flor (mejor en el mes de junio-julio)
1 litro de aceite de oliva

Elaboración y empleo

Introduzca la rama de hipérico y el aceite de oliva en una botella de vidrio de un litro y expóngala al sol durante unos días. Cuando el aceite toma un color cobrizo, similar al coñac, ya está listo para ser usado. Basta con aplicar unas gotas del aceite de hipérico sobre la zona afectada por el herpes, con lo que se acelera su curación y sin marcas.

IMPORTANTE RECORDAR QUE...

La primera infección por este virus puede pasar desapercibida. A partir de entonces, el virus tiene la particularidad de permanecer acantonado en algunas células de la piel y quedarse latente durante años, reproduciéndose cuando las defensas del individuo se debilitan o deprimen (después de un catarro, bronquitis, etcétera).

Para combatir cualquier tipo de lesión por herpes es necesario suprimir los excitantes tóxicos, como son el tabaco, el alcohol y el café. Además, hay que llevar principalmente una dieta rica en verduras, ensaladas y frutas.

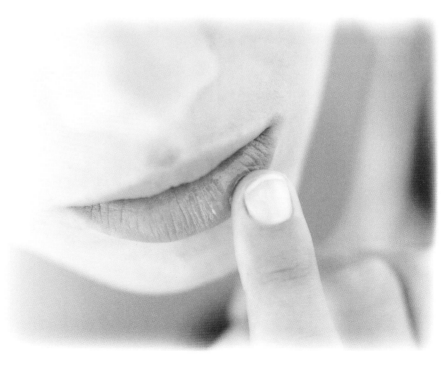

HIGIENE ÍNTIMA

La higiene íntima de la mujer resulta especialmente importante porque, a diferencia de otras zonas del cuerpo, la vagina presenta una constante actividad de secreción glandular (líquidos que se forman en pequeñas cantidades pero constantes), al tiempo que esta región se suele humedecer por efecto del sudor. A estas circunstancias hay que añadir el hecho de que cerca de los genitales existen zonas muy contaminadas, como es el caso del ano. Si la higiene íntima no es eficaz podemos favorecer las vaginitis, cistitis, etc.

REMEDIO Y ELABORACIÓN

PLANTAS DESINFECTANTES

Ingredientes

Caléndula
Hamamelis
Manzanilla o salvia

Elaboración y empleo

Elija una de estas plantas y prepare una decocción o una infusión concentrada que puede ser utilizada añadiéndola al agua templada o caliente del bidé, o bien utilizar la decocción/infusión directamente sobre la región genital con la ayuda de un aplicador especial (de venta en farmacias).

IMPORTANTE RECORDAR QUE...

Hay ciertas reglas que consideramos importantes: no abusar en el empleo de jabones y geles; la limpieza genital debe hacerse siempre «de adelante hacia atrás» para no contaminarse con residuos anales; cambiar las compresas o tampones cada 2-3 horas; emplear ropa interior de algodón.

Debe lavar a diario la región genital con una de las infusiones citadas y particularmente después de mantener relaciones sexuales.

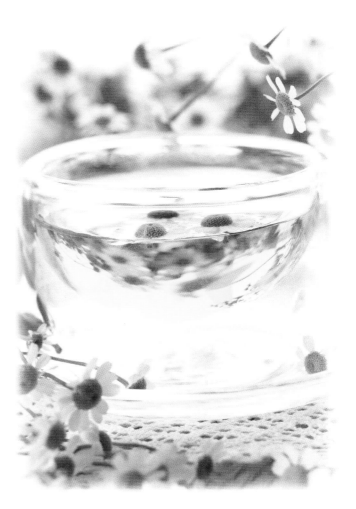

HIPERTENSIÓN ARTERIAL

Quizá por ser una enfermedad que no duele, la hipertensión arterial es mucho más frecuente de lo que parece y sus complicaciones a largo plazo pueden afectar gravemente a muchos órganos internos como el corazón, cerebro, pulmón, etc. Cuando la tensión de las paredes de las arterias por donde circula la sangre es elevada, la sangre circula con muchas dificultades e incluso puede llegar en menor cantidad hasta los órganos vitales. Aunque muchas veces su origen es desconocido, en otras circunstancias se relaciona con el estrés, nerviosismo, alimentación con muchas grasas de origen animal, exceso de consumo de líquidos, comidas saladas, abuso de los embutidos, café, bebidas alcohólicas, etc.

REMEDIO Y ELABORACIÓN

INFUSIÓN DE HOJAS DE OLIVO

Ingredientes

12 hojas de olivo
Una pizca de espino albar
¼ l de agua

Elaboración y empleo

Hierva en un cuarto de litro de agua durante 15 minutos una docena de hojas de olivo con una pizca de espino albar. Apague el fuego y deje repo-

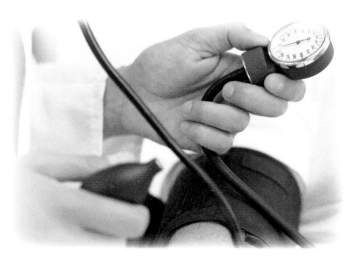

sar la infusión durante 5 minutos. Colar el líquido y tomar un vaso por las mañanas, en ayunas, y otro antes de acostarse, durante dos semanas. Descanse una semana y a la siguiente repita de nuevo el ciclo. Valorar la tensión arterial una vez a la semana.

ZUMO DE LIMÓN CON CEBOLLA Y AJO

Ingredientes

1 limón
4 dientes de ajo
½ cebolla

Elaboración y empleo

Corte la media cebolla en trozos muy pequeños y deposítelos en un plato hondo. Añádales los cuatro dientes de ajo bien machacados y el zumo de un limón. Mézclelos un poco y déjelos reposar durante toda la noche o un mínimo de 10-12 horas. Terminado este período de tiempo, fíltrelo y añádale un poquito de agua templada. Hay que tomarlo en ayunas durante 2-3 días, teniendo en cuenta que el ajo es un potente vasodilatador de las arterias (ensancha las arterias, y con ello disminuye la tensión arterial, además de reducir la concentración de glucosa o azúcar en la sangre y también el colesterol).

INFUSIÓN DE LAUREL

Ingredientes

4 hojitas de laurel
1 vaso de agua

Elaboración y empleo

Hierva el agua e introduzca en ella el laurel cuando todavía está en el fuego. Téngalo hirviendo durante 5 minutos, apague el fuego y déjelo en reposo durante 10 minutos. Cuele el líquido y tómelo antes de una comida que sea abundante para evitar las oscilaciones de la tensión arterial.

IMPORTANTE RECORDAR QUE...

Recientemente, la Organización Mundial de la Salud ha modificado las cifras de hipertensión arterial considerándose que padecen esta enfermedad aquellas personas que tienen una tensión alta o sistólica de 13,5 cm de mercurio y la diastólica igual o superior a 8,5 cm de mercurio.

La alimentación equilibrada es uno de los principales puntos a la hora de combatir, tratar y prevenir la hipertensión arterial: aumentar el consumo de frutas y verduras (eliminan líquidos del organismo y también de la sangre). Son ricos en potasio, fibra, magnesio, calcio y vitaminas antioxidantes que también colaboran a reducir la hipertensión y sobre todo las lesiones celulares que esta enfermedad pueda causar.

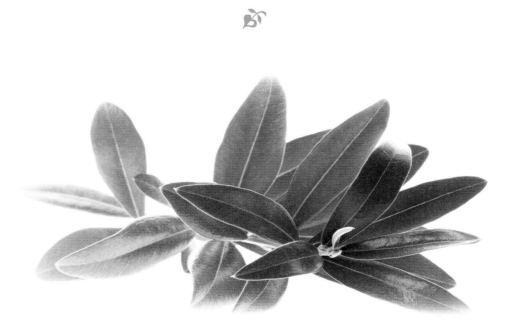

HIPO

El hipo está representado por una contracción involuntaria del músculo diafragma, un gran músculo en forma de bóveda que sujeta los pulmones y separa la cavidad torácica (donde están los pulmones y el corazón) de la cavidad abdominal (la tripa, donde se encuentran los órganos del aparato digestivo y genitourinario). Cuando se irrita este músculo o los nervios que lo controlan aparece el hipo en forma de contracciones involuntarias de ese músculo que obligan a tragar aire, produciendo un sonido característico.

REMEDIO Y ELABORACIÓN

LEVANTAR EL BRAZO DERECHO

Realización

Le presentamos un ejercicio muy simple que puede acabar con el molesto hipo ya que su ejecución permite controlar las contracciones

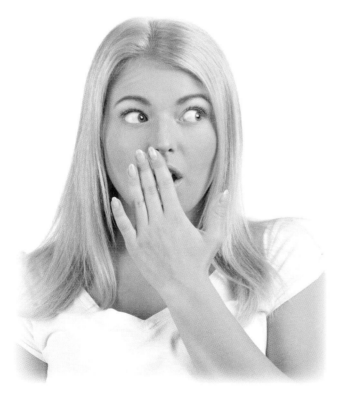

del músculo diafragma y con ello volver a la normalidad. El ejercicio consiste en levantar el brazo derecho y aguantar la respiración mientras lo elevamos. Una vez arriba, baje de nuevo el brazo lentamente sin respirar. Cuando haya bajado el brazo por completo, respire con normalidad. Puede repetir el ejercicio 4-5 veces para asegurarse de su eficacia.

IMPORTANTE RECORDAR QUE...

Si el hipo se repite con cierta frecuencia puede delatar algunas alteraciones generalmente leves que afectan al músculo diafragma o a sus nervios (problemas del hígado, estómago, exceso de gases) e incluso situaciones de nerviosismo y ansiedad.

Algunas plantas también son muy útiles a la hora de tratar el hipo como, por ejemplo, las infusiones realizadas con unas pocas semillas de eneldo o masticar unos trocitos de estragón. Otro ejercicio muy simple consiste en beber un poco de agua pero colocando los labios en el borde opuesto o más alejado de la boca.

LACTANCIA MATERNA

La leche de la madre es con mucho el mejor alimento que puede tener el bebé durante los primeros meses de vida. Igualmente para la madre no solo reporta beneficios psicológicos, si no también orgánicos (las mujeres que dan el pecho tienen menor riesgo de padecer cáncer de mama que aquellas que no experimentan la lactancia). La Organización Mundial de la Salud recomienda practicar la lactancia durante el primer año de vida, no en vano es rica en proteínas, minerales, defensas como los anticuerpos y, por supuesto, agua (de hecho, durante los primeros meses de vida el bebé no necesita agua además de la incluida en las tomas).

REMEDIO Y ELABORACIÓN

LIMPIEZA DE LA MAMA

Ingredientes

Agua
1 cucharada o bolsita de manzanilla

Elaboración y empleo

Para evitar que el pezón se irrite y contamine desarrollando una infección, es fundamental limpiarlo bien después de cada toma con la ayuda de agua y un poco de jabón neutro. También puede utilizar una infusión de manzanilla con un poco de jabón (la manzanilla tiene efectos desinfectantes, antisépticos, destruyendo los gérmenes que puedan existir en esa zona).

IMPORTANTE RECORDAR QUE...

Los niños que toman leche materna no necesitan ningún complemento alimenticio hasta los 5-6 meses de edad en los que podemos empezar a introducir pequeñas cantidades de papillas de fruta.

La leche de vaca solo puede darse al bebé hacia el octavo-noveno mes. En este caso, mejor si es uperisada, en líquido o en polvo, y evitar las semi o descremadas porque pierden gran parte de la materia grasa y de las vitaminas.

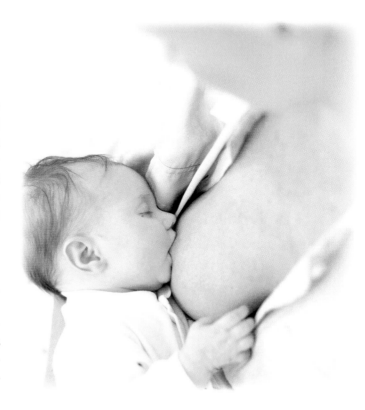

LECHE MATERNA · AUMENTAR

La lactancia materna es el mejor alimento del recién nacido y del bebé: aporta todos los nutrientes necesarios, proporciona defensas para evitar infecciones, facilita beneficios psicológicos (contacto madre-hijo) y es fundamental para el desarrollo del sistema nervioso del niño. Como dice el refrán, «un año de leche materna prepara salud eterna». Aunque las leches adaptadas cada vez son más parecidas a las de la madre, no incluyen muchos elementos de esta, como es el caso de anticuerpos, sustancias estimulantes para el desarrollo cerebral, etc.

REMEDIO Y ELABORACIÓN

ALFALFA E INFUSIÓN DE HINOJO

Ingredientes

Alfalfa fresca
1 cucharadita de hinojo
1 cucharadita de anís
1 cucharadita de malta

Elaboración y empleo

De una parte, le aconsejamos tomar alfalfa bien germinada acompañando a las ensaladas o bien sola en forma de comprimidos. De otra parte, los efectos se complementan con la infusión de hinojo, anís y malta: en un vaso grande de agua hirviendo añada una cucharadita de cada uno de estos productos, mezcle y déjelo reposar durante 10 minutos; cuele el líquido y tómelo lentamente. Conviene utilizar esta infusión tres veces al día.

IMPORTANTE RECORDAR QUE...

En el caso de los recién nacidos con bajo peso el mejor alimento que pueden recibir durante los primeros meses de vida (casi hasta el noveno-décimo mes de vida posnatal) es la leche materna y con ella ganarán peso de forma adecuada hasta conseguir la total normalidad.

Según un estudio realizado por la Universidad de Kentucky (EE.UU.), la lactancia materna favorece el desarrollo de la inteligencia e incrementa el coeficiente intelectual del bebé gracias a unas sustancias que solo ella incluye: el ácido arquidónico y el ácido docosahexaenoico.

Las grandes llaves metálicas antiguas que habitualmente usaban nuestros abuelos no solo tenían la utilidad de abrir puertas, sino también de tratar con eficacia numerosas dolencias. Estas utilidades terapéuticas proceden de tiempos muy antiguos, de hecho ya los egipcios las usaban con este fin. Entre otras cosas, el material con el que están hechas estas llaves retiene durante largo tiempo el calor o el frío y debido a ello desarrolla sus efectos terapéuticos, ya que el frío o el calor modifican en un sentido u otro la circulación de la sangre.

REMEDIO Y ELABORACIÓN

ORZUELO O BOQUERAS

Ingredientes

1 llave antigua

Elaboración y empleo

Deje toda la noche la llave «al sereno» y a la mañana siguiente frote con ella suavemente la zona donde se encuentra el orzuelo o la boquera.

PARA CORTAR LA LECHE DE LA MAMA

Ingredientes

1 llave metálica antigua

Elaboración y empleo

Cuelgue la llave con un lazo del cuello y colóquela hacia la espalda. Llévela todo el día hasta que deje de tener leche (transcurridos unos días).

ELIMINAR LAS MOLESTIAS DE LA MENSTRUACIÓN

Ingredientes

1 llave antigua
1 paño limpio
¼ l de agua

Elaboración y empleo

Hierva el agua un par de minutos. Coloque la llave dentro del agua durante 2-3 minutos, sáquela y envuélvala con un paño limpio. Coloque la llave y el paño sobre el vientre.

IMPORTANTE RECORDAR QUE…

Para que la llave sea eficaz debe ser antigua y con hueco o agujero en el centro, si no su utilidad es menor.

Las llaves antiguas también sirven para disminuir los ronquidos si se colocan debajo de la almohada, justo debajo de la zona donde reposa la cabeza o el cuello.

LOMBRICES

Las lombrices o parásitos intestinales son especialmente frecuentes entre los niños cuando se contaminan por restos de tierra en las manos, autocontagio ano-mano, aunque también se observa en los adultos cuando llegan a ellos por medio de verduras, carne o pescado contaminado. Los síntomas son muy específicos aunque casi todos suelen presentar ligeras molestias abdominales, picor anal y, a veces, rechinar de dientes. Si se observan las heces podemos ver restos del parásito (en el caso de los oxiuros, son pequeñas tiras blancas).

REMEDIO Y ELABORACIÓN

LECHE DE AJO

Ingredientes

1 cabeza de ajos
¼ l de leche

Elaboración y empleo

Coja una cabeza de ajos y póngala en el interior de un vaso. Añada la leche y déjelo macerar

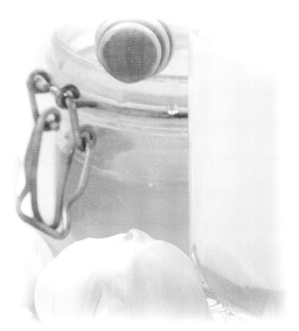

toda la noche. A la mañana siguiente, quite los ajos y temple la leche. Si lo toma en ayunas durante 9 días consecutivos, las lombrices desaparecerán. El ajo tiene un potente efecto vermífugo (mata los parásitos).

AJO PARA EL PICOR ANAL

Ingredientes

1 diente de ajo pelado

Elaboración y empleo

Coloque el diente de ajo en el interior del ano, cerca de la superficie, ayudándose, si es necesario, con una tira de esparadrapo.

IMPORTANTE RECORDAR QUE…

Para evitar cualquier contaminación es fundamental una buena higiene de las manos, sobre todo después de jugar con tierra, arena, animales, trabajar en la huerta, etc.

También se pueden eliminar las lombrices tomando en ayunas semillas de calabaza o acompañando comida con trozos de cebolla cruda.

LUMBALGIA

La lumbalgia viene representada por un dolor de carácter agudo (fino) o bien sordo, opresivo y crónico, que aparece en la región lumbar (por encima de los glúteos) y suele relacionarse con alteraciones de las vértebras, músculos o nervios de la zona. La mayoría de las veces se debe a que las vértebras han degenerado y se han aplastado, comprimiendo en mayor o menor medida los nervios que salen entre ellas, causando dolor e incluso ciática. Otras veces se debe a la salida o hernia del disco intervertebral que hay entre vértebra y vértebra. Otras posibles razones son infecciones próximas, fisuras de las vértebras por golpes o traumatismos, roturas de músculos próximos...

REMEDIO Y ELABORACIÓN

EMPLASTO DE PATATA

Ingredientes

Seleccionar tres patatas grandes o bien cuatro de tamaño mediano.

Elaboración y empleo

Cueza las patatas y macháquelas para elaborar una pasta fina. Colóquela sobre un paño de lino limpio y sitúela sobre la zona dolorida, fijándolo para que no se mueva con la ayuda de una bufanda, tela amplia, toalla o similar. Déjelo en ese lugar hasta que se pierda el calor. Puede repetirlo un par de veces al día.

IMPORTANTE RECORDAR QUE...

Una de las razones más frecuentes de lumbalgia es la contractura de los músculos de esta zona como consecuencia de una mala postura para dormir, trabajar, descansar, etc.

Para evitar que se lesione la región lumbar es importante dormir sobre un colchón duro e incluso colocar justo debajo de esta zona una almohada o cojín para proporcionarle calor y además para adaptar mejor su curvatura a la cama.

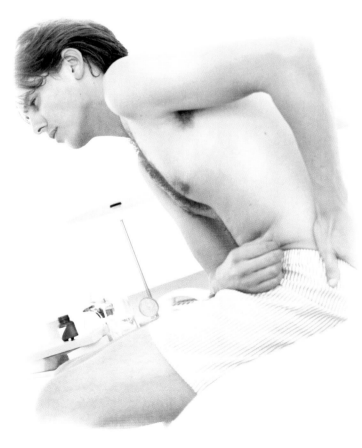

MAMA · PREVENCIÓN DEL CÁNCER

El cáncer de mama se caracteriza por la aparición dentro de la glándula mamaria de células aberrantes o degeneradas que se reproducen con facilidad, pudiendo invadir zonas cercanas. Es el cáncer más frecuente entre las mujeres (19 por 100 del total de cánceres), seguido del cáncer de colon (con el 9 por 100). También los hombres pueden tener este tipo de cáncer (200 casos de mujer por uno de hombre). No se conoce con exactitud su origen, pero hay varios factores que incrementan su aparición: madres que no han desarrollado la lactancia, ausencia de maternidad, utilización de anticonceptivos (con menor edad, más riesgo), contacto con plaguicidas y radiaciones, dieta rica en grasas de origen animal (o ausencia en la dieta de soja), empleo de sujetadores con aros...

REMEDIO Y ELABORACIÓN

AJO CRUDO

Ingredientes

Unos dientes de ajo de tamaño mediano o pequeño

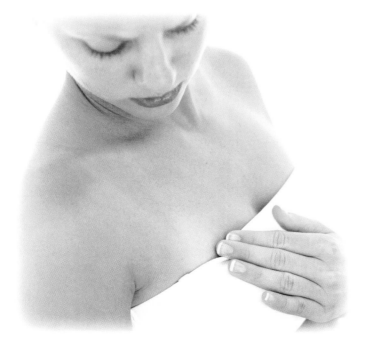

Elaboración y empleo

Tome casi todos los días un diente de ajo crudo bien picado, que añadirá a alguna de las comidas del día (carne a la plancha, ensaladas, sopas, verduras). El ajo incluye una serie de sustancias que reducen la capacidad de crecimiento de las células cancerosas.

IMPORTANTE RECORDAR QUE...

Aquellos países que incluyen con frecuencia soja en su dieta (Japón) presentan menos casos de cáncer de mama, ya que la soja protege frente a esta enfermedad al incluir en su composición dos elementos anticancerígenos (isoflavonas y saponinas).

Además de la soja, hay una serie de alimentos que no deben faltar en su dieta como es el caso de la calabaza, el brócoli, las coles de Bruselas, la sandía y el melón.

MAREOS

El mareo no es más que una sensación de inestabilidad, de movimiento, que puede acompañarse de palidez, sudor frío, náuseas y vómitos. Es en la parte interna del oído donde nuestro cuerpo percibe la posición en que nos hallamos en cada momento. Si hay lesiones en este órgano se produce una sensación de oscilación, de movimiento continuo que provoca el mareo. La causa más frecuente de mareo es el exceso de movimiento (coche, barco, autobús, una noria, etc.), ya que estimula mucho el oído interno y con ello la actividad del estómago e intestino.

REMEDIO Y ELABORACIÓN

JENGIBRE

Ingredientes

1 trocito de jengibre pequeño

Elaboración y empleo

Pueden utilizarse varias formas distintas como masticar un trocito antes o durante el viaje como si fuera un chicle; hacer un té suave de jengibre o añadir un poco de jengibre a una infusión de manzanilla.

MANZANILLA PARA EL MAREO EN COCHE

Ingredientes

1 infusión de manzanilla

Elaboración y empleo

Tome una infusión de manzanilla antes del viaje y alguna más durante el trayecto si se presentan náuseas. La manzanilla disminuye los síntomas intestinales y estomacales.

MAREO EN BARCO

Ingredientes

Ejercicio de relajación

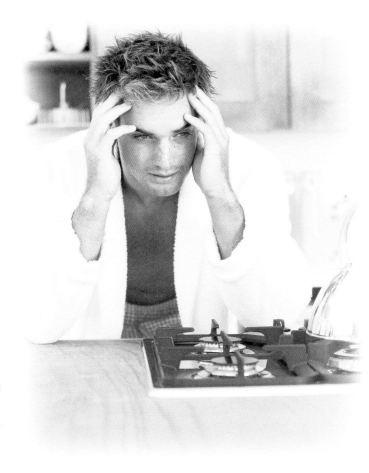

Elaboración y empleo

Cuando aparezcan los primeros síntomas e incluso sin que estos estén presentes, realice el siguiente ejercicio: siéntese y levántese lentamente 15 veces manteniendo los ojos abiertos y repita otra vez las 15 veces con los ojos cerrados.

IMPORTANTE RECORDAR QUE...

Para evitar el mareo durante un desplazamiento hay que torcer el cuello lo menos posible, no leer durante el viaje, mirar al frente y a lo lejos, evitar las comidas, tener aire fresco y no fumar.

Los niños muy pequeños y los lactantes apenas se marean porque su oído interno apenas se ha desarrollado y adoptado su posición definitiva. En las personas mayores sucede al revés, son muy sensibles a los movimientos y además de marearse, el desequilibrio afecta al sistema cardiovascular facilitando contracciones cardiacas débiles y reduciendo la tensión arterial.

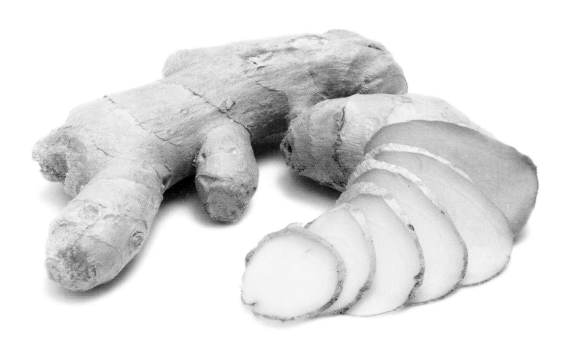

MENOPAUSIA

La menopausia es una novedad dentro de la vida de la mujer en la que se producen numerosos cambios como consecuencia del descenso de las hormonas sexuales femeninas por excelencia, los estrógenos. Entre los síntomas más destacables se encuentran: mayor sequedad en la piel, sofocos, irritabilidad, alteraciones del apetito, pérdida de la densidad de los huesos, etc. Hay que reconocer que los estrógenos son hormonas que protegen el organismo y cuando estas desaparecen, la piel, los huesos, el corazón y otros órganos se resienten si no se actúa con previsión.

REMEDIO Y ELABORACIÓN

SOJA

Ingredientes

1 o 2 cucharadas de soja

Elaboración y empleo

Añada la soja a las ensaladas u otros alimentos a lo largo del día. Conviene utilizarla 3 o 4 días a la semana. La soja contiene fitoestrógenos o estrógenos vegetales (isoflavonas) que ralentizan la pérdida de estrógenos propios de la mujer, consiguiendo con ello reducir los sofocos, la hipertensión arterial y la hipercolesterolemia. Asimismo, contiene genisteína, que inhibe el crecimiento de las células malformadas, además de ser antioxidante.

LIMONADA DE APIO Y PEREJIL

Ingredientes

1 limón cortado en 4 trozos
2 ramitas de apio
1 ramillete de perejil
2 litros de agua

Elaboración y empleo

Corte el limón en cuatro trozos y póngalo a hervir junto con dos ramitas de apio y un ramillete de perejil en dos litros de agua. Déjelo consumir hasta la mitad, cuele el líquido restante y tómelo a lo largo del día, siempre fuera de las comidas.

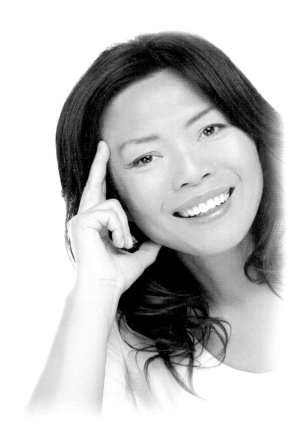

Siga el tratamiento durante 9 días y se aliviarán muchos síntomas de la menopausia, sobre todo los sofocos.

IMPORTANTE RECORDAR QUE...

Las mujeres asiáticas apenas tienen síntomas durante la menopausia porque su dieta contiene sustancias ricas en precursores de estrógenos, de tal forma que la pérdida de los mismos, cuando llega esa edad, no es tan brusca.

No conviene abusar en el uso de la soja, ya que puede prolongar el sangrado de la menstruación. Igualmente, no debe emplearse durante el embarazo y la lactancia.

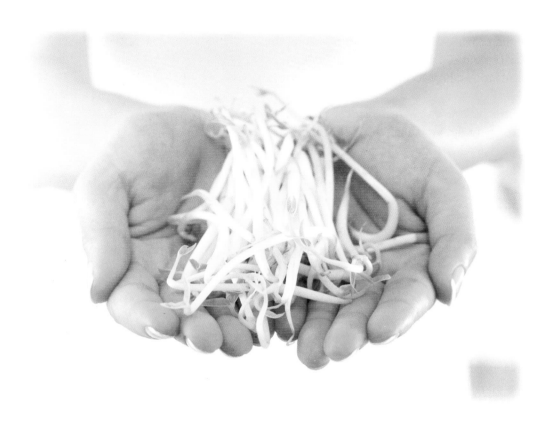

MIGRAÑAS

La migraña es un tipo de dolor de cabeza que afecta normalmente a la mitad del cráneo y casi siempre está producida por una alteración de la llegada de sangre al cerebro. A veces, además del dolor de cabeza, puede presentar síntomas como náuseas, vómitos y sudoración. También hay que distinguir ciertos factores que pueden desencadenar el dolor como el estrés, cansancio, menstruación, alimentos como el chocolate, cambios climáticos, etc.

REMEDIO Y ELABORACIÓN

ACUPRESIÓN EN LA CABEZA

Método

Presionar la cabeza

Elaboración y empleo

El sistema nervioso es como una red de carreteras y cuando se actúa en un punto puede repercutir sobre otros. En este remedio se debe buscar el punto más alto de la cabeza dentro de una línea que unirá las dos orejas. Presione en ese punto con el dedo hasta producir un poco de dolor y, sin soltar, masajee en sentido contrario a las agujas del reloj.

ACUPRESIÓN EN LOS OJOS

Método

Presionar durante un segundo la parte interna de los ojos y el ángulo externo al mismo tiempo. Parar y repetir el proceso hasta tres veces.

TINTURA DE MELISA

Ingredientes

200 cc de alcohol etílico de 70 (similar al de beber)
50 gramos de hojas secas y tallos troceados o 100 gramos si son frescas (hojas y tallos)

Elaboración y empleo

Ponga en un frasco la planta y vierta sobre ella el alcohol; cierre bien y déjelo macerar durante una semana. Después fíltrelo por expresión en un botellín y quedará lista para su uso. El tratamiento se aplicará cuando se empiecen a sentir jaquecas o migrañas. Se hará mediante fricciones sua-

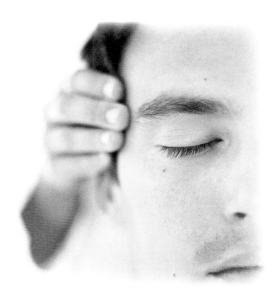

ves sobre la zona afectada varias veces a lo largo del día, según los síntomas y el grado de dolor.

INFUSIÓN DE MELISA

Ingredientes

1 l de agua hirviendo
30 g de hojas y tallos secos de melisa
100 g de miel de tomillo o de milflores

Elaboración y empleo

Ponga en un frasco grande la melisa y vierta sobre ella el agua hirviendo; tape y deje reposar 15 minutos. Después deje filtrar por expresión y mézclelo con la miel hasta diluirla. Se embotella y queda lista para tomar. Tome la mitad de la infusión preparada durante el día en 4 o 6 vasos

mientras dure el mal. Debe comenzarla a tomar desde el primer síntoma de dolor y seguir el remedio hasta que pase la migraña.

IMPORTANTE RECORDAR QUE...

En los casi 4 millones de españoles que padecen migrañas, por lo general, el dolor suele ser superior a dos horas e inferior a los tres días, aunque con estos consejos podrá reducir considerablemente su duración.

Es muy importante cuidar la alimentación y evitar productos como fritos, empanados, pasteles, bollería, chocolates, helado; no mezclar en una misma comida pan con carne, pan con pescado o pescado con carne; evitar los quesos curados y la leche de vaca (en su lugar, tomar la de origen vegetal como la soja, arroz, almendra).

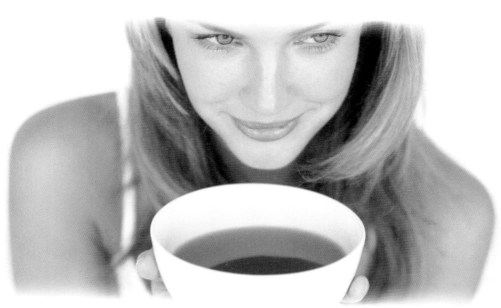

ORINA · PROVOCAR LA MICCIÓN

La orina es una forma de eliminar numerosos productos que son inútiles (porque hay cantidad suficiente, como agua, glucosa, sal, etc.) e incluso tóxicos para el organismo (urea, cloruros, etc.). Diariamente se eliminan entre 1 y 2 litros de orina, siempre en función de las necesidades de cada uno y de la época del año, porque el sudor y la respiración también ayudan a eliminar agua y productos residuales. La cantidad de orina expulsada puede verse alterada por enfermedades de las vías urinarias (riñón, uréteres, vejiga urinaria) y principalmente por la próstata.

REMEDIO Y ELABORACIÓN

ESPÁRRAGOS

Ingredientes

Varios espárragos blancos

Elaboración y empleo

Tome 2-3 veces por semana varios espárragos blancos acompañando a la comida del día. Los espárragos contienen una sustancia llamada asparragina que, por sus efectos diuréticos, fuerza la formación y eliminación de la orina.

CAMINAR SOBRE PIEDRAS

Método

Se aconseja caminar descalzo y despacio sobre las orillas de los ríos o playas que tengan piedras pequeñas. Con ello se consigue estimular diversas zonas del pie que, a su vez, por diferentes vías nerviosas, facilitan la formación de la orina.

IMPORTANTE RECORDAR QUE...

Si tiene problemas con la próstata sentirá que con frecuencia tiene ganas de orinar aunque orine poco y además con un chorrito de orina muy fino, que casi le cae en los pies.

Siempre que se presenten dificultades para eliminar la orina o su producción es muy reducida, debe consultarlo con su médico aunque las molestias sean escasas, ya que podría lesionarse el riñón en muy poco tiempo.

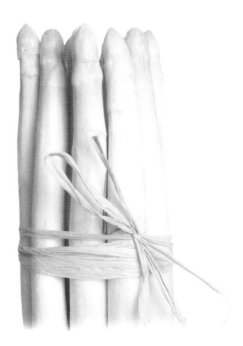

OSTEOPOROSIS

La osteoporosis se caracteriza por una reducción de la masa y densidad de los huesos, particularmente por la pérdida de sales de calcio. Esta alteración es muy peligrosa ya que facilita la deformación de los huesos e incluso sus fracturas. La osteoporosis se produce sobre todo en personas mayores con dietas pobres en calcio, con obesidad o sobrepeso, hábitos sedentarios, excesiva ingesta de sal, etc. Es más frecuente entre las mujeres posmenopáusicas porque la falta de estrógenos hace más fácil la pérdida de calcio en los huesos.

REMEDIO Y ELABORACIÓN

ALIMENTOS RICOS EN CALCIO

Ingredientes y elaboración

Algunos de los más importantes son la soja, frutas, verduras, lácteos (leche, yogur y queso fresco, aunque los curados también contienen mucho calcio), frutos secos y cacao. Todos los días incluya en su comida varios de estos ingredientes.

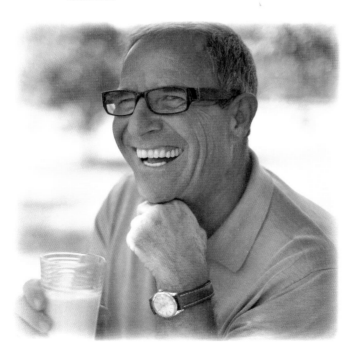

LIMÓN Y HUEVO

Ingredientes

1 huevo blanco
1 limón

Elaboración y empleo

Limpie la cáscara de un huevo blanco e introdúzcalo en un vaso que contendrá el zumo de un limón. Déjelo reposar durante la noche y a la mañana siguiente saque el huevo y bébase el zumo. Hay que tomarlo tres veces por semana. El secreto de este remedio está en la cáscara del huevo, muy rica en calcio, que pasa del huevo al zumo de limón.

VINO DE HIEDRA

Ingredientes

12 hojas de hiedra (mejor si es del tipo antojil)
1 litro de vino blanco

Elaboración y empleo

Meta doce o quince hojas de antojil en un litro de vino blanco. Déjelo macerar durante un mes como mínimo, aunque lo ideal son dos años.

Durante este tiempo el vino cambia su textura pareciéndose a la clara de huevo. Tómese un vaso en ayunas todas las mañanas hasta acabar la botella. El resultado se nota en seguida.

IMPORTANTE RECORDAR QUE...

El sol, la actividad física y el aporte de alimentos ricos en calcio contribuyen a reducir la pérdida de este mineral desde los huesos ya que el sol facilita la síntesis de vitamina D que lleva el calcio absorbido desde el intestino al hueso y que la actividad física ayuda a «pegar» o fijar en él.

Hábitos como el consumo de café, el uso de tabaco o el té negro aumentan la pérdida de calcio en los huesos. Parece ser que fumar un paquete de tabaco al día durante varios años debilita la masa ósea del hueso en un 10 por 100.

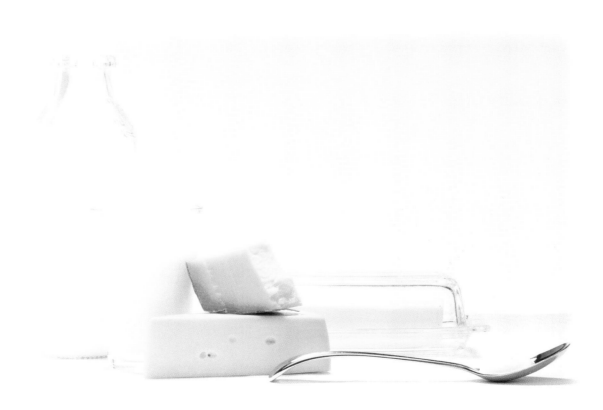

PIOJOS

Los piojos son pequeños parásitos que tienden a reproducirse en los folículos pilosos o pelos del cuerpo, distinguiéndose sobre todo tres zonas: en la cabeza, en el cuerpo (más en axilas y zonas de vello) y en la región genital e ingles. Su actividad produce irritaciones de la piel e intenso picor que provoca el rascado y este, a su vez, más erosiones en la piel, muchas de las cuales pueden infectarse y formar heridas. Es más frecuente entre los niños.

REMEDIO Y ELABORACIÓN

VINAGRE

Ingredientes

1 botella de vinagre

Elaboración y empleo

Aplique un par de veces por semana sobre el cabello un poco de vinagre y realice un profundo masaje que alcance la base del cuero cabe-

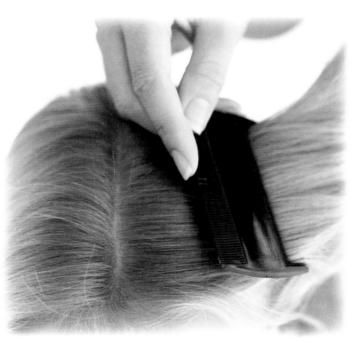

lludo. Déjelo actuar durante un cuarto de hora y luego aclárelo con agua templada. También se puede utilizar el vinagre aplicando un chorrito sobre una gasa y luego insertar la gasa húmeda en el peine. Seguidamente, se peina el cabello notando cómo la gasa limpia el pelo desde su base.

IMPORTANTE RECORDAR QUE...

El contagio por piojos es muy fácil, ya sea a través del contacto directo de una persona con otra o bien por elementos que se comparten (gorros, viseras, camisetas, etc.), Para observar el piojo basta con revisar la base o raíz del pelo o vello, donde encontraremos pequeños puntos blancos, las liendres, que no son otra cosa sino sus crías. Es el momento de reducir el tamaño del pelo (no necesariamente muy corto).

Durante los últimos años se ha observado un notable aumento de piojos entre los más pequeños y con diferentes niveles económicos. La época de mayor contagio es el primer trimestre del curso.

PRÓSTATA

La próstata es una glándula similar a una ciruela que poseen los hombres, situada debajo de la vejiga urinaria, rodeando la uretra, el conducto que comunica la vejiga con el exterior, a través del pene, para eliminar la orina. Su función es producir parte del líquido seminal y, a medida que pierde esta capacidad con el paso de los años, va aumentando su tamaño, aunque casi siempre con carácter benigno como sucede en las prostatitis o en la hipertrofia benigna de próstata. En estas circunstancias se orina con frecuencia, hay sensación de peso en la región genital, dolor de vez en cuando y presencia durante la emisión de orina de un chorro débil e intermitente.

REMEDIO Y ELABORACIÓN

PEPITAS DE CALABAZA

Ingredientes

150 g de semillas de calabaza enteras

Elaboración y empleo

Cueza a fuego lento las semillas de calabaza en un litro de agua durante 20 minutos. Deje que se enfríe y eche el agua en una botella. No hace falta colar porque las semillas quedan en el fondo y luego se quitan. Tome un vasito de esta agua 3 veces por día o cuando sienta dolor. Agite siempre antes de usar. Parece que el elevado contenido de cinc de estas pepitas es el responsable de sus efectos, ya que el cinc colabora decisivamente en la actividad de la próstata.

IMPORTANTE RECORDAR QUE...

Esta situación afecta a más de la mitad de los hombres con más de sesenta años y casi al 90 por 100 de los hombres entre setenta y ochenta años.

Para evitar todos estos procesos conviene practicar una actividad física con moderación, así como desarrollar una alimentación pobre en grasas de origen animal (bajo estas condiciones mejoramos la llegada de sangre a la próstata y con ello su actividad).

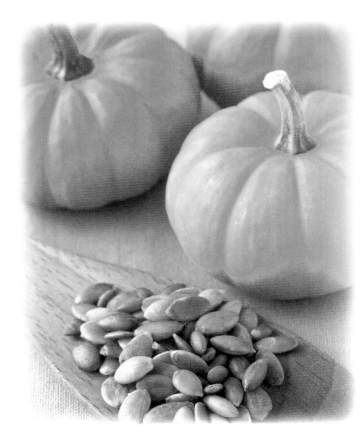

PSORIASIS

La psoriasis es una enfermedad que afecta a la piel mediante la formación de placas que se descaman, dejando una piel enrojecida. Las placas se desarrollan sobre todo en las zonas de roce de la piel, como es el caso de rodillas, codos, cuero cabelludo, etc. Su origen es desconocido, aunque existe una cierta predisposición genética, posibles componentes alérgicos y se ve favorecida por el estrés. Cerca del 2 por 100 de los españoles padecen psoriasis, sobre todo entre los quince y treinta y cinco años. Los baños de sol le son muy favorables, así como algunos alimentos, aunque otros la pueden intensificar.

REMEDIO Y ELABORACIÓN

ZUMO DE LIMÓN Y ACEITE DE OLIVA

Ingredientes

1 limón
Varias cucharadas de aceite de oliva

Elaboración y empleo

Obtenga el zumo de un limón y añádale la misma cantidad de aceite de oliva. Mezcle todo muy bien y guárdelo en un frasco con tapón de rosca. Lave todos los días las placas de psoriasis con un poco de la mezcla, siempre agitando antes de usar.

CREMA PARA LA PSORIASIS

Ingredientes

14 cucharadas de aceite de oliva o aceite de almendras
200 g de cera virgen
Un vaso de orina

Elaboración y empleo

Deje el vaso de orina 24 horas en sitio fresco. Transcurrido este tiempo, ponga al baño maría la cera con el aceite y cuando se derrita añada la orina. Remueva todo muy bien con la ayuda de una cuchara de palo. Aplique sobre las lesiones una vez al día (serán mejores los resultados si lava antes las placas con el zumo de limón).

IMPORTANTE RECORDAR QUE…

Hay alimentos que nos ayudan a combatir la psoriasis, como son las verduras (apio, lechuga), pescado y aceite (porque tienen ácidos grasos omega-3, como el atún, sardina, salmón), melaza (rica en minerales como selenio y cinc, que mejoran la psoriasis) y frutas (de color naranja, que tienen mucha vitamina A y betacarotenos, así como las espinacas).

Hay una serie de alimentos que son muy nocivos para la psoriasis, como las carnes rojas, vísceras, lácteos, embutidos, patés (porque tienen mucha grasa animal de tipo saturada) y las bebidas alcohólicas (incrementan el picor y el enrojecimiento de las lesiones).

QUEMADURAS

Las quemaduras son lesiones que sufre la piel por efecto del calor, ya sean producidas por los rayos solares, agentes físicos (radiadores, calentadores), sustancias químicas (lejías, ácidos) o directamente el fuego. El calor almacenado en la piel dilata los vasos sanguíneos que hacen enrojecer la zona; más tarde puede salir suero y formar ampollas (quemaduras de segundo grado) e incluso destruir los tejidos formando zonas muertas como costras (quemadura de tercer grado).

REMEDIO Y ELABORACIÓN

POMADA DE CALÉNDULA Y LLANTÉN

Ingredientes

1 puñado de flores de caléndula
1 puñado de hojas de llantén
1 cucharada de cera virgen
3-4 cucharadas de aceite de oliva

Elaboración y empleo

Fría en una sartén el aceite de oliva junto con las flores de caléndula y de llantén. Cuélelo y añada la cera virgen, dándole vueltas y guardándolo después en un tarro con cierre hermético adoptando la forma de pomada. Aplíquela 2-3 veces al día sobre la zona afectada por la quemadura.

LÓBULO DE LA OREJA

Elaboración y empleo

Cuando sufra una quemadura de primer grado (solo enrojecimiento y dolor en la piel), coloque la zona afectada debajo del grifo con agua fría y manténgala 5-10 minutos. Luego colóquela pegada al lóbulo de la oreja durante otros 5-10 minutos. Repita este proceso cada hora hasta que remita el dolor.

NIEVE Y ACEITE DE OLIVA

Ingredientes

Una parte de nieve y dos de aceite de oliva

Elaboración y empleo

Coloque en una cazuela pequeña la nieve y añada, lentamente, el aceite para formar una especie de mahonesa. Guárdelo en un tarro hermético y consérvelo en lugar seco y oscuro. Cuando sufra una quemadura, coloque un poco de la crema sobre la zona afectada cada 3-4 horas.

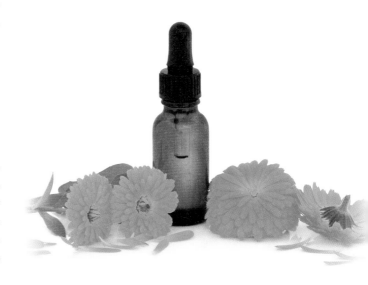

CREMA DE CALOZOLLO

Ingredientes

1 raíz de calozollo
1 clara de huevo
1 cucharada de manteca de cerdo
1 chorrito de alcohol

Elaboración y empleo

Hierva la raíz de calozollo y déjela enfriar. Bata la clara de huevo, añádale el alcohol, la manteca de cerdo y un poco del líquido de hervir la raíz. Dele vueltas hasta que quede una especie de pasta y guárdela en un tarro hermético. Si sufre una quemadura, coloque un poco de la crema sobre ella cada 3-4 horas hasta que desaparezca.

IMPORTANTE RECORDAR QUE…

Las quemaduras de segundo y tercer grado representan un terreno especialmente abonado para la infección, por eso hay que tratarlas con mucho cuidado y constancia. En el caso de quemaduras de tercer grado, nunca hay que intentar quitar los tejidos muertos y se debe acudir lo antes posible a un centro médico.

Todas las quemaduras hay que mantenerlas muy limpias para evitar que las bacterias que anidan en la piel de zonas próximas puedan contaminarlas y generar infecciones que producen grandes cicatrices.

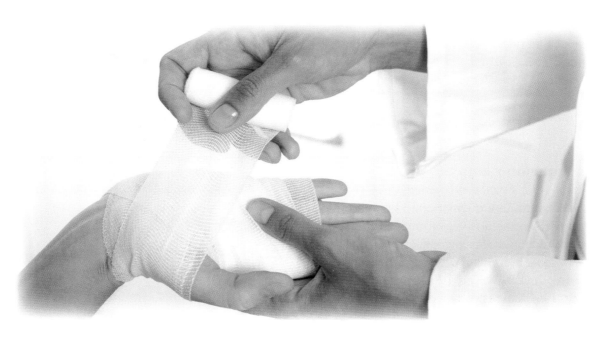

REGLA · PRIMERA REGLA: MENARQUIA

La menarquia es la primera regla de la mujer, la cual suele presentarse entre los once y los catorce años de edad, aunque hay una gran variación de unos países a otros y de unos climas a otros (en los calurosos antes y en los fríos después). La primera menstruación suele producir notables molestias que afectan a la región abdominal y genital, además de impacto psicológico. No suele ofrecer síntomas previos antes de aparecer, aunque puede intuirse en caso de padecer pesadez e hinchazón en la región genital durante los días anteriores.

REMEDIO Y ELABORACIÓN

CHAMPIÑONES Y SETAS

Empleo

Después de la primera menstruación sería aconsejable que las niñas tomaran con cierta frecuencia champiñones y setas en las comidas, ya que contienen dos sustancias, cinc y cobre, que ayudan de forma notable al equilibrio de las funciones menstruales y hormonales.

HOJAS DE LAUREL Y MIEL

Ingredientes

4 hojas de laurel
1 cucharada de miel

Elaboración y empleo

Ponga a hervir medio litro de agua y eche las hojas de laurel. Déjelo cocer 5 minutos y reposar otros 2 minutos. Añada una cucharada de miel, mézclelo bien y, finalmente, cuélelo. Se bebe como una infusión todas las veces que se desee. Este remedio es muy útil para hacer frente a los dolores de la menstruación a cualquier edad.

CREMA DE ANISES Y AZÚCAR

Ingredientes

2 cucharadas de anises
1 cucharada de manteca o mantequilla
2 cucharadas de azúcar

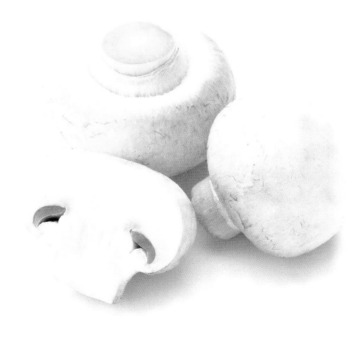

Elaboración y empleo

Cueza los anises en una cazuela con medio litro de agua. En otra cazuela requeme el azúcar y, cuando esté a punto de caramelo, añádale el agua de anises. Una vez todo disuelto, añada la mantequilla. Beba el líquido cuando tenga dolor, pudiendo repetirse el trago varias veces al día.

IMPORTANTE RECORDAR QUE...

En ocasiones hay dolor abdominal de varios días de duración, hinchazón e incluso palidez. Esta circunstancia puede indicarnos que la menstruación se ha producido pero la sangre no sale al exterior porque el himen cierra por completo la vagina. Hay que consultar con el ginecólogo.

El calor local aplicado sobre la región genital con una botella de agua caliente, una bolsa de agua, etc., proporciona una gran relajación a la musculatura de esta zona y reduce el dolor de forma significativa.

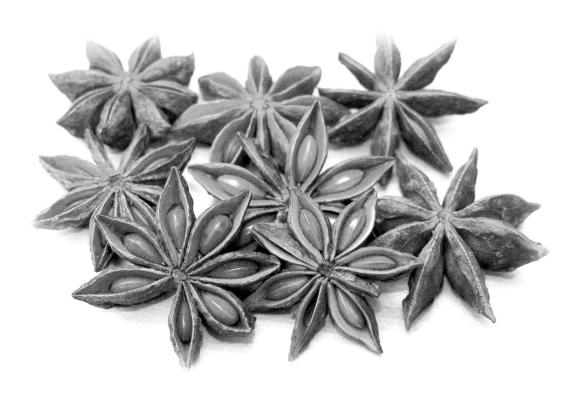

RESACA

Los efectos del alcohol sobre el organismo se pueden manifestar de forma inmediata (intoxicación etílica o borrachera), a corto plazo (gastritis aguda, resaca) y a largo plazo (alteraciones del hígado, del aparato digestivo, de la circulación de la sangre). En el caso concreto de la resaca se presentan una serie de trastornos que incluyen dolor de cabeza, irritabilidad, molestias gástricas (acidez, pirosis, gastritis), sequedad de las vías aéreas, fotofobia, etc. Estas molestias son el resultado de la actuación del alcohol etílico y sus residuos tóxicos sobre la mayor parte de las células del organismo, pudiendo durar sus efectos unas pocas horas o varios días, siempre en función de la cantidad ingerida, tipo de alcohol y metabolismo de cada persona.

REMEDIO Y ELABORACIÓN

ZUMO DE VERDURAS Y FRUTAS

Ingredientes

2 tomates
1 pepino pequeño
2 cucharadas de cebolla picada
1 cucharada sopera de aceite de oliva

Elaboración y empleo

Nada más llegar a casa después de una noche de exceso de alcohol introduzca en una licuadora los ingredientes anteriormente citados y realice un zumo delicioso y eficaz para prevenir la resaca. También puede elaborarlo antes de salir, conservarlo en el frigorífico y tomarlo al llegar.

INFUSIÓN DE JENGIBRE, MENTA O MANZANILLA

Ingredientes

Una cucharada de jengibre, otra de menta u otra de manzanilla (en función de la planta que se quiera utilizar).

Elaboración y empleo

Las náuseas y mareos pueden reducirse tomando al día siguiente, en ayunas, una infusión de

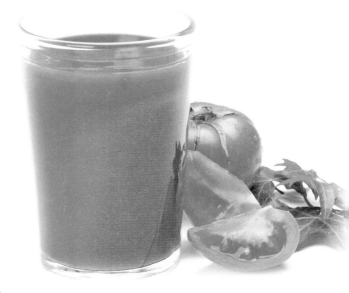

jengibre. Otra forma de controlar los mareos y los dolores de cabeza consiste en tomar, también en ayunas, una infusión de menta o de manzanilla. Pueden tomarse una infusión de jengibre y luego una de menta o manzanilla para eliminar todas las molestias.

IMPORTANTE RECORDAR QUE…

La sensibilidad de cada persona al alcohol es muy distinta, dependiendo mucho de la cantidad y calidad de una enzima, la alcoholdeshi-drogenasa, presente en el hígado. Una persona delgada puede tener más que una alta y fuerte y aguantar más cantidad de alcohol. Las mujeres tienen menos que los hombres y son más sensibles al alcohol.

Para prevenir los efectos del alcohol le aconsejamos tomar, antes de salir de copas, una cucharada sopera de aceite de oliva de primera presión en frío por cada 20 kilos de peso. Esto ayuda a absorberlo más lentamente y metabolizarlo (destruirlo en el hígado) de una forma más eficaz.

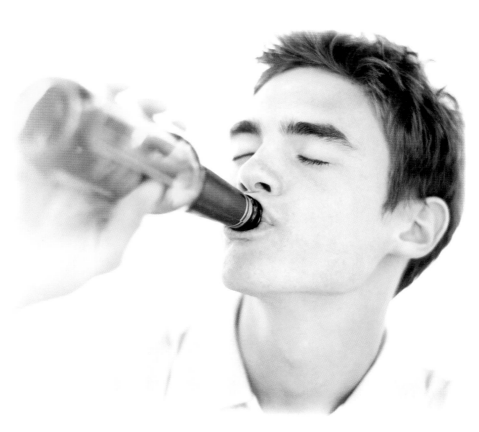

RESFRIADO

Los resfriados son el resultado de la proliferación de ciertos virus en las paredes de las fosas nasales, faringe (detrás de la boca) y laringe (primer tramo de las vías respiratorias en el cuello). Esta infección produce tos, estornudos, picor y abundantes secreciones transparentes, sobre todo en las fosas nasales. Los virus pasan con facilidad de una persona a otra con la tos y por medio de objetos contaminados (pañuelos, cubiertos, etc.).

REMEDIO Y ELABORACIÓN

VINO DE HIGOS

Ingredientes

5 higos naturales
2 cucharadas de miel
1 cucharada de manteca de cerdo
1 vasito de vino tinto

Elaboración y empleo

Caliente el vino con la miel, la manteca y los higos hasta que hierva. Los higos se hinchan con el vino al mismo tiempo que se cuecen. Tómese el vino y cómase los higos que se han cocido.

PAPEL CON AGUARRÁS

Ingredientes

Un poco de ceniza
1 papel de estraza
1 cucharada de manteca de cerdo
1 chorrito de aguarrás.

Elaboración y empleo

Ponga en el pecho del paciente un poquito de aguarrás (muy poco), extienda la manteca sobre el papel y caliéntela un poco. Caliente también la ceniza y colóquela sobre el papel con la manteca. Sitúe el papel sobre el pecho del enfermo durante toda la noche, sujetándolo con una camiseta.

MANTECA Y TABACO

Ingredientes

1 cucharada de manteca de cerdo
1 cucharada de aceite de oliva
Un poco de tabaco picado
¼ l de agua

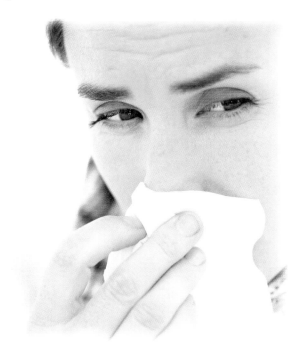

Elaboración y empleo

Cuando esté hirviendo, tome los vapores del líquido tapado con una toalla. Practíquelo un par de veces al día.

INFUSIÓN DE HIERBALUISA

Ingredientes

1 cucharadita de hierbaluisa
1 cucharadita de manzanilla

Elaboración y empleo

Hierva un cuarto de litro de agua y eche las hierbas. Cuele el líquido y tómelo lentamente. Pue-

de repetirse dos veces al día hasta que desaparezcan los síntomas.

IMPORTANTE RECORDAR QUE...

El frío, una alimentación inadecuada, el estrés, estar bajo tratamiento médico intenso, el alcohol y el tabaco son grandes aliados de los virus que producen los resfriados.

Como son muchos y muy diferentes los virus que producen resfriados, se pueden adquirir varios de ellos a lo largo del año, ya que nunca se desarrolla, tal y como sucede con la gripe, inmunidad frente al virus.

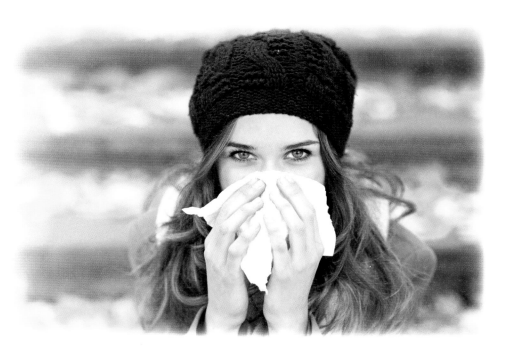

REÚMA · REUMATISMO

Se entienden por reúma o reumatismo todas aquellas lesiones que afectan a las articulaciones, ya sean de tipo degenerativo (artrosis), inflamatorio (artritis, artritis reumatoide) o de otra índole, causantes de molestias en una o varias articulaciones. Estos procesos son muy frecuentes y afectan a más del 50 por 100 de las personas mayores; además, lo sufren más las mujeres (tres mujeres afectadas por cada hombre).

REMEDIO Y ELABORACIÓN

JUGO DE PATATA

Ingredientes

Varias patatas de tamaño mediano
Granos de mostaza
Bayas de enebro

Elaboración y empleo

Beba cada mañana, en ayunas, medio vaso de jugo de patata que preparará con la licuadora. Una hora antes de comer tomará dos o tres bayas de enebro que no deberá ingerir hasta que estén bien masticadas y ensalivadas. Por último, tomará de 4 a 6 granos de mostaza. Este remedio se emplea cuando se tiene dolor en las articulaciones.

DISOLUCIÓN DE ROMERO Y ALCANFOR

Ingredientes

100 g de romero
5 g de alcanfor

Elaboración y empleo

Este es un remedio también muy eficaz contra el dolor de las articulaciones. Se trata de una disolución que se elabora mezclando 100 gramos de alcohol de romero y otros 5 gramos de alcanfor. Mézclelo bien y guárdelo en un frasco con cierre hermético o a rosca. Aplique dos veces al día cuando apriete el dolor, realizando un suave masaje sobre la articulación.

HOJAS DE PITA

Ingredientes

3 pitas silvestres
1 cabeza de ajos

Elaboración y empleo

Pele unas hojas de pita, córtelas y trocéelas colocando los trozos en un paño. Posteriormente, ate los extremos del paño y golpéelo para obtener un líquido de su interior. Con ese líquido se dan friegas muy suaves en la zona afectada y se coloca encima una venda para mantener el calor. También se pueden preparar las pitas hirviéndolas junto con la cabeza de ajos durante 25 minutos. Cuele el líquido resultante y aplíquelo del mismo modo que las hojas de pita.

ÁCIDO FÓRMICO

Ingredientes

Hormigas

Elaboración y empleo

A quien sufra dolores de ciática o padezca dolores reumáticos puede resultarle útil el ácido fórmico que producen las hormigas. Basta con colocar las partes doloridas del cuerpo encima de un hormiguero una vez cada 14 días. El contacto con las hormigas transmite ácido fórmico, el cual actúa sobre las zonas lesionadas calmando el dolor.

PATATA FRESCA

Ingredientes

1 patata pequeña

Elaboración y empleo

Para evitar los procesos dolorosos que acompañan al reumatismo lleve en el bolsillo una patata pequeña. Es un remedio tradicional que no genera ninguna molestia.

IMPORTANTE RECORDAR QUE...

La mayor parte de estos procesos son crónicos y exigen ciertos hábitos de comportamiento: no cargar las articulaciones, actividad física regular, alimentación rica en frutas y verduras crudas, alimentos integrales (arroz integral), disminuir el consumo de carne, leche, huevos y bebidas alcohólicas.

Los dolores de tipo reumático son más frecuentes en las temporadas frías, razón por la cual no solo son aconsejables los baños de sol, sino también tener preparados los remedios para cuando lleguen esas fechas.

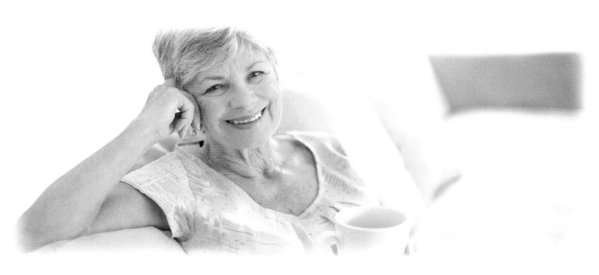

RIEGO CEREBRAL · MEMORIA

Las células del cerebro, llamadas neuronas, se organizan formando millones de circuitos a modo de «gran mapa de carreteras». Estos circuitos desarrollan las funciones de memoria, emotividad (sentimientos), percepción (recibir la información externa), etc. Para cumplir sus funciones necesitan un aporte constante de sangre que les asegure el oxígeno y otros nutrientes imprescindibles para su actividad. Si la llegada de sangre no es buena, las funciones comienzan a fallar por falta de «alimentos». La llegada de sangre a la cabeza fluye por unas arterias que suben por la columna vertebral en el cuello (arterias vertebrales) y otras dos grandes arterias que ascienden a ambos lados del cuello (carótidas internas).

REMEDIO Y ELABORACIÓN

AJO

Ingredientes

1 diente de ajo

Elaboración y empleo

El ajo disminuye la cantidad de colesterol en sangre, así como de otras grasas, evitando el desarrollo de la arteriosclerosis y mejorando la circulación de la sangre. Tome un diente de ajo casi a diario, mezclado con las diferentes comidas del día.

ACEITE DE OLIVA

Ingredientes

1 cucharada de aceite de oliva

Elaboración y empleo

Diversos estudios recientes demuestran que aquellas personas que han utilizado con frecuencia el aceite de oliva en sus comidas tienen menor declive mental. Esto se debe a su elevado contenido en ácidos grasos monoinsaturados y sus efectos beneficiosos para la circulación de la sangre. Todos los días incorpore a su comida una cucharada de aceite de oliva.

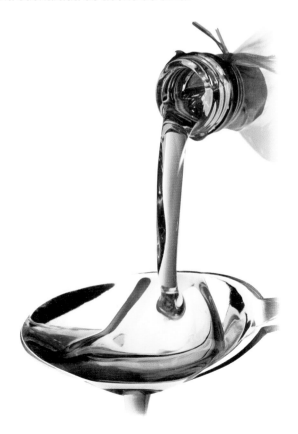

NUECES Y FRUTOS SECOS

Ingredientes

Unos cuantos frutos secos al día

Elaboración y empleo

Los frutos secos y en particular las nueces son ricos en ácidos grasos esenciales (colaboradores de una buena circulación sanguínea), contienen abundante fósforo y magnesio (ayudan a trabajar al cerebro) y también vitamina B_6 (recomendable para los nervios). Por todas estas razones, consuma todos los días algunos frutos secos y en particular nueces (4-5 piezas diarias).

IMPORTANTE RECORDAR QUE...

Las personas que presentan alteraciones en las vértebras cervicales (artrosis) tienen problemas de riego cerebral y esta situación se manifiesta con dolor (cefaleas) e incluso alteraciones de la memoria u otras funciones del cerebro.

Para mantener el cerebro en forma no basta con una alimentación equilibrada, también es necesario ejercitarlo con pruebas, como leer algo todos los días e intentar recordar una parte de la lectura, hacer operaciones matemáticas, aprenderse direcciones y teléfonos de memoria, resolver crucigramas...

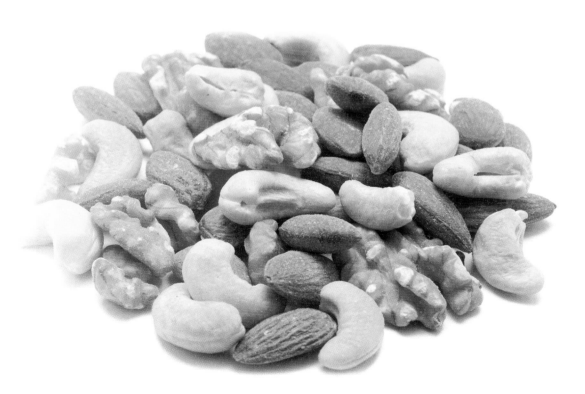

RINITIS

Las rinitis se caracterizan por la inflamación de la capa interna o mucosa que tapiza por dentro las fosas nasales. Esta inflamación suele estar producida por la llegada y proliferación de virus o bien por reacciones alérgicas a diferentes productos. Esta última es quizá la causa más frecuente; son las llamadas rinitis alérgicas desencadenadas por el polen de las flores, los ácaros del polvo, la polución ambiental, etc. La inflamación produce aumento de las secreciones con moco abundante (rinorrea) y estornudos.

REMEDIO Y ELABORACIÓN

ALFALFA

Ingredientes

Brotes o germinados de alfalfa

Elaboración y empleo

La alfalfa resulta especialmente rica en determinado tipo de vitamina C que resiste muy bien la cocción. También posee notables cantidades de vitamina A y oligoelementos, como cobre y boro, siendo por estas razones muy útil para las personas alérgicas. Se puede tomar la alfalfa en forma de brotes o germinados acompañando las ensaladas o también como jugo fresco: un vaso por las mañanas o en infusión (30 gramos de la planta por litro de agua, que se puede mezclar con miel y limón).

INFUSIÓN DE ESPLIEGO Y MANZANILLA

Ingredientes

1 cucharadita de espliego
2 cucharaditas de manzanilla

Elaboración y empleo

Prepare en ayunas una infusión con los citados ingredientes, dejando reposar 10 minutos el agua caliente a la que se le han añadido las plantas. Es mejor si se toma incluso sin levantarse de la cama, lentamente.

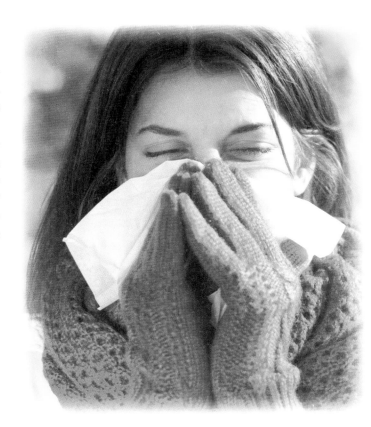

HUEVOS DE CODORNIZ

Ingredientes

12 huevos de codorniz

Elaboración y empleo

Tome en ayunas huevos de codorniz: el primer día seis huevos, el segundo cinco, al otro cuatro y así sucesivamente hasta el último día con solo un huevo. Repita el proceso una vez al mes.

IMPORTANTE RECORDAR QUE...

En España hay casi 8 millones de personas alérgicas, muchas de las cuales padecen rinitis alérgica, enfermedad que se encuentra en aumento por el progresivo deterioro que muestra nuestro sistema inmunitario al entrar en contacto, diariamente, con infinidad de productos nuevos que le obligan a un trabajo masivo sin que se le estimule con una alimentación y cuidados más equilibrados.

Es muy recomendable fortalecer las fosas nasales (sobre todo para disminuir las secreciones abundantes y estornudos) realizando diariamente lavados con agua salada aprovechando el lavado de la mañana o de la noche. También para reducir la mucosidad nasal puede utilizar, en cualquier momento del día, agua salada aplicada en el interior de las fosas nasales con la ayuda de una gasa.

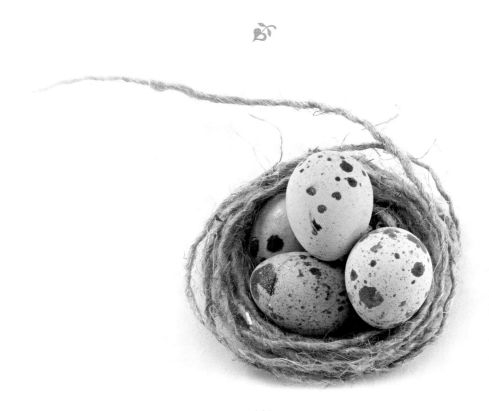

RIÑONES

Los riñones representan los órganos encargados de eliminar las sustancias sobrantes e incluso tóxicas que la sangre ha recogido de cualquier parte del organismo. Cada día los riñones «estudian» miles de litros de sangre, extraen de ella 180 litros de filtrado para analizarlo al máximo y forman entre 1 y 2 litros de orina que acumula sustancias sobrantes del cuerpo (porque se encuentran en exceso, como puede ser el caso del agua, azúcar, sal, etc.) y otras de carácter tóxico o inútiles para el organismo (urea).

REMEDIO Y ELABORACIÓN

INFUSIÓN DE ASTILLERO Y MAZORCA

Ingredientes

1 cucharadita de hojas de astillero
Unos pelos de mazorca

Elaboración y empleo

Realice una infusión con los ingredientes citados y un cuarto de litro de agua. Déjelo reposar 10 minutos y cuele el líquido. Tómelo en ayunas todos los días.

INFUSIÓN DE PARIETARIA Y COLA DE CABALLO

Ingredientes

Unas hojas de parietaria o «rompepiedras»
Unos pelos de mazorca
Una pizca de cola de caballo

Elaboración y empleo

Realice una infusión con los ingredientes citados y tómela todos los días en ayunas.

INFUSIÓN DE ALCACHOFAS

Ingredientes

3 o 4 alcachofas de cardo

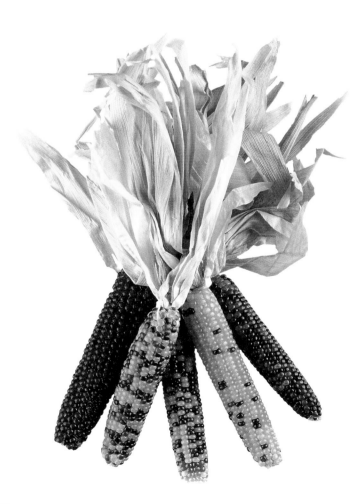

Elaboración y empleo

Cueza las alcachofas de cardo en un litro de agua hasta que se encuentren muy blandas. Cuele el caldo de la cocción y guárdelo en un tarro con cierre hermético. Tome todos los días un vaso de la infusión, en ayunas.

INFUSIÓN DE HIERBA GAYUBA

Ingredientes

1 cucharadita (si es seca) o un puñado de hierba gayuba (si es fresca)

Elaboración y empleo

Cueza la hierba durante 15 minutos y cuélela. Si desea tratar el dolor de riñones, tómese como infusión con un poco de azúcar a lo largo del día, en lugar de agua, para tratar la sed.

IMPORTANTE RECORDAR QUE...

La cantidad de orina formada en el riñón depende mucho de las necesidades del cuerpo. Si se suda mucho, la orina es escasa y concentrada; si se bebe mucho, la orina es abundante y similar al agua. En cualquier caso, siempre hay que orinar un mínimo de 1 litro al día.

La mayor parte de las verduras y hortalizas (espárragos, alcachofas, etc.) contienen productos con efecto diurético, esto es, ayudan al riñón a formar la orina e incrementan la cantidad de orina eliminada, evitando, entre otras cosas, la formación de piedras o arenilla en el riñón.

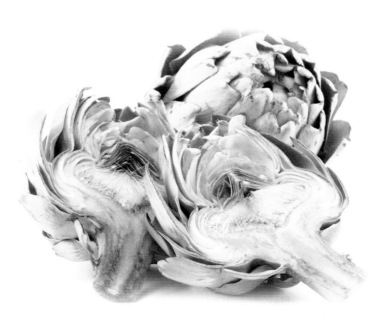

RONQUIDOS

Los ronquidos se producen cuando el aire que se respira pasa por un estrechamiento en el fondo de la cavidad bucal, concretamente en la zona de la campanilla. Esta situación suele suceder mientras se duerme ya que en ese momento los músculos de la campanilla se relajan, lo que permite la caída de esa estructura y el cierre del fondo de la boca se estrecha, moviendo el aire los músculos relajados y produciendo el ronquido. También puede ser la consecuencia de una acumulación de grasa en esa zona (sobre todo en obesos y personas con sobrepeso), estrechando la zona de paso.

REMEDIO Y ELABORACIÓN

LLAVE ANTIGUA

Ingredientes

1 llave antigua con el eje hueco

Elaboración y empleo

Ponga la llave debajo de la almohada, justo en la zona donde reposa la cabeza.

ALMOHADA DE TRIGO SARRACENO

Ingredientes

1 almohada de trigo sarraceno

Elaboración y empleo

Este tipo de almohada se adapta perfectamente al cuello sin variar apenas su posición y forma. Colóquela debajo del cuello para que este se mantenga recto y la entrada y salida del aire sea más fácil.

AGUA CON SAL

Ingredientes

Una pizca de sal y medio vaso de agua templada

Elaboración y empleo

Antes de acostarse, eche la sal en el agua y mézclela bien. Con la ayuda de una gasa introduzca unas gotas del agua salada en cada una de las fosas nasales y respire profundamente. Con ello se limpiará y abrirá al máximo la nariz.

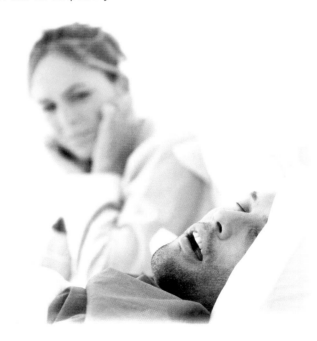

IMPORTANTE RECORDAR QUE…

Es muy importante mantenerse dentro del peso correspondiente para que no sobre grasa y se acumule en la zona de la campanilla facilitando el ronquido.

La postura a la hora de dormir es muy importante, ya que si se duerme boca arriba es más fácil que se estreche el fondo de la boca y se facilite el ronquido. Al dormir de lado o boca abajo, la posibilidad de ronquido es menor.

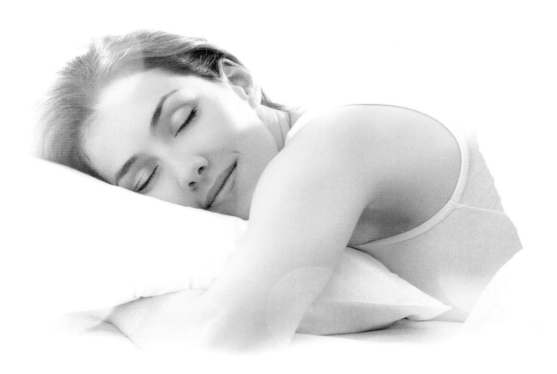

ROZADURAS

Las rozaduras son lesiones que se producen en la piel por la presión continuada y durante cierto tiempo de un objeto, incluido o no en el vestuario (utilizar un martillo mucho tiempo, trabajar con la azada en la huerta, unos zapatos que aprietan, etc.). También pueden ser el resultado de pequeños golpes o roces contra una pared, con un objeto... Las rozaduras casi siempre se acompañan de la pérdida de pequeñas extensiones de piel, dejando al descubierto tejidos subcutáneos. Otras veces la piel no se pierde pero se despega del tejido subyacente y aparecen ampollas.

REMEDIO Y ELABORACIÓN

TELA DE HUEVO

Ingredientes

La cáscara de un huevo

Elaboración y empleo

Para curar las ampollas y las heridas con más rapidez e incluso aquellas que tardan en cicatrizar se utiliza la telilla de un huevo: coja la cáscara de un huevo y separe un trozo de la tela blanquecina que la cubre por dentro, tan extensa como amplia sea la rozadura, y tápela con una tirita, gasa o similar. Además de evitar que se infecte, esta tela acelera su recuperación. Practíquelo todos los días.

HIERBA DE MATAGALLO

Ingredientes

Un puñado de hierbas de matagallo

Elaboración y empleo

Cueza la hierba de matagallo durante unos minutos, deje reposar 10 minutos, cuele el líquido y déjelo en una taza. Seguidamente, moje un algodón o un paño limpio en el agua de matagallo y limpie la rozadura o herida, que cicatrizará en dos o tres días.

IMPORTANTE RECORDAR QUE...

Todas las rozaduras, aunque no presenten muchas molestias, son peligrosas en tanto en cuanto pueden infectarse con bacterias próximas a la piel y generar notables complicaciones.

Para evitar las rozaduras es fundamental proteger con guantes, coderas, tiritas, etc., las zonas que mayor actividad desarrollan con objetos pesados.

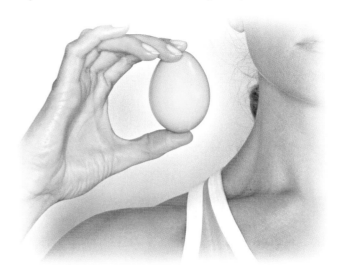

SABAÑONES

Los sabañones son lesiones que aparecen en diversas zonas de la piel (sobre todo en regiones distales o aisladas, como es el caso del lóbulo de la oreja, dedos de las manos o de los pies) y que presentan enrojecimiento, ligera hinchazón e intenso picor. Su origen no es del todo conocido pero parece ser que se deben a diversas alteraciones de tipo circulatorio, en concreto la llegada de una cantidad excesiva de sangre que hincha la zona.

REMEDIO Y ELABORACIÓN

UVAS

Ingredientes

2 uvas

Elaboración y empleo

Coja un grano de uva y aplique el hollejo en la zona donde está el sabañón. En breves momentos notará mejoría y, si es constante en la aplicación, observará cómo va desapareciendo el sabañón. El hollejo de la uva contiene flavonoides que mejoran la circulación de la sangre.

HOJAS DE CORRUNSELI

Ingredientes

Un puñado de hojas de corrunseli

Elaboración y empleo

Las hojas de corrunseli pueden encontrarse en las paredes de las casas viejas. Tueste estas hojas y, una vez tostadas, aplíquelas directamente sobre los sabañones.

IMPORTANTE RECORDAR QUE…

La presencia de sabañones en unas personas y no en otras depende de la sensibilidad de cada uno a diferentes factores, entre los que se encuentran los cambios bruscos de temperatura. De hecho, cuando una persona los tiene es muy probable que sus antecesores y sus descendientes también los padezcan.

Lo peor para los sabañones son los cambios bruscos de temperatura, del hogar a la calle, de la calle al hogar pegándose a la estufa. Para evitarlo, nada mejor que proteger las zonas expuestas al frío, además de no abusar del calor en casa o en el trabajo.

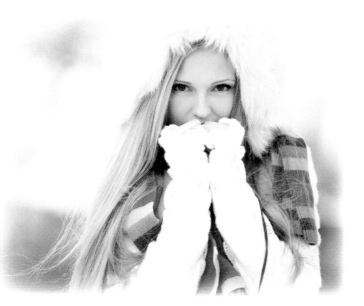

SARAMPIÓN

El sarampión es una enfermedad febril contagiosa que se manifiesta especialmente en la infancia, aunque los adultos también pueden padecerla. Es causada por un virus que se transmite por vía oral (tos, estornudos, etc.) de una persona a otra. Sus síntomas son muy similares a los de un resfriado común o una gripe con fiebre de hasta 40 grados, malestar general, conjuntivitis y las típicas manchas rojas o rosadas que aparecen primero detrás de las orejas y luego se extienden hacia abajo por todo el cuerpo. Desaparecen en unos 5 o 6 días.

REMEDIO Y ELABORACIÓN

INFUSIÓN DE SAÚCO

Ingredientes

2 cucharadas soperas de flor de saúco
½ l de agua

Elaboración y empleo

Hierva durante 10 minutos 2 cucharadas soperas de flor de saúco en medio litro de agua. Deje reposar 5 minutos, cuélelo y tome 4 tacitas al día, fuera de las comidas. Si el enfermo es un niño de corta edad se le administrarán 2 cucharadas soperas cada 2 horas. El saúco es sudorífero y depurativo.

INFUSIÓN MÚLTIPLE

Ingredientes

10 g de pensamiento
15 g de hinojo
20 g de flores de saúco
15 g de manzanilla
20 g de escabiosa
25 g de cola de caballo

Elaboración y empleo

Caliente un litro de agua con los ingredientes citados. Cuando empiece a hervir, apague el fuego y deje reposar durante 15 minutos. Cuele el líquido y guárdelo. Tome 5 tazas de esta infusión al día. También se puede realizar la infusión mezclando en un plato todos los ingredientes y destinando a cada taza de infusión una cucharada sopera de la mezcla.

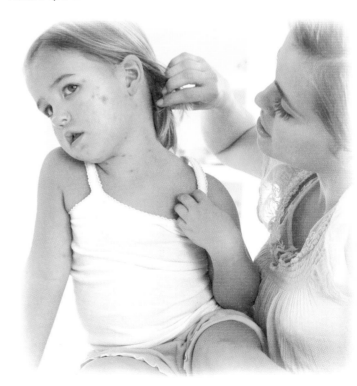

IMPORTANTE RECORDAR QUE...

La alimentación debe consistir sobre todo en zumos de frutas frescas (manzanas, naranjas, pomelos, uvas), evitando beber leche durante esos días.

Cuando se ha padecido el sarampión se alcanza una inmunidad que dura toda la vida. A veces, al presentarse, es tan suave que no se percibe al confundirlo con un resfriado.

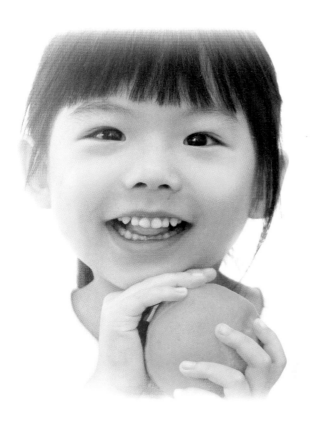

SÍNDROME PREMENSTRUAL

Más del 50 por 100 de las mujeres en edad fértil sufren molestias durante los días precedentes a la menstruación o cuando esta se presenta. Estas incomodidades se deben a los cambios que inducen las hormonas femeninas y en particular en lo que se refiere a la acumulación de líquidos y modificaciones del útero. Al «morir» parte de la mucosa del útero que luego se expulsa al exterior es frecuente el dolor en la región genital, hinchazón, sensación de pesadez genital, etc.

REMEDIO Y ELABORACIÓN

PIPAS DE GIRASOL

Ingredientes

Un puñado de pipas de girasol

Elaboración y empleo

Las pipas de girasol, como las de calabaza, el cacao y el germen de trigo, contienen magnesio, el cual ayuda a relajar la musculatura del bajo vientre. Hay que empezar a tomarlas días antes de la menstruación para evitar el síndrome premenstrual.

ACEITE DE BORRAJA

Ingredientes

Perlas de aceite de borraja

Elaboración y empleo

Tome unas pocas perlas los días previos a la menstruación con una frecuencia de dos o tres veces al día.

CASTAÑA DE INDIAS

Ingredientes

4 o 5 castañas de Indias

Elaboración y empleo

Prepare una infusión con un cuarto de litro de agua, déjelo hervir durante 5 minutos y luego reposar 15 minutos. Cuele y tome. Este tipo de castaña tiene una sustancia denominada rutina que previene las molestias premenstruales.

IMPORTANTE RECORDAR QUE...

La soja es especialmente interesante para prevenir estas molestias ya que contiene fitoestrógenos, sustancias similares a los estrógenos, equilibrando los efectos de los estrógenos naturales y de este modo regula el ciclo menstrual.

Durante estos días utilice fundamentalmente una dieta rica en frutas y verduras ya que le aportarán una gran cantidad de minerales que disminuyen las molestias.

SINUSITIS

La sinusitis consiste en la inflamación de la capa que tapiza por dentro los senos o dilataciones de aire que se encuentran en los huesos del cráneo. Estos senos se hallan en contacto con las fosas nasales para que el aire de su interior se renueve continuamente. También desde las fosas nasales pueden acceder gérmenes y contaminarlos facilitando la sinusitis. Los síntomas de una sinusitis suelen ser dolor de cabeza, ojos doloridos, sensación de pesadez y cargazón.

REMEDIO Y ELABORACIÓN

CATAPLASMA DE VERBENA

Ingredientes

Un puñado de verbena picada
2 claras de huevo

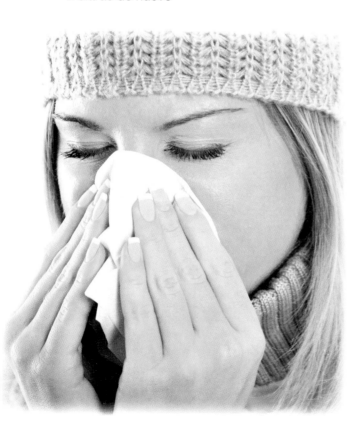

Elaboración y empleo

Haga una pasta con ambos ingredientes y fríala como si fuera una tortilla, pero sin aceite. Una vez dura, aplíquela sobre el seno que duele con un paño de tela. Téngala así durante toda la noche y retírela por la mañana. Repita el proceso durante varios días.

IMPORTANTE RECORDAR QUE...

Con frecuencia la sinusitis puede ser la consecuencia de un resfriado mal curado o de una alergia que no cede, e incluso desviaciones del tabique nasal y pólipos. Estas circunstancias facilitan el cierre de la entrada de los senos que se convierten en zonas especialmente preparadas para infectarse.

Además del tratamiento habitual, conviene no tomar alcohol, evitar los ambientes secos, no sonarse la nariz con fuerza, eludir el humo del tabaco o coger aviones. Es aconsejable tomar baños de mar o de agua salada y beber muchos líquidos.

TÉ VERDE

Los chinos ya usaban el té verde con efectos medicinales hace cuatro mil años, aunque su difusión en Europa se produjo a partir del siglo XVII. Entre sus efectos para la salud podemos destacar que estimula la desintoxicación del organismo, mejora la digestión, ayuda a eliminar depósitos grasos, reduce el nivel de colesterol y aumenta el gasto calórico. Entre otras sustancias, el té verde contiene teína, sustancia que es estimulante de la actividad cerebral, anticolesterol (disminuye el colesterol de la sangre), diurético (facilita la eliminación de la orina), digestivo y adelgazante (es saciante y aumenta el gasto de calorías).

REMEDIO Y ELABORACIÓN

INFUSIÓN DE TÉ VERDE

Ingredientes

1 cucharadita o bolsita por persona

Elaboración y empleo

Vierta el té verde en la tetera y luego añada el agua hervida (no hirviendo). En función del tiempo que dejemos reposar el té en la tetera, así serán sus efectos: a más tiempo de reposo, menos excitante, ya que al cabo de unos minutos las hojas de té, además de liberar teína, producen taninos que neutralizan la teína en su actividad estimulante. La Sociedad Española de Arteriosclerosis aconseja el consumo de té verde hasta tres tazas al día.

IMPORTANTE RECORDAR QUE...

La diferencia entre el té verde y el negro es que este último se encuentra fermentado. La fermentación es el proceso en el que las hojas de té se oscurecen, toman más sabor, pero también pierden sustancias activas.

Para asegurar los efectos del té es aconsejable beberlo solo. La leche o el limón pueden neutralizar los taninos y eliminar sus efectos anticáncer y las propiedades anticaries atribuidas a los fluoruros presentes en el té. También conviene tomarlo fuera de las comidas para que no altere la absorción de otros nutrientes como el hierro.

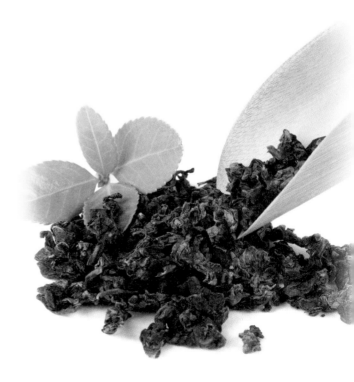

TEMBLOR SENIL

El temblor es un movimiento involuntario que se manifiesta por oscilaciones rítmicas que pueden afectar a cualquier parte del cuerpo, aunque particularmente se percibe en las extremidades y los labios. Es muy frecuente a partir de los sesenta y cinco años y puede estar asociado a ciertas enfermedades como tumores cerebrales, demencia senil, Parkinson, o bien ser un síntoma único de una alteración de una zona del cerebro (la llamada vía extrapiramidal).

REMEDIO Y ELABORACIÓN

INFUSIÓN DE NARANJO AGRIO

Ingredientes

4 cucharaditas de naranjo agrio
4 de flores de azahar
4 de tila

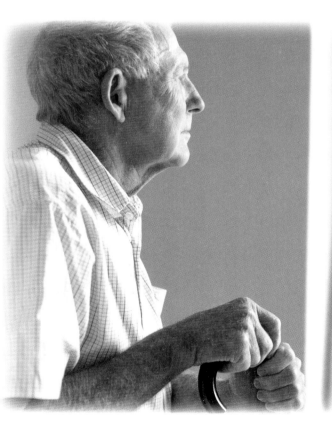

Elaboración y empleo

Añada las plantas a un litro de agua y deje hervir durante 2 minutos. Cuele y tome abundantemente durante el día. El naranjo amargo posee una gran concentración de sustancias que reducen el insomnio, molestias digestivas, palpitaciones cardiacas, desmayos, dolores menstruales... El tilo tiene efectos sedantes, hipotensores, y dilata las arterias coronarias, por lo que está indicado para tratar el insomnio, excitación nerviosa, inquietud y temblores.

IMPORTANTE RECORDAR QUE...

Una de las causas más frecuentes de temblor es el Parkinson, que, además del movimiento en las manos y labios, también presenta rigidez al andar (piernas como «palos») y rostro inexpresivo o frío.

Siempre que se vea afectado por manifestaciones de temblor que afectan a cualquier parte del cuerpo durante unos días acuda al especialista para descartar, aunque no sean frecuentes, enfermedades graves.

TENSIÓN ARTERIAL

Las paredes de las arterias se encuentran sometidas a la presión que sobre ellas ejerce el paso de la sangre y más concretamente la fuerza del corazón en cada latido. Por eso hay una tensión baja que se corresponde con el corazón relajado y otra sistólica equivalente al corazón en contracción, cuando «empuja» la sangre. A la hora de valorar la tensión arterial también participa el estado de las paredes de las arterias; si se presentan en ellas placas de grasa u otras sustancias, la tensión aumenta, tal y como sucede con el exceso de colesterol en sangre.

REMEDIO Y ELABORACIÓN

APIO

Ingredientes

Unos pocos apios

Elaboración y empleo

Las personas con hipertensión arterial deben tomar apio casi a diario distribuido con alguna de las comidas del día. El apio limpia la sangre, reduce el colesterol (uno de los más importantes factores a la hora de crear hipertensión) y es muy eficaz disminuyendo esta.

AJO

Ingredientes

1 diente de ajo

Elaboración y empleo

Incluya en su dieta diaria, o casi a diario, un diente de ajo distribuido en alguna de las comidas del día. El ajo posee efectos vasodilatadores y ayuda a disminuir los niveles de glucosa y colesterol en la sangre, mejorando las cifras de tensión arterial.

INFUSIÓN DE HOJAS DE OLIVO

Ingredientes

12 hojas de olivo
1 pizca de espino albar
¼ l de agua

Elaboración y empleo

Hierva el agua con las plantas durante 15 minutos. Deje reposar otros 5 minutos y cuele. Tome

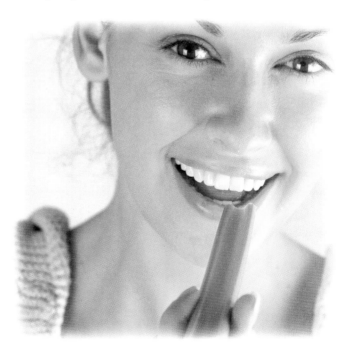

la infusión dos veces al día, por la mañana en ayunas y antes de acostarse, durante dos semanas. Descanse 7 días y a la mañana siguiente vuelva a empezar.

JARABE DE CEBOLLA Y AJO

Ingredientes

½ cebolla
4 dientes de ajo
Zumo de un limón

Elaboración y empleo

Parta la cebolla, machaque los ajos y exprima el limón. Deje macerar todo durante la noche. Filtre a la mañana siguiente, añádale un poco de agua templada y tómelo en ayunas. Practíquelo todos los días durante una semana, descanse otra y repita el ciclo hasta que se reduzca la tensión arterial.

IMPORTANTE RECORDAR QUE…

En la actualidad se considera hipertensión arterial cuando la tensión baja es igual o superior a 8,5 y la alta a 13,5. En la mayor parte de los casos de hipertensión no llegamos a conocer su origen, es la llamada hipertensión arterial esencial.

El grado de nerviosismo también influye en la tensión arterial, de tal forma que esta se eleva en caso de agitación, estrés, ansiedad, etc.

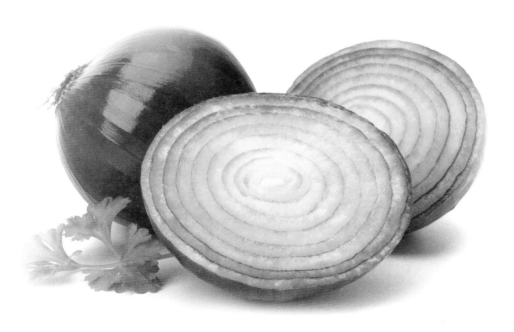

TOS

La tos es un mecanismo defensivo que emplean las vías respiratorias para eliminar las sustancias que quedan «atrapadas» en sus paredes y que proceden del exterior (penetran con el aire, con los alimentos al comer y nos «atragantamos»), o bien se produce en la propia pared como consecuencia de una infección o inflamación (bronquitis, laringitis, traqueitis, etc.). Por ser un mecanismo de defensa no se debe eliminar por completo, sino disminuir su intensidad ya que resulta muy molesta y, si es frecuente e intensa, puede posibilitar el desarrollo de hernias en la cavidad abdominal (hernia inguinal).

REMEDIO Y ELABORACIÓN

JARABE DE BÁLSAMO

Ingredientes

Un puñado de hojas de bálsamo de bebé
Unas cucharadas de azúcar

Elaboración y empleo

Coja unas hojas de bálsamo de bebé y córtelas en rodajitas de manera que vayan soltando el jugo. Cubra estos trocitos, colocados en un plato con un poco de azúcar, y déjelos macerar toda la noche. Al día siguiente tendrá una masa semilíquida, tipo jarabe, que, retirando los trocitos de madera, está lista para tomar. Guárdelo en un tarrito y tome cada mañana una cucharada en ayunas.

IMPORTANTE RECORDAR QUE…

La tos puede ir acompañada o no de expectoración. Si no hay mucosidad con la tos, el origen suele ser irritativo (humo, atragantarse). Si se acompaña de esputos suele ser de carácter infeccioso (bien por virus o bacterias; los virus producen esputos transparentes y las bacterias de color verdoso, amarillento).

Siempre que se tenga tos se debe humedecer el ambiente (un plato hondo con agua caliente y hojas de eucalipto o simplemente un plato de agua caliente) para lubricar las vías aéreas y facilitar la salida de sustancias adheridas a las paredes de las vías respiratorias.

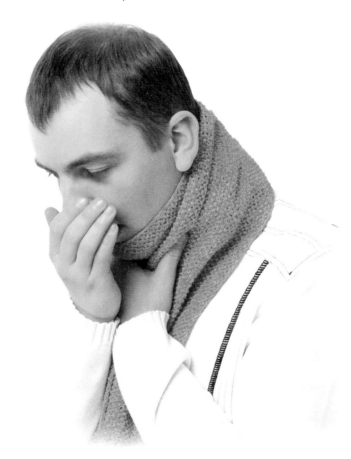

ÚLCERAS DE DECÚBITO

Las úlceras de decúbito son aquellas lesiones de la piel que aparecen con frecuencia en las personas que se encuentran postradas (en la cama, en una silla de ruedas o similar) durante mucho tiempo y presentan pequeñas úlceras que no cicatrizan. Estas lesiones se deben a que los huesos presionan sobre las zonas de apoyo del cuerpo (caderas, talones, codos, espalda, etc.) y con ello reduce la llegada de la sangre, las células de la piel se mueren, se desprenden y aparece la herida que se contamina por bacterias de la piel produciendo una úlcera infectada difícil de cerrar.

REMEDIO Y ELABORACIÓN

GASA DE MIEL Y AVENA

Ingredientes

2 cucharadas de miel
2 cucharadas de harina integral de avena fina
Un poco de agua

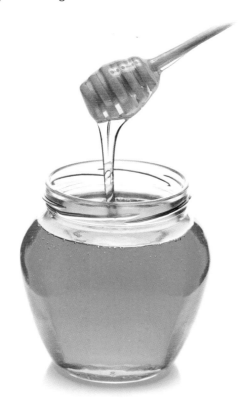

Elaboración y empleo

Para evitar las lesiones de la piel o contribuir a su tratamiento en el caso de que aparezcan se aconseja elaborar una pasta con los ingredientes citados, mezclándolos bien en un plato. Luego se aplica la pasta sobre la piel y se cubre con una gasa. Con ella nutrirá la piel para hacerla más resistente y evitará o combatirá la infección si la hubiere.

IMPORTANTE RECORDAR QUE…

Para evitarlas es fundamental cambiar de posición al enfermo, como mínimo cada dos o tres horas, variando de postura: sobre el lado derecho, sobre el izquierdo, sobre la espalda. También aconsejamos que, aprovechando el cambio de posición, se apliquen suaves masajes sobre las zonas de apoyo, restaurando así la circulación de la sangre.

Hay que facilitar la respiración de la piel y para eso nada mejor que emplear tejidos y ropas suaves y transpirables como las de algodón.

ÚLCERA DE ESTÓMAGO

Las úlceras de estómago las padecen sobre todo los hombres. Consisten en «un nicho» que se forma lentamente en la pared interna del estómago o del duodeno. En las personas jóvenes es más frecuente en el duodeno y en las mayores en el estómago. El «nicho» es el resultado de un desequilibrio entre los ácidos de la pared del estómago y/o intestino y las defensas que la protege frente a los ácidos. Por eso hace falta una cierta predisposición para desarrollar la úlcera, bien porque se forman muchos ácidos o porque se elabora pocas defensas. Hoy también se sabe que muchas úlceras se deben a la actividad de una bacteria, el *Helicobacter Pylori*. Las personas que tienen este germen pueden eliminar la úlcera con tres semanas de tratamiento.

REMEDIO Y ELABORACIÓN

ZUMO DE COL

Ingredientes

2 o 3 coles de tamaño medio

Elaboración y empleo

Licúe las coles para extraer su zumo y consérvelo en un tarro de cierre hermético o de rosca y en lugar oscuro. Tome 4 o 5 veces al día un vaso de este zumo y el dolor y las molestias desaparecerán con cierta rapidez, al tiempo que las úlceras sanarán lentamente en varias semanas. Estos efectos se atribuyen a la vitamina U incluida en la col.

PATATA CRUDA

Ingredientes

1 patata cruda

Elaboración y empleo

Cuando tenga dolor de estómago y sobre todo acidez, tome un par de trocitos de patata cruda.

La patata contiene muchas sustancias que neutralizan los ácidos productores del dolor, además de poseer cierto efecto sedante (contiene benzodiacepinas) y suavizante. También puede utilizar el jugo de patata cruda antes de las comidas para evitar una posterior acidez.

JUGO DE CARACOLES

Ingredientes

12 caracoles

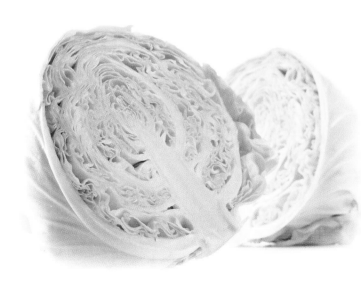

Elaboración y empleo

Purgue los caracoles durante una semana y luego póngalos en un vaso de agua toda una noche. A la mañana siguiente, en ayunas, tómese el jugo que han desprendido con un poco de agua. No ingiera nada durante hora u hora y media.

JUGO DE COL Y PATATA

Ingredientes

1 col
3 patatas

Elaboración y empleo

Licúe los ingredientes, por separado y sin mezclarlos, y guarde los jugos en tarros herméticos. Conserve en el frigorífico, pero es mejor tomarlos el mismo día: un par de cucharadas de cada uno antes de las comidas, con el estómago vacío. Las úlceras cicatrizan en 3 semanas.

INFUSIÓN DE ORÉGANO, TOMILLO Y MENTA

Ingredientes

2 cucharadas de milenrama
2 cucharadas de orégano
2 cucharadas de tomillo
2 cucharadas de menta
2 cucharadas de anises

Elaboración y empleo

Sobre un paño o papel, revuelva y mezcle las hierbas. Después de las comidas prepárese una infusión con una cucharada sopera de la mezcla de hierbas añadida a un vaso de agua hirviendo. La úlcera va cicatrizando lentamente.

INFUSIÓN DE MANZANILLA Y MORA

Ingredientes

1 cucharada sopera de manzanilla
Unas gotas de anís de moras

Elaboración y empleo

El anís de moras se elabora por octubre, cuando se recogen las moras (basta con echar a una botella de anís 3-4 puñados de moras y dejarlas macerar un par de meses hasta que el anís adquiere un color tipo coñac). Después de la comida y/o de la cena, según el gusto de cada uno, tómese una infusión elaborada con una cucharada de manzanilla y unas gotas del anís de moras.

IMPORTANTE RECORDAR QUE…

Para evitar la excesiva formación de ácidos o disminución de las defensas hay una serie de alimentos «prohibidos»: ahumados, picantes, exceso de carne o pescado, embutidos, grasas animales y frituras, café, té, tabaco, alcohol, bebidas gaseosas y comidas calientes o frías. Se recomiendan alimentos como la zanahoria, col, alfalfa, regaliz, tapioca y avena, entre otros.

En la vida diaria hay que aprender a relajarse ya que el nerviosismo, estrés, ruidos, facilitan la formación excesiva de ácidos. Las preocupaciones, enfados e incluso el aislamiento favorecen la formación de la úlcera.

URTICARIA

La urticaria es una reacción brusca y exagerada de nuestras defensas (es una manifestación alérgica) que se presenta en forma de pequeñas placas ligeramente elevadas de color rosado y acompañadas de picor. Generalmente se debe al contacto con alguna sustancia a la que se es alérgico, al consumo de alimentos e incluso como consecuencia del frío o del calor. La urticaria es la tercera manifestación alérgica más frecuente en España y afecta a casi el 5 por 100 de la población, siendo más frecuente en mujeres que en hombres, sobre todo entre los quince y treinta años.

REMEDIO Y ELABORACIÓN

ACEITE DE ALMENDRAS Y LAVANDA

Ingredientes:

100 cc de aceite de almendra dulce
60 gotas de esencia de lavanda

Elaboración y empleo

La almendra dulce colabora con el sistema inmunitario dotándole de equilibrio y evitando la formación de habones. Para preparar el ungüento ponga en un frasco pequeño la mitad del aceite de almendra, agregue las gotas de lavanda y después la otra mitad de aceite de almendras. Cierre el frasco, agite bien y guárdelo. Aplíquelo sobre las zonas afectadas 2-3 veces al día. Este aceite no debe emplearse por las personas sensibles al aceite de lavanda o espliego, quienes tengan problemas alérgicos respiratorios ni niños menores de ocho años.

IMPORTANTE RECORDAR QUE...

La mayoría de los casos de urticaria están relacionados con el consumo de marisco, ciertos metales y algunos compuestos cosméticos. Quizá por esta razón la urticaria es más frecuente en las mujeres (metales que acompañan a las joyas y complementos de los vestidos; cosméticos tan diversos y numerosos).

A la hora de prevenir la urticaria, el calcio actúa como un gran aliado. Para ello se aconseja tomar con frecuencia fuentes de calcio, como la ortiga, que puede utilizarse en forma de ensalada o sopas. La ensalada con ortigas y limón supone un gran aporte de vitamina C y de calcio.

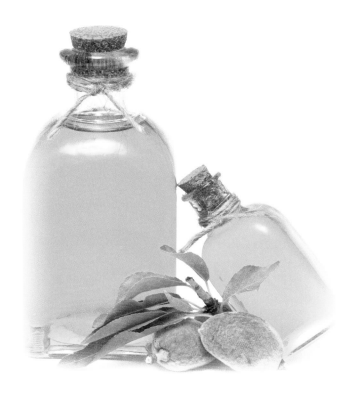

VARICES

Las varices son el resultado de la dilatación de las venas por la acumulación de sangre en su interior, sangre estancada que circula lentamente. Aunque se pueden producir en cualquier parte del cuerpo, lo más frecuente es en las extremidades inferiores y sobre todo en las mujeres. Esto se debe a que la sangre tiene dificultades para ascender al corazón y, al estancarse en las piernas, dilata las venas (ya sean internas o externas) y aparecen las molestias en forma de hormigueos, calambres, dolor, pesadez... La dificultad al paso de la sangre es muy variada: embarazo, estreñimiento de larga duración, permanecer mucho tiempo de pie, etc. La eliminación definitiva de las varices requiere tratamiento quirúrgico, generalmente sencillo, aunque se pueden evitar su desarrollo y las molestias.

REMEDIO Y ELABORACIÓN

VINAGRE DE MANZANA

Ingredientes

Un chorrito de vinagre de manzana

Elaboración y empleo

Para reducir el tamaño de las venillas varicosas o bien las molestias producidas cuando se hinchan, aplique sobre la zona afectada un poquito de vinagre de manzana y realice un suave masaje en sentido ascendente. La mejor hora para realizarlo es por la noche o bien antes de acostarse.

JUGO DE CASTAÑAS DE INDIAS

Ingredientes

½ l de alcohol etílico (de ingerir) o aguardiente
125 gramos de castañas de Indias recién cogidas, peladas y machacadas

Elaboración y empleo

Mezcle los ingredientes en un recipiente y déjelo macerar durante 15 días. Seguidamente, fíltrelo y cuélelo. Guarde el líquido en un recipiente de cristal y en lugar oscuro. Añada 15 gotas a un poco de agua o a una infusión y tómelo tres veces al día.

JUGO DE AJO CON ACEITE

Ingredientes

50 cc de aceite de oliva de primera presión (unas 3 cucharadas soperas)
4 ajos cortados a lo largo
Zumo de medio limón

Elaboración y empleo

Mezcle todos los ingredientes en un plato y deje macerar durante 24 horas. Luego filtre el líquido y guárdelo en un frasco en lugar oscuro. Este jugo ayudará a eliminar dolores y molestias en las varices. Se aplica mediante masajes muy suaves sobre el miembro afectado con cuidado, ya que si lo realiza con fuerza puede aumentar las molestias. También conviene vendar la zona.

ACEITE DE ALMENDRAS Y CIPRÉS

Ingredientes

2 cucharadas de aceite de almendras
1 cucharada de esencia de hojas de ciprés
1 cucharada de esencia de limón
1 cucharada de menta

Elaboración y empleo

Mezcle todos los ingredientes en un frasco pequeño, cierre y agite bien. El resultado es un tónico refrescante por la menta y nada irritativo por el limón. Para aplicarlo se extiende por la zona donde están las varices y se efectúa un masaje suave para activar la circulación.

IMPORTANTE RECORDAR QUE...

Es fundamental eludir los factores que aceleran las varices, como estar mucho tiempo de pie, el estreñimiento, etcétera, y si no queda otro remedio, proteger las piernas con el uso de medias especiales (sobre todo para camareros, dependientas...).

Aunque las varices no molesten, deben controlarse, ya que se corre el riesgo de que en su interior se formen trombos y embolias que luego afectan a otros órganos del cuerpo. Para evitar este riesgo practique con regularidad una actividad física con el fin de «ordeñar» las venas por el efecto de los músculos y así evitar el estancamiento de la sangre.

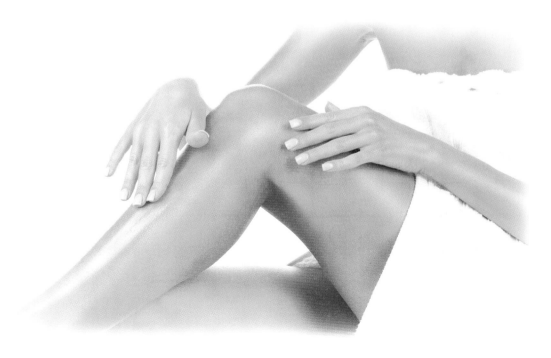

VESÍCULA BILIAR

La vesícula biliar es una pequeña bolsa de color amarillo-verdoso que se encuentra debajo del hígado y se encarga de almacenar los jugos biliares que se producen también en el hígado. Cuando la grasa de los alimentos llega al intestino se liberan estos jugos para facilitar su absorción. Para almacenar la mayor cantidad de jugos biliares, la vesícula biliar les quita el agua, de tal forma que se encuentran concentrados. Esta concentración puede facilitar la formación de arenilla y piedras. De hecho, los cálculos o piedras de la vesícula es su enfermedad más frecuente y suelen producirse en personas obesas, mujeres, aquellas que han tenido varias gestaciones, mayores de edad, diabéticos y en quienes abusan de las comidas grasas.

REMEDIO Y ELABORACIÓN

INFUSIÓN DE DIENTE DE LEÓN

Ingredientes

1 cucharada sopera de diente de león

Elaboración y empleo

Cuando tenga molestias producidas por la vesícula biliar tome dos o tres veces al día infusiones de diente de león. Produce un cierto efecto diurético y además estimula levemente la actividad de la vesícula evitando el estancamiento de la bilis y la formación de cálculos.

PURGA CON ACEITE

Ingredientes

½ vaso de aceite de oliva virgen de primera presión
½ vaso de zumo de limón
1 infusión de casia (un vaso de agua por cada 30 gramos de esta planta)

Elaboración y empleo

Añada a la infusión de casia el aceite de oliva y el zumo de limón. Tome la mezcla antes de irse a la cama. Esa misma noche debe cenar pronto y ligero. Con este remedio purgará la vesícula evitando la acumulación de jugos y formación de arenilla. A veces el resultado es un poco molesto pero evita ulteriores problemas. Si lo prefiere, practíquelo con la ayuda de un terapeuta.

IMPORTANTE RECORDAR QUE…

La actividad física regular es uno de los mejores agentes preventivos de los cálculos biliares. Las personas que hacen media hora al día de ejercicio moderado tienen pocas probabilidades de presentar estos cálculos.

Para evitar los problemas biliares hay que comer menos grasa, evitar las comidas copiosas, reducir el consumo de alcohol, distribuir las comidas en 4 o 5 veces al día y controlar el peso.

VISTA · CUIDADOS

Aunque no lo parezca, nuestros ojos cuentan con una docena de músculos que le dotan de una gran movilidad. Algunos de esos músculos dirigen el globo ocular en todas las direcciones a nuestra voluntad (arriba, abajo...). Otros, que están situados dentro de él y que no controlamos a voluntad, colaboran a dirigir los rayos lumínicos a un punto exacto de la retina donde mejor se ve (dilatador de la pupila...). Este sistema muscular se activa miles de veces a lo largo del día, razón por la cual debemos cuidarlo para que no se fatigue con facilidad y aparezca la vista cansada.

REMEDIO Y ELABORACIÓN

AGUA CON MIEL

Ingredientes

½ l de agua
½ cucharadita de miel

Elaboración y empleo

Hierva el agua con la miel, removiendo de vez en cuando. Deje enfriar el líquido y luego empape en él una gasa que colocará sobre un ojo durante 2-3 minutos. Seguidamente, empape de nuevo la gasa y colóquela sobre el otro ojo. Este remedio relaja los músculos que se encargan de movilizar los ojos, reduciendo el cansancio.

IMPORTANTE RECORDAR QUE...

Hay una serie de reglas que debemos respetar para evitar el cansancio de nuestros músculos y del propio ojo: trabajar lo menos posible con luz artificial y nunca más de dos horas seguidas (menos aún si es con luz fluorescente); al leer hay que descansar cada media hora; cuando vemos la televisión mantener una luz cercana encendida.

Para estimular los ojos conviene lavarlos todos los días con un poco de agua salada. Además de estimulante, actúa como limpiadora y desinfectante.

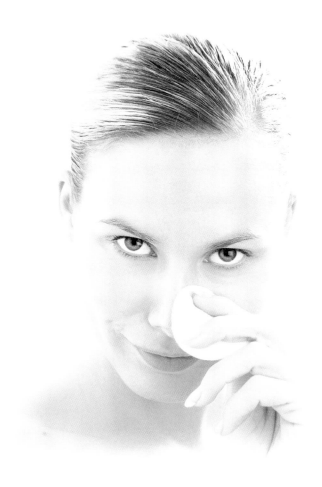

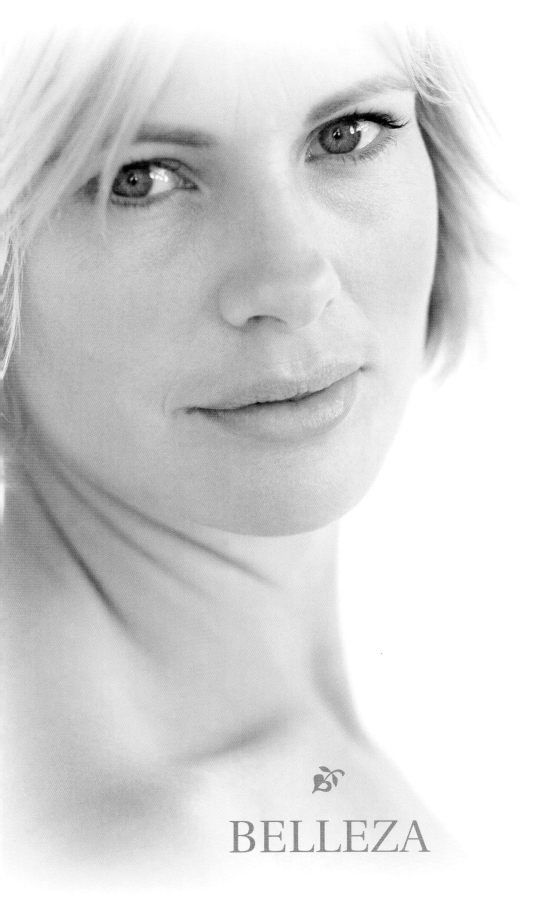

BELLEZA

ACEITE BRONCEADOR PARA INVIERNO

La piel es el vestido natural de nuestro cuerpo y por ello se merece el mejor de los cuidados. Dentro de ella hay millones de células, destacando un tipo especial que nos protege de los rayos del sol: los melanocitos. Estas células se encargan de producir la melanina que filtra los rayos solares para que no penetren en el cuerpo y aporta la coloración morena u oscura a la piel. En el invierno no hay muchos rayos de sol pero para protegernos en el caso de acudir a las estaciones de invierno y lugares de altura, o simplemente por cuestiones estéticas, le proponemos un aceite para broncearse en invierno de la forma más natural.

REMEDIO Y ELABORACIÓN

ACEITE BRONCEADOR DE INVIERNO

Ingredientes

15 gotas de aceite esencial de jazmín
100 cc de aceite de sésamo
1 frasco de 150 cc de capacidad

Elaboración y empleo

Introduzca en el frasco 50 cc de aceite de sésamo (justo la mitad de lo necesario), luego eche las 15 gotas de aceite esencial de jazmín y finalmente el resto del aceite de sésamo. Cierre el frasco y agítelo con fuerza. Puede utilizarlo siempre que lo desee, incluso a diario si su piel se encuentra muy expuesta al sol.

IMPORTANTE RECORDAR QUE...

No combine este remedio con el uso de rayos UVA, ya que se potencian sus efectos. Empleando solo el aceite puede conseguir igualmente una piel ligeramente morena y además resulta más barato y natural.

Los rayos solares tienen sobre nuestra piel un efecto sumatorio, esto es, lo que recibimos un día se suma a los anteriores y posteriores. Esta es la razón por la que sus efectos suelen presentarse a partir de los treinta y cinco-cuarenta años (envejecimiento precoz, lesiones en la piel...).

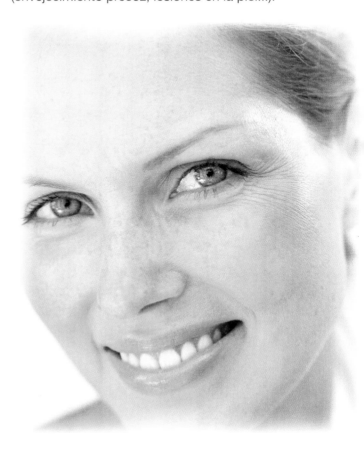

ACEITE CORPORAL

Siempre debemos procurar que la piel se encuentre bien nutrida, adecuadamente protegida y con las mejores cualidades estéticas, sobre todo en su olor. El aceite en general, por incluir vitaminas, minerales y otras sustancias, es el mejor hidratante natural, además de crear una fina capa protectora sobre la piel que le devuelve tersura y suavidad. A partir de aceite de oliva podemos elaborar una crema que, además de barata, es muy eficaz para mantener íntegra y en condiciones nuestra piel.

REMEDIO Y ELABORACIÓN

ACEITE CORPORAL

Ingredientes

250 gramos de aceite de oliva virgen
3 puñados de pétalos de rosa

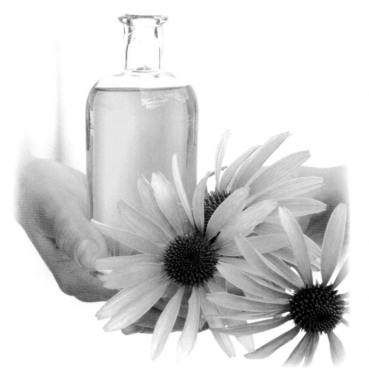

Elaboración y empleo

Caliente al baño maría el aceite de oliva y cuando esté en ebullición eche un puñado de los pétalos de rosa. Deje unos minutos en ebullición (2-3 minutos) y retire del fuego. Seguidamente, deje reposar la mezcla durante 24 horas y filtre el aceite aplastando los pétalos para obtener todo su jugo. Con el aceite obtenido repita la operación (baño maría, otro puñado de pétalos de rosa...) al menos dos veces más, ya que cuanto más se repita, más concentrado se obtendrá este aceite casero. Guárdelo en un frasco con cierre hermético y en lugar oscuro. Aplíquelo sobre la piel 2-3 veces a la semana, siempre después del baño y con la ayuda de un ligero masaje.

IMPORTANTE RECORDAR QUE…

La crema que le proponemos debe aplicarse después del baño para conseguir una mejor hidratación y penetración dentro de las células que se encuentran formando parte de la piel.

En aquellas zonas de la piel que se encuentran más deshidratadas, resecas e incluso quebradizas (tobillos, pies, codos, manos), puede aplicarse este aceite casi a diario.

ACEITE DE ONAGRA

El aceite de onagra es un aceite extraído de las semillas de la onagra, planta ornamental introducida en Europa a principios del siglo XVII. Este aceite es muy rico en ácidos grasos esenciales poliinsaturados, entre los que destaca el ácido linoleico y el linolénico, ambos imprescindibles para el metabolismo e indispensables para la estabilidad de las membranas de las células de todo el organismo, para el desarrollo del sistema nervioso, el equilibrio del sistema hormonal, coagulación de la sangre y otros procesos. Por esta razón está indicado en el caso de aumento de colesterol en la sangre, alteraciones de la circulación de la sangre, alteraciones genitales, afecciones del sistema nervioso, cambios de conducta, del sistema inmunitario y reumatismo, entre otras patologías.

REMEDIO Y ELABORACIÓN

SEMILLAS DE ONAGRA MACHACADAS

Ingredientes

1 puñado de semillas de onagra

Elaboración y empleo

Para combatir las erupciones de la piel, uno de los remedios más sencillos es machacar un puñado de semillas de onagra y frotarlas sobre la zona afectada (con 2 o 3 veces las lesiones se reducen considerablemente).

CÁPSULAS O COMPRIMIDOS DE ACEITE DE ONAGRA

Ingredientes

Cápsulas ya preparadas

Elaboración y empleo

Hay diversos preparados comerciales en los que el aceite de onagra se encuentra encapsulado, en forma de comprimidos o similar. Aunque resulta un poco caro comparado con otros aceites, dosis de 2-4 gramos al día son suficientes para conseguir los efectos deseados y dirigidos a combatir el colesterol, alteraciones circulatorias, del sistema nervioso, genitales o del sistema inmunitario.

IMPORTANTE RECORDAR QUE...

No utilizarlo en menores de dos años; de dos a cinco años, solo usarlo de forma externa y a partir de los cinco años, por vía externa e interna.

El aceite de onagra constituye un buen remedio para muchos problemas dermatológicos como es el caso de acné, arrugas, sequedad de piel, fragilidad de uñas y de cabello.

ACNÉ

El acné consiste en la infección e inflamación de las glándulas sebáceas (productoras de sebo o grasa) de la cara, cuello y pecho. Es más frecuente en la adolescencia y en aquellos casos en los que la producción de grasa en la piel es abundante, ya que las glándulas se taponan y se contaminan con bacterias que siempre hay en la piel.

REMEDIO Y ELABORACIÓN

PEELING DE SAL MARINA Y MASCARILLA DE ARCILLA

Ingredientes

1 puñado de sal marina y agua templada
Zumo de un limón
1 cucharada sopera de arcilla verde

Elaboración y empleo

En un bol pequeño mezcle la sal marina con el agua templada y aplíquela sobre la cara con un suave masaje. Deje un par de minutos y luego elimínela suavemente con la ayuda de una esponja. Mientras tanto, elabore la mascarilla de arcilla, mezclando el zumo de limón y la arcilla hasta formar una especie de papilla. Aplíquela sobre la cara y déjela actuar durante 15-20 minutos. Transcurrido este tiempo, quítesela con la ayuda de agua de cocción de las hojas externas de una cebolla y déjela secar al aire. La frecuencia de uso es de una vez por semana, aproximadamente.

BOTÓN DE NÁCAR Y LIMÓN

Ingredientes

Zumo de medio limón
1 botón de nácar

Elaboración y empleo

Exprima en el interior de un vaso el zumo de medio limón e introduzca en él un botón de nácar. Deje reposar durante 24 horas. El botón se disuelve con el ácido del limón. Antes de acostarse, moje un algodón y aplique el líquido sobre los granos de acné. Por la mañana lávese la cara con agua templada.

CEBOLLA Y MANTECA DE CERDO

Ingredientes

1 cebolla
1 cucharada de manteca

Elaboración y empleo

Ponga una cebolla a asar. Luego pártala y sobre un trozo ponga la manteca de cerdo. Esta se deshace y todo junto se pone sobre el grano o la zona afectada si es más amplia. Tápela con una venda y sujétela. Repita en días sucesivos si es necesario. La cebolla tiene efectos antisépticos (contra los gérmenes) y por eso limpia.

HIPÉRICO Y ACEITE DE OLIVA

Ingredientes

Unas ramas de hipérico en flor
1 l de aceite de oliva

Elaboración y empleo

Las ramas de hipérico en flor hay que cogerlas en junio-julio. Métalas en el interior de un litro de aceite de oliva en un frasco de cristal transparente y expóngalas al sol durante unos días, hasta que el aceite tome un color rojo cobrizo similar al coñac. Aplique un poco del líquido directamente sobre el grano y desaparecerá sin dejar marcas. También es muy útil este remedio en caso de herpes.

IMPORTANTE RECORDAR QUE...

La sal marina contribuye al tratamiento del acné, ya que con ella se realiza una limpieza de la piel eliminando restos de células y otras sustancias que la contaminan. Gracias a la arcilla que se puede añadir desarrolla un efecto antiséptico, contra los gérmenes, reduciendo su presencia en la piel y evitando la infección, además de equilibrar la producción de grasa desde las glándulas y abrir todos los poros.

Hay diferentes tipos de arcilla, pero cuanto más pura sea, más blanca es. Sus efectos regeneradores, de limpieza y antisépticos, se verán potenciados si se practica una alimentación rica en frutas y verduras (por el elevado contenido en vitaminas A, C y E), reduciendo el uso de chocolate, alcohol, té, café, embutidos y azúcar.

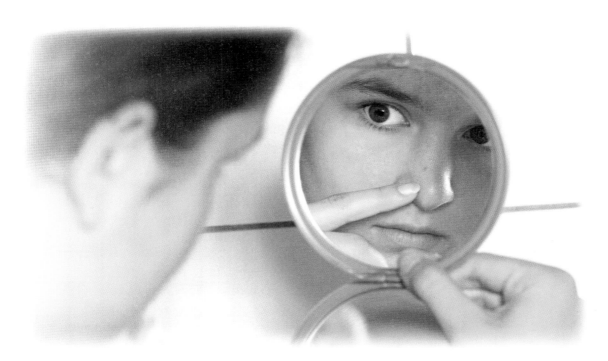

ACNÉ · CICATRICES

Como ya se ha indicado en el apartado anterior, la mejor forma de tratar los granos del acné consiste en una buena higiene de la piel afectada, complementado con una alimentación adecuada. Y sobre todo, sol, tomar el sol con precaución. Los rayos solares aceleran la curación de los granos evitando la formación de marcas y cicatrices, aunque hay quien querrá ganar tiempo extrayendo el contenido de los puntos rojos...

REMEDIO Y ELABORACIÓN

UNGÜENTO CONTRA CICATRICES

Ingredientes

1 trozo de jabón verde o Lagarto
3 cucharadas de aceite de oliva
3 cucharadas soperas de zumo de limón
Unas gotas de azufre (de abono de las plantas)

Elaboración y empleo

Mezcle bien el jabón con el aceite de oliva, el zumo de limón y unas gotas de azufre hasta formar una especie de pomada. Aplique este un-

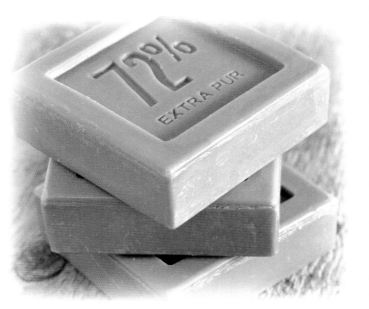

güento sobre el grano, déjelo unos minutos (8-10 minutos) y luego límpielo con agua templada.

INFUSIONES DE MILENRAMA

Ingredientes

1 cucharada sopera de milenrama
1 vaso de agua

Elaboración y empleo

Con los ingredientes citados, elabore una infusión de milenrama. Déjela reposar 10 minutos y, tras colar el líquido, moje en él una gasa que luego aplicará, durante unos minutos, sobre la zona afectada por los granos. Practique este remedio todos los días hasta notar mejoría. La milenrama o aquilea contiene cineol y azuleno, sustancias con propiedades antiinflamatorias.

UNGÜENTO DE NUEZ Y MIEL

Ingredientes

1 cucharadita de pétalos de caléndula en polvo
1 cucharadita de nuez moscada en polvo
1 cucharadita de miel de milflores
1 cucharadita de aceite de germen de trigo
½ l de agua destilada

Elaboración y empleo

Añada todos los ingredientes en un recipiente pequeño o bol y mézclelo a fondo, hasta conseguir una pasta homogénea. Seguidamente, aplique sobre las cicatrices, con la yema de los dedos, un poco de la pasta y déjela actuar durante 20 minutos. Después se enjuaga la cara con agua destilada tibia y, seguidamente, aplique en el rostro agua destilada fresca con un nebulizador. Conviene realizar este remedio en días alternos, para procurar borrar las cicatrices del acné.

IMPORTANTE RECORDAR QUE…

La manipulación de los granos de acné es la forma más fácil de contaminarlos con gérmenes, facilitar su agrandamiento, destruir los tejidos que están debajo y crear cicatrices que dejan marcas.

Los ingredientes del ungüento para cicatrices son potentes nutrientes e hidratantes de la piel. La caléndula es un gran antiséptico; la miel, además de antiséptico, es muy nutritiva para las células de la piel, y los aceites vegetales incluidos en el aceite de germen de trigo nutren y equilibran a fondo la piel consiguiendo borrar la cicatriz.

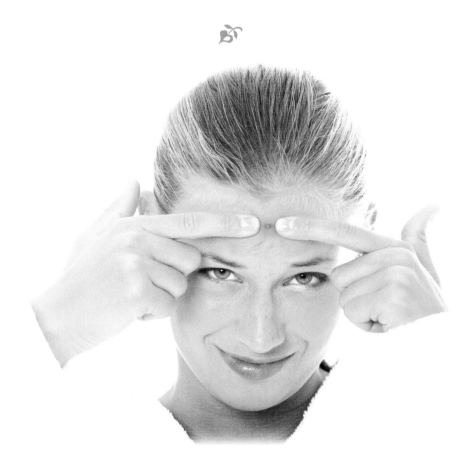

ALERGIA AL SOL · MANCHAS

Cada vez son más las personas que presentan reacciones alérgicas como consecuencia de la exposición a los rayos solares, especialmente a los más intensos del año que suelen tener lugar durante la primavera. Estas reacciones se caracterizan por la aparición en la piel de manchas rosadas, a veces ligeramente elevadas e incluso acompañadas de un ligero picor. Es relativamente fácil de comprobar su relación con el sol ya que casi siempre se presentan en las zonas expuestas a los rayos solares.

REMEDIO Y ELABORACIÓN

PROTECTOR DE PIEL CON NIEVE Y ACEITE

Ingredientes

Nieve y aceite de oliva virgen a partes iguales

Elaboración y empleo

Introduzca en un recipiente con cierre hermético o de rosca igual cantidad de nieve y aceite de oliva virgen. Agite ligeramente para formar un líquido homogéneo y guárdese en lugar seco y oscuro. Puede conservarse durante semanas y basta con aplicarse un poco del líquido sobre la piel antes de exponerla al sol, particularmente en primavera.

IMPORTANTE RECORDAR QUE...

Hay dos factores a tener en cuenta con este tipo de manchas: no siempre aparecen en las zonas descubiertas de nuestro cuerpo, pudiendo afectar también al tronco, aunque por lo general primero salen en las manos, brazos, cuello... El segundo aspecto a considerar es que el estado psicológico influye decisivamente en este tipo de alergias; cuanto más nerviosos y estresados nos encontremos, mayor y más frecuente será la reacción.

Este ungüento no es incompatible con los protectores solares que se utilizan habitualmente para proteger la piel, con el atractivo especial de que se potencian entre sí y además se hidrata la piel con el aceite de oliva.

ÁLOE VERA · CREMA NUTRITIVA

Esta planta es conocida desde tiempos muy antiguos por sus virtudes medicinales y para conseguir un aspecto más bello. Cleopatra la usaba con frecuencia y los médicos del año 1050 a.C. la describen como un gran producto curativo, y no es para menos, ya que en su composición se han aislado más de 140 sustancias activas diferentes que hacen que sea útil tanto para problemas internos como externos.

REMEDIO Y ELABORACIÓN

GEL DE ÁLOE VERA

Ingredientes

1 puñado de hojas de áloe vera
½ l de aceite de oliva virgen
1 botella con capacidad para ½ l o más, con tapón de rosca o cierre hermético

Elaboración y empleo

Corte en trocitos muy pequeños las hojas de áloe vera e introdúzcalos en la botella. Añada el aceite de oliva, cierre y deje macerar durante mes y medio. Pasado este tiempo, cuele el aceite para eliminar las hojas y guárdelo de nuevo en la botella, listo para ser empleado cuando se necesite. En caso de aplicarlo para embellecer la piel basta con extenderlo por la zona deseada un par de veces por semana (mejor después del baño). Si es para tratar un problema tipo acné, psoriasis, eczemas, etc., utilice el gel sobre la parte afectada un par de veces al día (mañana y noche).

IMPORTANTE RECORDAR QUE...

La elaboración de un gel con áloe vera es muy sencillo de realizar y le será de gran utilidad para hidratar, estimular y mejorar la piel, así como para limpiar heridas, acelerar la cicatrización, tratar quemaduras, eczemas, psoriasis, acné, herpes...

Una de cada 200 personas es alérgica al gel de áloe vera, razón por la cual se aconseja que cuando alguien pruebe por vez primera el gel se aplique solo una pequeña cantidad en una parte del brazo y espere 24 horas a ver si se produce algún tipo de reacción anómala (enrojecimiento, picor...).

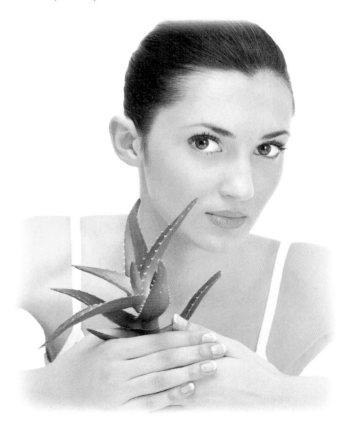

ARRUGAS

Debajo de la piel de nuestro cuerpo disponemos de más de 500 músculos que, además de participar de manera importante en el movimiento, también procuran una parte del aspecto a la piel. A esta situación debe añadirse el hecho de que la piel tiene una serie de fibras, como la colágena o la elastina, que le proporcionan tersura y elasticidad, debiéndose encontrar proporcionadas entre ellas. Esto es, si hay demasiado colágeno, aparecen las cicatrices, y si sobra elastina, la piel cuelga. Con el paso de los años los músculos, y particularmente en la cara, donde hay más de 26 pequeños músculos, pierden elasticidad y «tiran» de la piel formando las arrugas. A este proceso se añade un exceso de colágeno que proporciona dureza.

REMEDIO Y ELABORACIÓN

CREMA ANTIARRUGAS

Ingredientes

40 g de cera de abejas
200 g de almendras
125 g de agua de rosas
10 gotas de esencia de rosas
25 g de manteca de cacao

Elaboración y empleo

Introduzca todos los ingredientes en un recipiente al baño maría y cuando estén bien fundidos y mezclados apague el fuego y deje reposar la crema 10-15 minutos. Luego échela en un frasco de tapón de rosca y aplíquesela dos veces al día, por la mañana y por la noche.

MASCARILLA REJUVENECEDORA

Ingredientes

1 yogur
1 cucharada de miel
6 gotas de limón

Elaboración y empleo

Vierta el yogur en un platito hondo y añada la miel. Mezcle todo bien y eche las gotas de limón, removiendo de nuevo. Una vez obtenida una papilla homogénea, extiéndala sobre la cara y déjela actuar durante 15-20 minutos. Finalmente, elimínela con ayuda de agua tibia. Algunos días al mes, de vez en cuando, puede añadir a la mascarilla unas gotas de aceite de onagra o borraja para potenciar sus efectos.

MASCARILLA ANTIARRUGAS

Ingredientes

1 clara de huevo
6 fresas maduras
10 gotas de agua de rosas

Elaboración y empleo

Ponga las fresas en un paño de algodón y machaque con la misma mano para que salga el jugo de su interior, que irá cayendo en un bol o pequeño recipiente donde tendrá la clara de huevo a punto de nieve. Una vez mezclados estos ingredientes, añada las gotas de agua de rosas y mézclelo de nuevo. La mascarilla ya elaborada se pone en la cara y se deja actuar durante 10-15 minutos hasta que se seca y queda dura. Elimínela con ayuda de agua templada y seque el agua con pequeños golpecitos. Puede potenciar sus efectos si al final aplica sobre la cara un poco de infusión de manzanilla utilizando un algodón y dejándola secar libremente.

JUGO PARA PIELES SENSIBLES

Ingredientes

1 col

Elaboración y empleo

Licúe una col de tamaño mediano para obtener todo su jugo y aplíquelo sobre aquellas zonas de la piel que sean más sensibles, como es el caso del escote o de la espalda. Así reducirá su velocidad de envejecimiento.

IMPORTANTE RECORDAR QUE...

En el deterioro de los músculos de la cara y del colágeno de la piel intervienen factores externos como el exceso de rayos solares (oxida la piel) y la falta de actividad por parte de los músculos faciales (no masajearlos de vez en cuando, tener una cara inexpresiva, no sonreír nunca o «cara de mala leche»...).

La oxidación de la piel y con ello el envejecimiento no depende solo de los años, sino también de cómo se cuide. El sol, el tabaco, el alcohol, comidas grasas, especias y otros factores como el estrés aceleran su envejecimiento y la formación de arrugas, mientras que las frutas (son antioxidantes), verduras y optimismo protegen la piel.

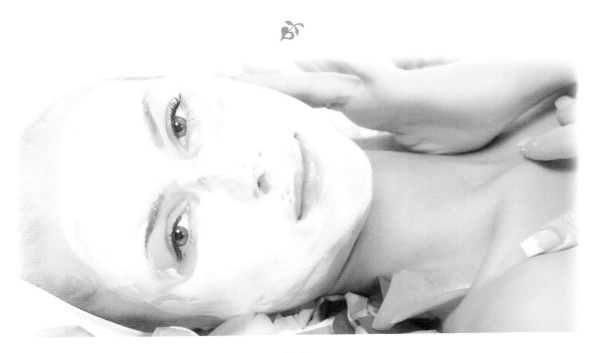

ARRUGAS · COMISURA LABIAL

Los labios se encuentran relacionados principalmente con dos músculos situados debajo de su piel. De una parte encontramos el llamado músculo orbicular de los labios, un músculo circular que da forma al labio superior e inferior, siendo el responsable de formar la «O», «D», etc., de los labios. El otro músculo es el llamado risorio de Santorini, un pequeño músculo que se extiende desde la comisura labial hacia fuera, a los lados, y que, como su propio nombre indica, participa en «tirar de la comisura labial hacia fuera» para provocar la sonrisa. Como indicamos en el apartado anterior, el de las arrugas, cuando los músculos se atrofian y empequeñecen, las arrugas hacen su aparición.

REMEDIO Y ELABORACIÓN

CREMA PARA ARRUGAS EN LA COMISURA LABIAL

Ingredientes

1 clara de huevo
1 cucharadita de harina integral de trigo

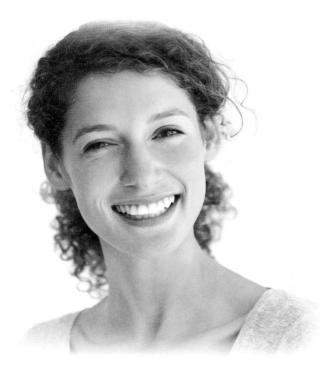

Elaboración y empleo

Bata la clara de huevo en un bol hasta que se encuentre a punto de nieve. Seguidamente, espolvoree la harina, al tiempo que mezcla con la ayuda de una espátula. Finalmente, quedará una pasta o crema homogénea. Para aplicarla basta con extender la crema por la comisura de los labios. Déjela actuar unos minutos hasta que se encuentre seca y dura, y elimine con agua tibia. Al principio hay que repetirlo durante 4 o 5 días seguidos y luego de vez en cuando cuantas veces se quiera o se necesite.

IMPORTANTE RECORDAR QUE...

Las arrugas de la comisura labial dependen sobre todo de las alteraciones del músculo risorio de Santorini y de la piel que cubre a este músculo.

Para mantener en forma los músculos y la piel de la comisura labial se recomienda que de vez en cuando efectúe pequeños ejercicios consistentes en realizar las vocales de forma exagerada durante 3-4 minutos. No olvide también que la sonrisa generosa es el mejor ejercicio para estos músculos.

CABELLO

El cabello es uno de los elementos dotados de mayor vitalidad dentro del cuerpo humano. Por término medio, contamos con 150.000 cabellos en nuestra cabeza que crecen a un ritmo de 1 centímetro cada mes. Además, las raíces de los cabellos siguen un movimiento de ascenso y descenso, es decir, cuando crecen se acercan a la superficie (y es más fácil perderlo si lo tratamos con rudeza); luego les sigue un período de más reposo (aunque sigue creciendo) y la raíz profundiza de nuevo en el cuero cabelludo. El color del cabello, al igual que el de la piel, depende de la cantidad de melanina y otros pigmentos oscuros que el pelo reciba desde la raíz. Las personas de cabello claro tienen menos pigmentos.

REMEDIO Y ELABORACIÓN

CORTAR EL PELO PARA QUE CREZCA MÁS

Ingredientes

Tijeras y luna creciente

Elaboración y empleo

Al igual que sucede con otras partes del organismo, como las uñas, el crecimiento del cabello se ve estimulado si lo cortamos durante la fase de luna creciente (recuerde: luna creciente, «de crecer»). Durante estos días, además de acelerar su crecimiento, conseguirá que se pierda menos e incluso que se fortalezca. Por el contrario, si quiere que crezca a una menor velocidad, solo tiene que cortarse el pelo o bien depilarse durante la luna menguante.

IMPORTANTE RECORDAR QUE...

Para mantener el cabello fuerte, sano y brillante procure tratarlo de la forma más natural y agredirlo lo menos posible con productos químicos y aparatos diversos, incluido el secador de pelo.

No es aconsejable lavarse el cabello todos los días, aunque solo sea con agua, ya que a la larga lo debilita y el posterior cepillado puede favorecer la pérdida de raíces y pelos. Igualmente, y tal y como sucede con los dientes, el pelo sufre un choque térmico cuando se lava con agua muy caliente. El agua debe estar a la misma temperatura que el cuerpo, 31 grados centígrados, ya que el cabello, en el fondo, es una extensión de nuestra piel.

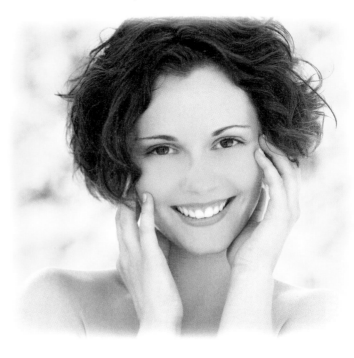

CABELLO RUBIO

En la antigua Roma, a las mujeres les encantaban las tonalidades rubias para teñirse los cabellos. Para ello acudían a toda una gama de preparados, si bien no calculaban las fórmulas utilizadas ni los productos tan fuertes que usaban. Ese fue el motivo principal que les llevó a padecer fuertes alopecias. El color del cabello se forma en la raíz por medio de los pigmentos celulares que adquieren diferentes matizaciones. Esta es la causa de que existan tantas gamas en el color del pelo, desde el rubio o rojo hasta el negro más oscuro, y vienen determinadas por la carga hereditaria.

REMEDIO Y ELABORACIÓN

LOCIÓN PARA MANTENER EL TONO RUBIO DEL CABELLO

Ingredientes

2 cucharadas grandes de manzanilla
½ l de agua
Zumo de un limón
2 cucharadas soperas de agua oxigenada

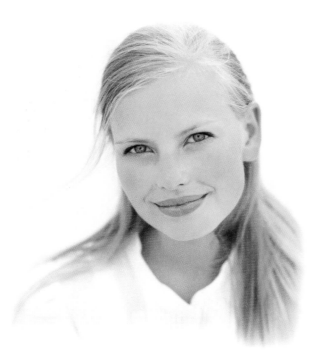

Elaboración y empleo

Hierva el agua con la manzanilla hasta reducir su volumen a la mitad y déjela enfriar. Añada el zumo de limón y el agua oxigenada. Cuele todo y guárdelo en una botella con tapón de rosca. Aplique al cabello mediante fricciones suaves que actúen sobre la raíz del pelo. Si se quiere perfumar el cabello, puede añadir agua de rosas.

IMPORTANTE RECORDAR QUE…

El encanecimiento del pelo está relacionado con las hormonas sexuales del hombre o de la mujer. Cuando la producción de hormonas disminuye a medida que avanza la edad, el pelo se va poblando de canas. Las canas en personas jóvenes (20 años) tienen origen genético (herencia).

Los impactos psicológicos o fuertes conmociones psíquicas y las preocupaciones duraderas pueden provocar un encanecimiento prematuro, aunque también puede deberse a la carga hereditaria.

CABELLO Y SOL

Una exposición prolongada e indiscriminada al sol es altamente perjudicial para la piel y el cabello, ya que los reseca considerablemente. Si se somete el cabello a una temperatura muy elevada, se destruirán los folículos pilosos del cuero cabelludo, consiguiendo que se vuelva frágil y quebradizo, a la vez que seco, áspero y sin brillo.

REMEDIO Y ELABORACIÓN

MAYONESA DE LIMÓN

Ingredientes

Mayonesa de un huevo entero
Zumo de ½ limón
20 gotas de esencia de romero
¼ l de aceite

Elaboración y empleo

Mezcle la mayonesa con el zumo de limón y eche un chorrito de aceite, bata con la batidora y seguidamente eche el resto de aceite. Bata de nuevo y añada 20 gotas de esencia de romero. Aplique la mayonesa por todo el pelo frotando un poquito las raíces del cabello y el resto del pelo. Espere 20 minutos y después aclare con agua templada. En la primera semana se puede aplicar este remedio 2-3 veces, la semana siguiente una sola vez. Con ello se fortalecerá el pelo y recuperará su brillo.

IMPORTANTE RECORDAR QUE…

Al igual que con el sol, el cabello se resiente de forma notable con los tintes, lacas y particularmente el empleo de secadores a temperatura elevada (deben tener aire templado o a la menor temperatura) que facilitan la formación de un pelo más frágil.

Tampoco se debe estar todo el día con la cabeza tapada, ya que de esta forma se impide la oxigenación, tan necesaria para el crecimiento y fortalecimiento del cabello.

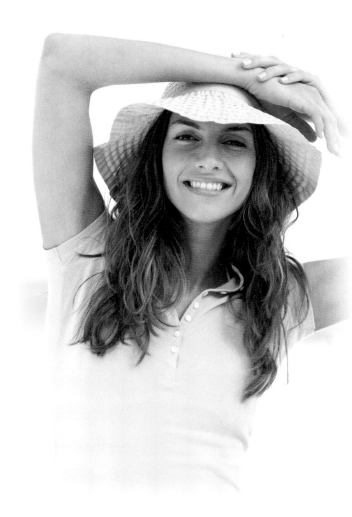

CALVAS REPENTINAS

Las calvas que se producen lentamente, con el paso de los años, se encuentran ligadas a la carga genética de cada persona, lo que hace que unas personas (sobre todo los hombres) tengan calvas desde los veinticinco años en adelante, mientras que otras a los sesenta todavía muestran un cabello abundante. Sin embargo, las calvas repentinas, aquellas que se manifiestan en pocos días o semanas, son el resultado de graves alteraciones en la llegada de sangre al cuero cabelludo, que, por hacerlo de forma insuficiente, facilita la fragilidad y caída del cabello.

REMEDIO Y ELABORACIÓN

RALLADURA DE JENGIBRE

Ingredientes

Jengibre y agua

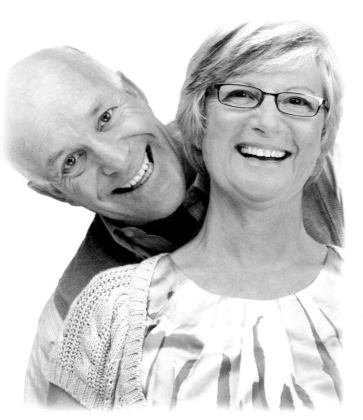

Elaboración y empleo

Ralle jengibre hasta llenar por completo una cuchara sopera y caliéntela con un poco de agua (otra cucharada). Dicha mezcla quedará pastosa y se aplicará dos veces al día en la zona de la calva, al tiempo que realiza un pequeño masaje (3 minutos) en esa zona. Ha de practicar este remedio hasta conseguir que comience a salir de nuevo el pelo. No lave la zona de la calva hasta por lo menos media hora después de la aplicación de la pasta. Los efectos del jengibre se deben a que mejora la circulación de la sangre y con ello su llegada a la raíz del cabello.

IMPORTANTE RECORDAR QUE…

Una de las causas más frecuentes de calvas repentinas son las situaciones de shock emocional, nerviosismo, estrés o bien alteraciones del metabolismo o de la circulación de la sangre.

Para prevenir la pérdida del cabello, además de cuidarlo con esmero, hay que procurar una vida menos estresada y más tranquila, sin grandes agobios. Afortunadamente, muchas de estas calvas por impactos emocionales se recuperan en unos meses… siempre y cuando no se prolongue el estrés.

CANAS

El pelo, cuando pierde los pigmentos que le dan color, adquiere un tono blanquecino que se denomina «canas». La aparición de las canas depende de varios factores: la carga genética o herencia que lleva cada persona, las hormonas sexuales y su incidencia sobre el cabello (cuando disminuyen, las canas aparecen con más frecuencia) y la llegada de sangre al cuero cabelludo, de tal forma que si hay problemas de circulación en esta zona, las canas surgen con más frecuencia. Combinando estos factores se puede comprobar que hay personas canosas a los veinticinco años (por sus genes o herencia), a los cuarenta (quizá por el ritmo de vida y estrés) o, lo que es más frecuente, a los sesenta (por las modificaciones en la llegada de sangre al cuero cabelludo).

REMEDIO Y ELABORACIÓN

ZUMO PARA RETRASAR LAS CANAS

Ingredientes

1 rodaja de berza o repollo
2 zanahorias
1 puñado de espinacas

Elaboración y empleo

Pique un poco y licue todos los ingredientes para obtener un buen zumo. Puede tomarlo todas las mañanas si observa que las canas comienzan a aflorar entre el cabello antes de tiempo. La berza es rica en betacarotenos y azufre; la zanahoria, en betacarotenos, y las espinacas en provitamina A; todas estas son sustancias aliadas del cabello y su perfecto estado.

CHAMPÚ CON HOJAS DE HIEDRA

Ingredientes

1 l de agua
2 puñados de hojas de hiedra

Elaboración y empleo

Cueza en un litro de agua las hojas de hiedra durante unos minutos. Cuele y guárdelo en una botella. Use una o dos veces por semana, siempre a la hora de la ducha, como cualquier otro champú.

IMPORTANTE RECORDAR QUE...

Hay alimentos que favorecen la conservación del color del pelo y reducen las canas o su frecuencia de aparición. Los albaricoques y melocotones bien maduros contienen ácido pantoténico que tiene la facultad de proteger contra el encanecimiento del pelo.

Los tintes artificiales no son buenos para la salud del cabello y a la larga incrementan su fragilidad y encanecimiento.

CASPA

La caspa representa una pequeña alteración de la piel del cuero cabelludo, a modo de dermatitis seborreica. Esto significa que la velocidad de recambio de las células en esta zona se encuentra acelerada. Las células muertas de la piel que hay alrededor de los pelos se producen con mayor rapidez y se desprenden continuamente. Puede aparecer por usar y abusar de los champús, lacas, geles y espumas, los lavados de cabeza con agua muy fría o muy caliente. Otras veces se relaciona con la debilidad de la circulación de la sangre del cuero cabelludo por ansiedad, estrés...

REMEDIO Y ELABORACIÓN

CEBOLLA CON LIMÓN

Ingredientes

Un poco de cebolla
Zumo de ½ limón

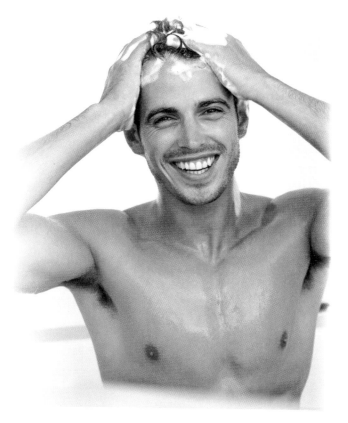

Elaboración y empleo

Ralle el trozo de cebolla muy fino y añádale el zumo de limón. Deje reposar en un plato 5 minutos, mezcle bien y aplique directamente sobre el cuero cabelludo con la ayuda de un suave masaje. Aplíquelo un par de veces por semana.

ORINA

Ingredientes

Un poco de orina

Elaboración y empleo

Por la mañana, coja una pequeña cantidad de orina y aplique un pequeño masaje en el cuero cabelludo utilizando la yema de los dedos. Deje actuar de 3 a 5 minutos y lave el cabello con normalidad. Practíquelo cada 3 días y la caspa desaparecerá lentamente.

MASAJE CAPILAR

Ingredientes

Ninguno en especial

Elaboración y empleo

Aproveche la aplicación del champú en el lavado de cabeza para masajear de 5 a 10 minutos el cuero cabelludo. Con ello mejorará de forma notable la eliminación de células muertas y, lo que es más importante, la circulación de la sangre.

IMPORTANTE RECORDAR QUE...

El zumo de limón da un brillo espectacular al cabello y evita la caspa, al igual que el aguacate, que además lo fortalecerá y suavizará.

La cebolla es un gran enemigo de la caspa por el azufre que contiene su aceite. Además, con su aplicación conseguirá evitar la caída del cabello.

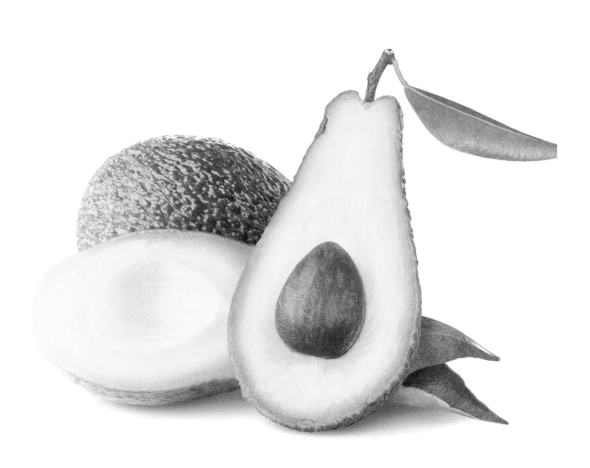

CELULITIS

Por lo general, las células grasas del organismo se sitúan en el tejido adiposo o graso situado debajo de la piel y alrededor de algunos órganos internos, presentando en estas zonas una gran movilidad o facilidad para desplazarse a territorios cercanos. En el caso de la celulitis, la grasa dispuesta debajo de la piel de muslos y caderas se encuentra atrapada entre una malla de fibras de tejido conjuntivo, las cuales tiran de la piel y forman la llamada «piel de naranja», una especie de piel con pequeños socavones y puntitos. Se considera que esta especial situación está relacionada con un trastorno de tipo circulatorio, el cual provoca un menor intercambio entre las células de la sangre y las células grasas que se sobrecargan de agua, toxinas y grasa.

REMEDIO Y ELABORACIÓN

MASAJE CON VINO BLANCO

Ingredientes

1 vaso de vino blanco
1 guante de crin
1 hueso de aguacate o una nuez

Elaboración y empleo

Aplique vino blanco en la zona afectada con un guante de crin y realice un masaje circular durante 3 minutos. Continúe el masaje con el hueso de aguacate o nueces durante otros 3 minutos. Termine con una ducha-masaje de agua fría sobre la zona celulítica. Practíquelo a diario.

EJERCICIOS ESPECÍFICOS

Ingredientes

Ninguno en especial

Elaboración y empleo

Todos los días, practique algunos ejercicios específicos que aliviarán la zona afectada. Por ejemplo: caminar con los glúteos por los pasillos de casa durante 5 minutos. Dedicar treinta minutos al día al paseo, bicicleta, natación u otra actividad física para movilizar la grasa de esa zona.

SUDAR

Ingredientes

1 bolsa de basura

Elaboración y empleo

Coja una bolsa de basura, corte las puntas del fondo, introduzca las piernas y fije la bolsa en su cintura con un cinturón o similar. Puede situar la bolsa encima del pantalón del chándal. Con la bolsa así dispuesta, realice sus tareas habituales en casa durante 2 horas. De esta manera el calor de la zona con celulitis será mayor y perderá mucha agua reduciendo su volumen, al tiempo que se incrementa la llegada de sangre y la entrada de la grasa desde las células a los vasos sanguíneos. Practíquelo todos los días. Puede sustituir la bolsa de basura por un pantalón corto poco transpirable que retiene el calor (se venden en establecimientos deportivos).

ACEITES ESENCIALES

Ingredientes

Un poco de aceite esencial de alguno de los siguientes productos: limón, cedro, ciprés o romero

Elaboración y empleo

Aplique mediante un suave masaje el aceite esencial sobre la zona afectada durante 5 minutos. Este remedio ha de practicarse dos veces al día (la constancia es decisiva en los resultados). Los efectos de estos aceites se deben a que eliminan y disuelven los depósitos de grasa y agua.

IMPORTANTE RECORDAR QUE...

Para aliviar la celulitis se debe huir de las prendas apretadas, del sedentarismo, del calor excesivo (baños calientes, saunas, largas exposiciones al sol) y combatir el estreñimiento con una alimentación rica en fibra (fruta, verduras, pan integral).

Potenciará estos remedios si evita el consumo de fritos, sal, café, alcohol y bebe diariamente 2 litros de agua.

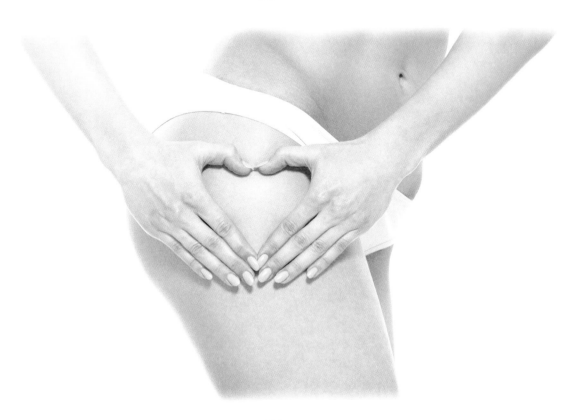

CHAMPÚ PARA NO LAVARSE LA CABEZA

Para no dotar al pelo de fragilidad y sequedad no se debe abusar de los lavados de cabeza con champú, además de emplear, a ser posible, champús con ph neutro que son los menos agresivos para el pelo. Con el fin de tener otras opciones a la hora de lavarse la cabeza sin tener que emplear el champú, se propone un sistema eficaz en sus resultados y sencillo en su elaboración.

REMEDIO Y ELABORACIÓN

LOCIÓN CHAMPÚ DE URGENCIA

Ingredientes

Un poco de agua de colonia (de rosas u otras)
Un pedazo de tela limpio o venda
Un peine o cepillo

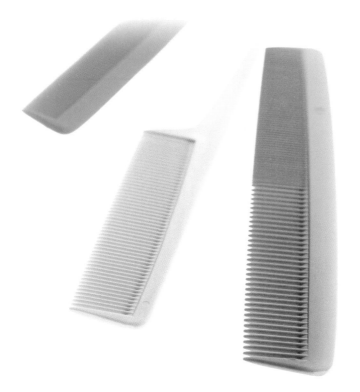

Elaboración y empleo

Envuelva con la tela el peine o cepillo, procurando que las púas lo atraviesen y después moje la tela con la colonia. Cepille enérgicamente el pelo y el cuero cabelludo, varias veces, hasta que la suciedad del pelo se quede en la tela.

IMPORTANTE RECORDAR QUE...

Uno de los elementos que lesionan con más frecuencia la raíz y el cuerpo del pelo es el secador, en particular por las elevadas temperaturas con las que se utiliza generalmente.

Siempre que pueda (en la ducha, durante el cepillado del pelo) aplique un ligero masaje sobre el cuero cabelludo, durante 3-4 minutos, para mejorar la circulación de la sangre y la nutrición de esta zona.

CREMA DE LA ABUELA ESTEFANÍA

Aplicaciones: herpes, forúnculos, diviesos, granos y heridas infectadas. Posee propiedades desinfectantes y cicatrizantes.

REMEDIO Y ELABORACIÓN

CREMA DE LA ABUELA ESTEFANÍA

Ingredientes

1 l de aceite de oliva de primera presión en frío
200 g de cera virgen
1 vaso de vino tinto
25 hojas frescas de «lengua de gato»
1 perola de acero inoxidable o esmaltada

Elaboración y empleo

Cueza todos los ingredientes durante 45 minutos a fuego lento. Remueva con una cuchara de palo de vez en cuando. Retire del fuego, deje enfriar el líquido y, cuando se encuentre templado, pase la mezcla a varios tarros. Guárdelos en un sitio fresco y seco.

IMPORTANTE RECORDAR QUE...

Esta crema tiene la ventaja de que, además de sus buenos efectos, es muy barata en sus ingredientes y se puede conservar durante ¡3 años!

Para preparar este remedio no debe utilizar una perola de barro (desprende sales de plomo) ni de aluminio, cobre o hierro (desprenden óxido).

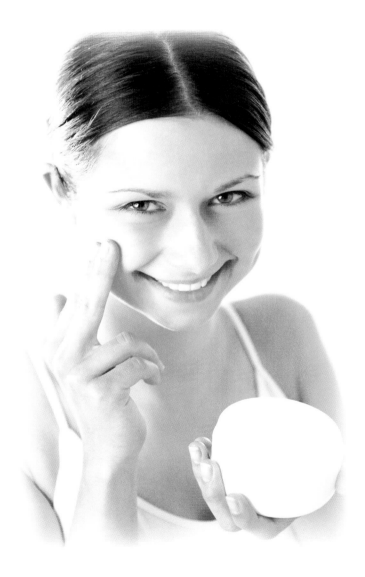

CREMA DE AGUACATES

El aguacate ya era muy apreciado por los antiguos incas y aztecas. De hecho, la palabra *aguacate* significa, en el idioma azteca, «testículo», por su forma. El aguacate es la fruta fresca con mayor contenido de vitamina E (un gran antioxidante). El aceite de aguacate es empleado por la industria cosmética por sus propiedades: fácil penetración en la piel gracias a las finas emulsiones a las que da lugar y desarrollo de efectos beneficiosos por las sustancias que contiene y que mejoran, sobre todo, las pieles secas.

REMEDIO Y ELABORACIÓN

CREMA NUTRITIVA PARA PIELES NORMALES

Ingredientes

60 g de aguacate
60 g de agua de rosas

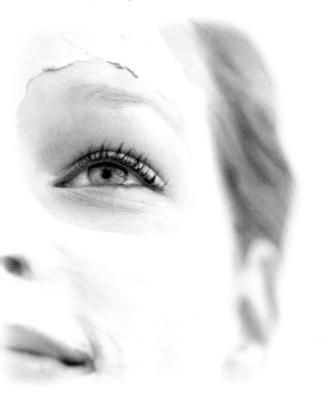

20 g de cera virgen
2 cucharadas de aceite de germen de trigo

Elaboración y empleo

Caliente todos los ingredientes al baño maría, remueva ligeramente y cuando formen una mezcla homogénea, apague el fuego e introduzca la crema en un frasco cerrado. El aceite de germen de trigo actúa a modo de conservante durante por lo menos 10 días en la nevera. Aplique una vez al día sobre las zonas más sensibles de la piel.

IMPORTANTE RECORDAR QUE...

La industria farmacológica también se aprovecha del aceite de aguacate, sobre todo porque las sustancias curativas que incluye son eficaces en caso de lesiones en la piel.

El fruto del aguacate aplicado directamente sobre la piel y formando una capa muy fina también puede utilizarse a modo de crema nutritiva. Basta con dejarle actuar durante 20 minutos y luego eliminar con agua templada. Si se come, como tiene ácidos grasos poliinsaturados, colabora a reducir el colesterol malo, además de mejorar el hierro y aportar fibra.

CREMA PARA MANCHAS Y PECAS

Las manchas y pecas de la piel representan zonas en las que la producción de melanina o pigmento de la piel se ha almacenado en una zona concreta. Las pecas se deben generalmente a la carga genética de cada persona, si bien es cierto que se ven favorecidas por las exposiciones al sol. No tienen ningún significado patológico aunque se debe observar su evolución y consultar en caso de que aumenten su tamaño, se agranden en altura o sangren (en estas circunstancias, como en el caso de los lunares, hay que acudir al especialista).

REMEDIO Y ELABORACIÓN

INFUSIÓN Y CREMA PARA MANCHAS Y PECAS PRODUCIDAS POR EL SOL

Ingredientes

100 g de raíz de diente de león
75 g de aceite de almendras amargas o de oliva virgen
25 g de cera de abejas
10 g de jugo de limón
1 g de aceite de rosas (6 gotas)

Elaboración y empleo

Elabore primero una infusión hirviendo la raíz de diente de león durante 15 minutos y déjela enfriar. Después fabrique la crema calentando todos los ingredientes al baño maría durante 15 minutos y sin dejar de dar vueltas. Apague el fuego, déjelo enfriar y guárdelo en un frasco con cierre de rosca. Por la mañana y por la noche lave la cara con la infusión de raíz de diente de león y, una vez que se ha secado la infusión, aplique la crema y déjela actuar durante 20 minutos, eliminándola después con agua templada. Practique este remedio para eliminar manchas o pecas por el sol durante 20 días seguidos.

IMPORTANTE RECORDAR QUE...

Las manchas se observan con más facilidad en las personas que se exponen con frecuencia al sol, ya sea por gusto, por cuestiones laborales o de otra índole. También aparecen en el envejecimiento de la piel.

Como las manchas están relacionadas con el envejecimiento de la piel, se debe aportar a nuestro organismo una mayor cantidad de antioxidantes o sustancias que retrasen este proceso y en particular frutas, verduras y hortalizas.

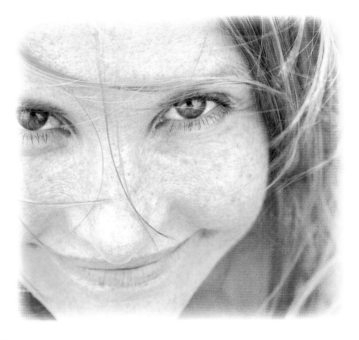

CUELLO · PIEL

En esta zona del cuerpo, junto con el contorno de ojos, la piel es más sensible y además es donde aparecen las primeras arrugas, motivo más que suficiente para que los cuidados sean precisos y continuos. La piel del cuello refleja con mayor rapidez los síntomas del envejecimiento porque es más fina y pobre en glándulas sebáceas que el resto. Por eso es necesario hidratarla a diario y aplicar una crema antiarrugas o un tratamiento específico.

REMEDIO Y ELABORACIÓN

TÓNICO PARA EL CUELLO

Ingredientes

Unas hojas de lechuga o col
3 cucharadas de miel
Zumo de ½ limón

Elaboración y empleo

Aplaste las hojas de lechuga o col y exprímalas hasta obtener 3 cucharadas de jugo. Mézclelo con la miel y el zumo de limón. Aplique el tónico sobre el cuello, en las manchas y arrugas, y déjelo actuar durante 20 minutos. Aclare con agua tibia.

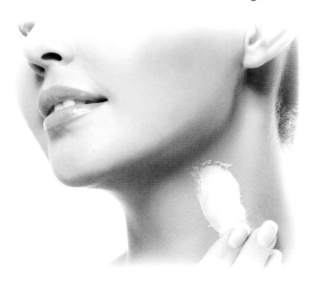

CREMA PARA LAS ARRUGAS

Ingredientes

40 g de manteca de cacao
20 cc de aceite de oliva virgen (1½ cucharadas)

Elaboración y empleo

Ponga al baño maría en un recipiente la manteca de cacao a fuego moderado, hasta que se funda; retírela después del fuego y agréguele el aceite, revolviendo muy bien hasta que se enfríe; después póngalo en un frasquito y queda listo (puede conservarse en la nevera). Esta crema es muy buena para las arrugas y pliegues de la piel, sobre todo la de la parte del cuello. Cuando se dé esta crema, aplíquela con suaves golpecitos desde el nacimiento del cuello hasta la barbilla dos veces al día, una por la noche y otra por la mañana. Al darse este masaje o aplicación, procure no estirar la piel ni pellizcarla.

INFUSIÓN TÓNICA PARA EL CUELLO

Ingredientes

½ l de leche entera hirviendo
25 g de hojas de perejil secas o 50 g si son frescas
25 g de hojas de romero secas o 50 g si son frescas.

Elaboración y empleo

Ponga en un recipiente o frasco las plantas y añada la leche hirviendo. Tape y deje reposar media hora, después fíltrelo y enváselo en un botellín y guárdelo en la nevera. Aplíquelo dos veces al día, una por la mañana y otra por la tarde, empapando un algodón en la infusión y, poco a poco, dándose golpecitos suaves sobre las zonas afectadas de arrugas y pliegues.

IMPORTANTE RECORDAR QUE...

Es fundamental para la integridad del cuello, piel y órganos internos realizar todos los días algún ejercicio de estiramiento como, por ejemplo, acercar la cabeza al hombro derecho tratando de tocarlo con la oreja, luego al hombro izquierdo, hacia delante pegando la barbilla al pecho y hacia atrás, la nuca a la espalda. Realice estos ejercicios 10 veces cada uno.

Las exposiciones prolongadas al sol favorecen la oxidación de la piel y la formación de pliegues y arrugas.

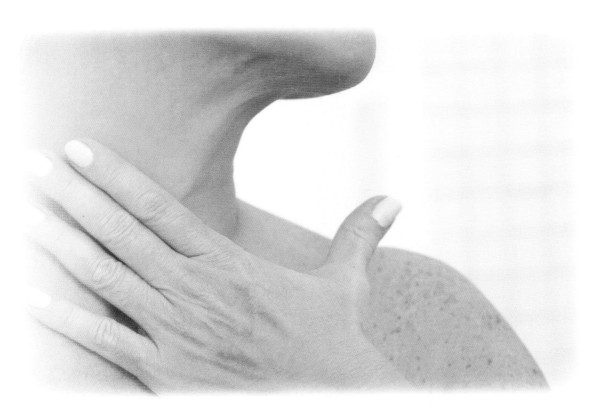

CUPEROSIS

Se conoce con el nombre de cuperosis o couperosis a los pequeños hilillos venosos o venillas dilatadas que suelen surgir en la cara, concretamente en los pómulos, nariz, mejillas y lóbulos de la oreja. La cuperosis aparece por debilitamiento de la piel y/o dificultad en el retorno de la sangre por las vénulas, ya sea por usar gafas apretadas, por presentar una tensión arterial elevada, etc.

REMEDIO Y ELABORACIÓN

HOJAS DE LECHUGA

Ingredientes

2 hojas de lechuga
2 uvas

Elaboración y empleo

Hierva la lechuga y colóquela sobre la zona afectada. La lechuga tiene vitamina C y reduce la inflamación eliminando el deterioro de la piel. Después de colocar 2-3 hojas (que se quitan cuando se enfrían), masajear la zona afectada con hollejos (la piel de la uva). Practique este remedio una vez al día.

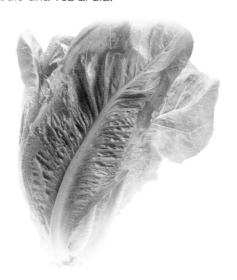

INFUSIÓN DE HOJAS DE LLANTÉN

Ingredientes

1 puñado de hojas de llantén o 1 cucharada de la planta seca

Elaboración y empleo

Hierva medio litro de agua con las hojas frescas o sola si están secas (en este último caso, añada una cucharada de la planta para infusión al hervir el agua). Apague el fuego, déjelo reposar 10 minutos, cuele y moje una gasa que aplicará sobre las zonas afectadas por la cuperosis y deje secar. Repítalo todos los días.

IMPORTANTE RECORDAR QUE...

Pueden paliarse con un mayor aporte de vitamina C al organismo ya que esta vitamina refuerza la pared de los vasos sanguíneos, además de constreñir o cerrar las venas y su apariencia es menor. El perejil, pomelo y naranjas contienen cantidades importantes de esta vitamina.

Para disminuir la cuperosis conviene reducir el consumo de café, té y alcohol, ya que estos hábitos contribuyen a dilatar las venas de la cara y otras zonas del organismo.

CUTIS · LIMPIEZA

La piel es una de las partes más activas de nuestro cuerpo; de hecho, por ella realizamos parte de la respiración, eliminamos toxinas y el recambio de células es constante. Se suda, se produce grasa que nos protege, recibe contaminantes externos, etc. Bajo estas condiciones resulta imprescindible mantenerla a punto y limpiarla con cierta frecuencia. Para realizar una buena limpieza de cutis, no resulta imprescindible pasar por un instituto de belleza. Hay que seleccionar aquellos productos que limpian, desinfectan (eliminan gérmenes) y nutren.

REMEDIO Y ELABORACIÓN

VAPORES DE TOMILLO

Ingredientes

1 cucharada o 1 rama de tomillo

Elaboración y empleo

Cueza en un cazo el tomillo y, a fuego lento, exponga el rostro a los vapores durante cinco minutos con una toalla en la cabeza. Para complementar el tratamiento puede aplicar después la crema de maíz.

CREMA DE MAÍZ

Ingredientes

2 mazorcas de maíz
1 cucharada de aceite de oliva
1 clara de huevo
Zumo de 1 limón

Elaboración y empleo

Bata un poco los granos de maíz junto con la clara de huevo y el zumo de limón. Sin batirlo del todo, añada la cucharadita de aceite de oli-

va y bata todo unos 2 minutos. Cuele la mezcla y luego fíltrela con una gasa a un bote de cristal. Aplíquela tres veces al día tras enjuagar la cara con agua. La crema durará un mes si la guarda en la nevera y la mitad a temperatura ambiente.

LECHE DE LIMÓN

Ingredientes

1 limón
1 cucharadita de aceite

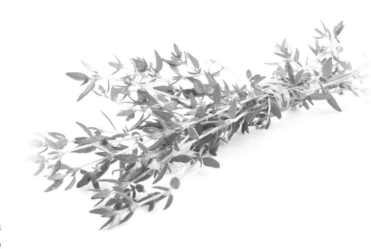

Elaboración y empleo

Parta el limón por la mitad y exprima un poco para que pierda parte del zumo. Eche una cucharadita de aceite y póngalo en la brasa de una candela o vela. El limón empieza a sudar y se hace como una leche, la cual se aplica con un paño sobre la cara, se extiende bien y se deja durante unos minutos. Aclárese luego la cara con agua templada.

UNGÜENTO DE JABÓN

Ingredientes

Un trozo de jabón verde Lagarto
1 cucharada de aceite de oliva
Zumo de ½ limón
Unas gotas de azufre (el mismo que se utiliza como abono para las plantas).

Elaboración y empleo

Mezcle el jabón con el aceite de oliva, el zumo de limón y el azufre. Muévalo todo bien a fuego lento hasta que quede como una especie de pomada. Aplique este ungüento sobre el grano o la herida facial, déjelo unos minutos y luego límpielo con agua templada.

IMPORTANTE RECORDAR QUE...

El tomillo es uno de los elementos que más se emplean para las limpiezas de cutis, desde la Antigüedad hasta nuestros días, ya que tiene efectos desinfectantes y tonificantes.

Gracias a los efectos del tomillo, los vapores de esta planta pueden utilizarse en lesiones de la piel como heridas, llagas, úlceras varicosas, sabañones y dermatitis.

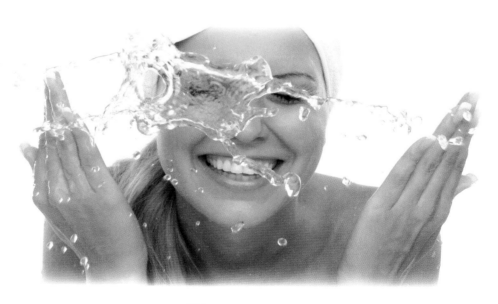

DEDOS AMARILLOS

La nicotina es un buen insecticida. Quizá sea esta su única aplicación beneficiosa, porque todo lo demás, como en el tabaco, son perjuicios: alteraciones de los pulmones, irritaciones bronquiales, problemas de laringe e incluso otros efectos menos graves como pueden ser las manchas amarillas de los dedos. Este es el resultado del contacto continuado del cigarrillo (del humo concretamente, con los dedos. La nicotina y otras sustancias penetran en las células superficiales de la piel y constituyen una coloración que no se elimina con el agua.

REMEDIO Y ELABORACIÓN

AGUA OXIGENADA

Ingredientes

Un chorrito de agua oxigenada

Elaboración y empleo

Empape una gasa con un chorrito de agua oxigenada y limpie con energía. frotando los dedos y las uñas que se encuentren manchados por la nicotina. Practíquelo varios días hasta que desaparezcan las manchas.

IMPORTANTE RECORDAR QUE...

La forma más fácil de evitar que se presenten estas manchas es evitar el consumo del cigarrillo hasta la boquilla. Hay que apagarlo un poco después de la mitad por dos razones: el humo impacta menos en los dedos y la mayor parte de las sustancias nocivas se encuentran acumuladas en grandes cantidades en el último tercio del cigarrillo.

Si los habitantes de Europa dejasen de fumar, la cifra de personas que fallecen por cáncer de pulmón sería la mitad.

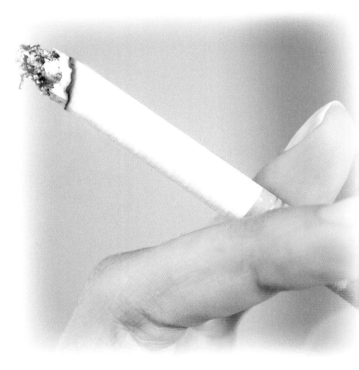

DESMAQUILLANTE

La actividad continuada de la piel exige el máximo cuidado, sobre todo cuando en ella se colocan multitud de productos (cosméticos, polvos, etcétera). Pero si por un casual no nos acostumbramos a eliminar el maquillaje y otros productos cada noche, la piel sufre el doble de lo normal, envejeciendo de manera precoz ya que en seguida aparecerán poros taponados, impurezas cutáneas, cutis cansado o marchito y arrugas faciales.

REMEDIO Y ELABORACIÓN

DESMAQUILLANTE PARA PIELES SECAS

Ingredientes

200 g de aceite de oliva
10 g de lecitina de soja
10 g de jugo de limón

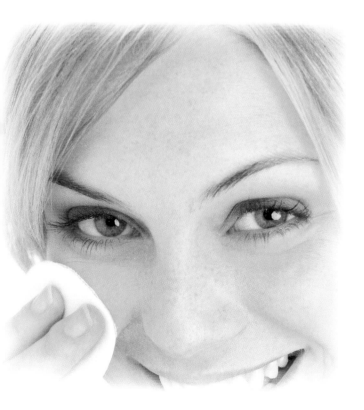

Elaboración y empleo

Mezcle todos los ingredientes en un recipiente y remueva hasta conseguir una crema homogénea que guardará en un bote con tapón de rosca. Antes de usarlo conviene agitar bien para que se mezclen los componentes. Aplíquela cada noche con la ayuda de un algodón, extendiéndola por la cara hasta que no quede ninguna impureza o suciedad.

IMPORTANTE RECORDAR QUE...

Al igual que la aplicación diaria de crema, la limpieza de la cara todos los días es uno de los pilares fundamentales para el cuidado del cutis. Solo así se conservará hermoso, fresco y limpio por mucho tiempo.

El aceite de oliva, el limón y la lecitina de soja tienen, en conjunto, abundante vitamina C y E, y poseen propiedades antioxidantes (rejuvenecedoras), desinfectantes y nutritivas, además de ser bien tolerados y fácilmente absorbidos por la piel.

FLACIDEZ

La flacidez de una zona determinada del cuerpo depende de varios factores y en particular tres: exceso de grasa en el panículo adiposo subcutáneo (debajo de la piel), tono muscular de los músculos demasiado débil por falta de movilidad o bien acumulación de líquido linfático, algo similar a los edemas, que convierten la zona en blanda y fláccida. De entre estas posibles causas, las dos primeras son las más frecuentes, por lo que para combatir cualquier tipo de flacidez hay que cuidar la alimentación (evitar un consumo elevado de calorías y en particular de grasa) y practicar alguna actividad física.

REMEDIO Y ELABORACIÓN

ACEITE DE GERMEN DE TRIGO

Ingredientes

5-8 gotas de aceite de germen de trigo

Elaboración y empleo

Extienda las gotas por las zonas del cuerpo que desee tratar aplicando un suave masaje con las manos. También puede aplicarlo por todo el cuerpo. Eso sí, conviene hacerlo 15 minutos antes del baño (para dejarle tiempo a actuar) y con movimientos circulares desde los pies al corazón y desde el cuello al pecho, facilitando así el drenaje linfático.

DRENAJE LINFÁTICO

Ingredientes

Ninguno en especial

Empleo

Realice pequeñas maniobras de amasamiento sobre la zona afectada (piernas, brazos), siempre en dirección de los pies al corazón y del cuello al pecho. Con esto «ordeñará» los vasos linfáticos y extraerá el líquido acumulado que produce la flacidez. No realice este tipo de maniobras en caso de existir una infección local, ya que podría facilitar la difusión del germen.

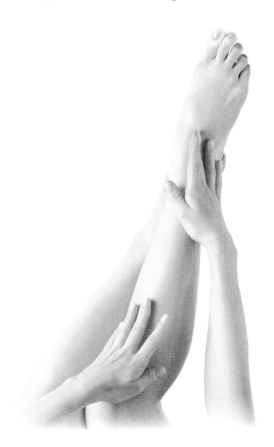

IMPORTANTE RECORDAR QUE…

Si practica todos los días un poco de actividad física (en particular gimnasia, que movilice los músculos de las zonas más blandas), reducirá la flaccidez de una manera importante.

El aceite de germen de trigo es muy rico en ácido linolénico, similar al aceite de soja, el cual, además de nutrir la piel, también protege el corazón y las arterias. En los cuidados de la piel tiene muchas aplicaciones si se emplea con aceites esenciales: con 5 gotas de romero trata la celulitis, con ciprés es un buen tonificante para el pecho y con espliego y limón mejora las pieles grasas.

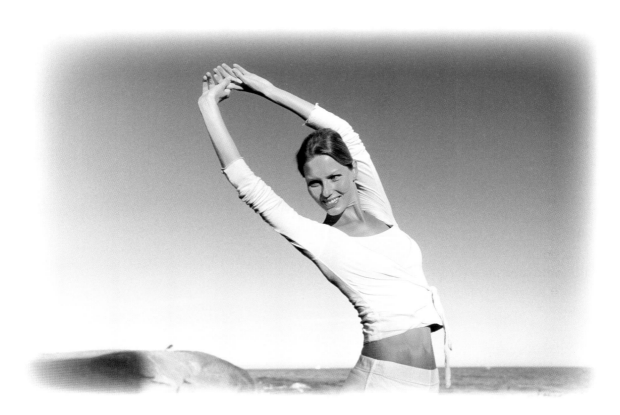

LABIOS · PROTECTOR

Las agresiones del medio ambiente y en particular las temperaturas frías hacen que la piel se agriete, siendo las partes expuestas al aire las que más lesiones presentan. Esto hace que los labios, durante otoño e invierno, se agrieten con facilidad, (es la parte del cuerpo con piel más fina, tanto que deja ver la abundante circulación de la sangre que hay debajo y le aporta color). Los labios se agrietan por efecto del mordisqueo, del frío o del calor, la sal, viento, comidas calientes o muy frías, herpes simple... Pero otra forma de agrietar la piel tiene lugar en las zonas duras, de roce, como los codos, talones y manos, grietas generadas por el contacto continuado con algo.

REMEDIO Y ELABORACIÓN

BARRITAS DE ESENCIA DE ROSAS

Ingredientes

100 g de manteca de cacao
32 g de aceite de oliva virgen de primera presión en frío
12 gotas de esencia de rosas

Elaboración y empleo

Ponga al baño maría la manteca de cacao y el aceite de oliva, siempre a fuego moderado. Una vez diluidos los ingredientes, retírelo del fuego y añada la esencia de rosas. Siga removiendo y, antes de que se enfríe, coloque la pomada en tubos hechos con papel de estaño. Déjelo enfriar durante unas horas y retire el papel de estaño para sacar las barritas ya hechas. Consérvelas en un frasco ancho o en cajitas. Aplique directamente sobre las zonas afectadas o posibles de verse alteradas por el frío y el roce.

IMPORTANTE RECORDAR QUE...

Las grietas deben prevenirse y en su caso tratarlas, porque de lo contrario suponen un buen caldo de cultivo para los gérmenes y se desarrollan infecciones con facilidad.

Para prevenir y en su caso tratar las grietas deben utilizar elementos hidratantes. Cualquier sustancia con estas características resultará beneficiosa (aceite, crema Nivea, etc.).

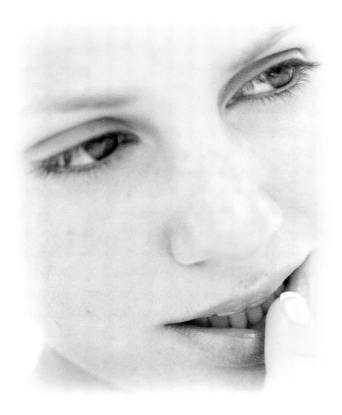

LENGUA · LIMPIEZA

La lengua es la parte de la cavidad bucal, junto con las caries, que muestra una mayor contaminación por gérmenes. Si la observamos con un microscopio podemos comprobar que la lengua es casi como una cordillera sin fin, un conjunto de miles de montañas con pequeños valles entre ellas, donde se alojan restos de comida, gérmenes, etc. En conjunto, forman la denominada placa lingual, un manto semilíquido muy contaminado que diariamente debemos eliminar.

REMEDIO Y ELABORACIÓN

CEPILLADO LINGUAL Y LIMONADA

Ingredientes

1 cepillo de dientes
1 chorrito de agua oxigenada o unas gotas de zumo de limón

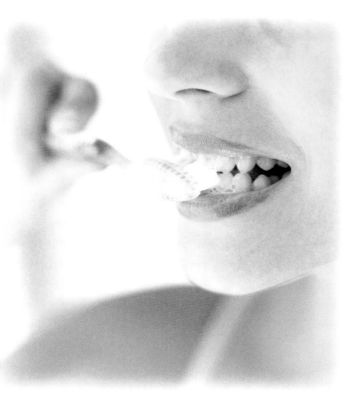

Elaboración y empleo

Después de cepillarse los dientes, debe pasar el cepillo por la lengua, con suavidad y cierta presión (no demasiada), de adelante atrás, haciendo líneas rectas, hasta alcanzar la raíz de la lengua (sin provocar arcadas). Una vez cepillada, haga enjuagues con medio vaso de agua al que le añadirá un chorrito de zumo de limón (de esta manera, también protege los dientes y aporta un agradable sabor).

IMPORTANTE RECORDAR QUE...

Si no eliminamos los restos que se acumulan en la lengua podemos favorecer las caries, el sarro, la gingivitis, además de otros problemas «a distancia», como molestias gástricas o intestinales.

Una de las causas más frecuentes del mal aliento, después de las caries y el tabaco, es el mal estado de la lengua.

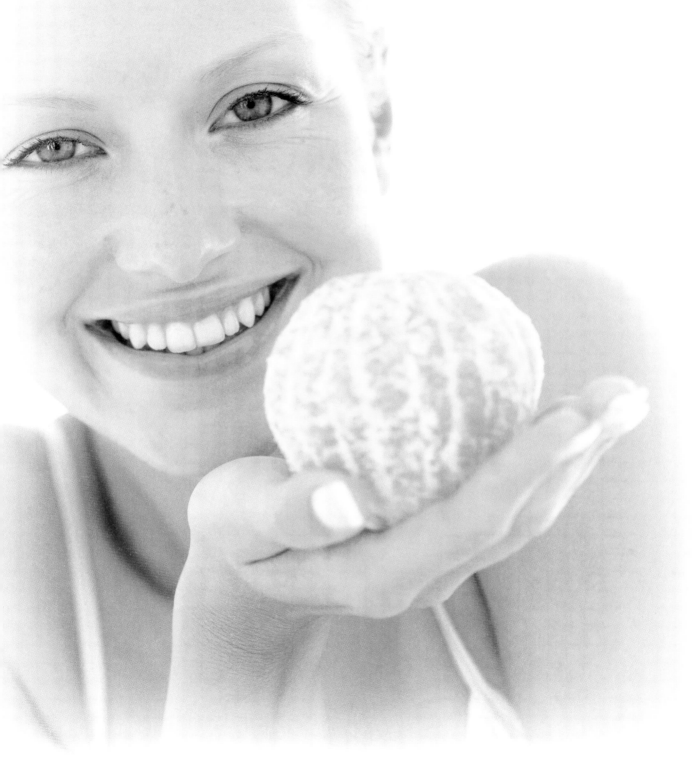

NUTRICIÓN

ACEITE DE GERMEN DE TRIGO

El aceite de germen de trigo contiene elevadas cantidades de vitamina E, razón por la cual es un gran aliado en los tratamientos de la piel como situaciones de flaccidez, pieles secas, signos de envejecimiento, etc. Si se emplea por vía interna (con infusiones) restablece el equilibrio de la piel, recuperando la tersura, flexibilidad y el tono; vigoriza el sistema nervioso y circulatorio; ejerce una acción reguladora sobre el sistema hormonal (sobre todo femenino); vitaliza y embellece el cuero cabelludo, pelo y uñas; fortalece el estado general. Si se emplea por vía externa colabora a regenerar los tejidos, hidrata y nutre la piel, favorece la cicatrización y suaviza las pieles ásperas.

REMEDIO Y ELABORACIÓN

FLEXIBILIZAR Y TONIFICAR LA PIEL

Ingredientes

Unas gotas de aceite de germen de trigo

Elaboración y empleo

Antes del baño extienda por el cuerpo unas gotas de este aceite realizando un pequeño masaje corporal con suaves movimientos circulares dirigidos desde los pies hacia el corazón y de la cara hasta el pecho. Déjelo durante 10 minutos y báñese con agua tibia.

CELULITIS, PIELES GRASAS

Ingredientes

Aceite de germen de trigo con aceite esencial de romero, limón o ciprés

Elaboración y empleo

Para hacer todavía más específica la acción del aceite de germen de trigo sobre la piel, puede mezclarlo con aceites esenciales. La proporción será de 5 gotas por cada cucharada de aceite de germen de trigo. Aplique la mezcla sobre la zona afectada todos los días. Para combatir la celulitis recurra al aceite esencial de romero; para tonificar la piel del pecho mezcle con aceite esencial de ciprés; para tonificar las pieles grasas, combine con aceite esencial de espliego o limón.

IMPORTANTE RECORDAR QUE...

Este tipo de aceite es el más concentrado en vitamina E (antioxidantes) de cuantos existen. Una sola cucharada contiene el triple de la cantidad diaria recomendada de esta vitamina.

El aceite de germen de trigo es un auténtico almacén de vitaminas B_1, B_2, B_6, folatos y vitamina E, así como ácido linoleico, un tipo de ácido del grupo omega-3, protector del corazón y de las arterias.

ADELGAZAR

En el 99 por 100 de los casos los kilos de más son consecuencia de ingerir una mayor cantidad de alimentos de la que en realidad necesitamos, debido, sobre todo, a que utilizamos demasiado el coche, el ascensor, los transportes públicos y, en definitiva, movemos muy poco nuestro cuerpo. Además, los alimentos más utilizados contienen un elevado valor calórico (fritos, embutidos, carnes, dulces industriales, etc.). Para adelgazar hay que realizar 4 o 5 comidas al día muy similares en cantidad, donde abunden las verduras, las frutas, los zumos, las hortalizas, cereales, legumbres y, en menor medida, carne, fritos, embutidos, mantequilla, margarina y dulces.

REMEDIO Y ELABORACIÓN

CREMA DE AVENA

Ingredientes

1 puñado de avena
Un poco de aceite de oliva virgen

Elaboración y empleo

Hierva la avena en un cazo con agua (dos vasos) durante 10 minutos. Añada el aceite y páselo por la batidora en el mismo cazo. Todos los días tome dos platos, uno en la comida y otro en la cena, durante un mínimo de 6 días seguidos.

ACEITES ESENCIALES

Ingredientes

A elegir el aceite esencial de limón, enebro, ciprés, geranio, cedro o menta

Elaboración y empleo

La aplicación sobre la zona deseada de uno de estos aceites esenciales colabora en la eliminación de grasas y lípidos. Aplíquelo todos los días con la ayuda de un ligero masaje circular o bien distribúyalo por todo el cuerpo. El momento ideal es después de la ducha. Los resultados son visibles en poco tiempo.

IMPORTANTE RECORDAR QUE...

Las dietas drásticas para reducir peso tienen muchas probabilidades de facilitar una mayor ganancia de kilos en los meses siguientes e incluso de sufrir obesidad, ya que no ayudan a adquirir hábitos alimenticios y pueden generar problemas del intestino.

Cuidado con el empleo de comprimidos, pastillas y píldoras para adelgazar, sobre todo aquellas que tienen en su composición diuréticos, laxantes, concentrados de fibra o anfetaminas y otras sustancias que reducen el apetito (anorexígenas).

AGUACATE

El 68 por 100 del aguacate es agua y cantidades significativas de calcio, hierro y fósforo. El aguacate es particularmente importante, por el tipo de aceite que incluye en su composición, para el tratamiento de la piel en cualesquiera de sus variantes. De hecho, el aceite de aguacate es empleado por la industria cosmética dadas sus propiedades: penetración fácil en la piel, almacenamiento en cantidades importantes en la grasa que hay debajo de la dermis y distribución regular por la zona afectada mejorando las molestias, particularmente sequedad, asperezas y grietas. También se aconseja utilizar el fruto del aguacate para ser consumido solo, con unas gotas de aceite de oliva o bien formando parte de una suculenta ensalada (posee efectos protectores para el sistema cardiovascular).

REMEDIO Y ELABORACIÓN

CREMA PARA PROTEGER LA PIEL

Ingredientes

60 g de aguacate
60 g de agua de rosas
20 g de cera virgen
2 cucharadas de aceite de germen de trigo

Elaboración y empleo

Caliente todos los ingredientes al baño maría. El aceite de germen de trigo se utiliza para conservar la crema al menos 10 días en la nevera, siempre que se mantenga el tarro herméticamente cerrado.

IMPORTANTE RECORDAR QUE...

El aceite de aguacate es reconocido por sus efectos beneficiosos desde hace miles de años; se dice que los incas y los aztecas ya lo utilizaban con muy diversos fines curativos.

La piel del aguacate, por su parte interna, es un buen exfoliante y ayuda a eliminar las células muertas y restos de impurezas que puedan afectar nuestra piel. Frote la piel de su cara y cuello, de vez en cuando, con ella.

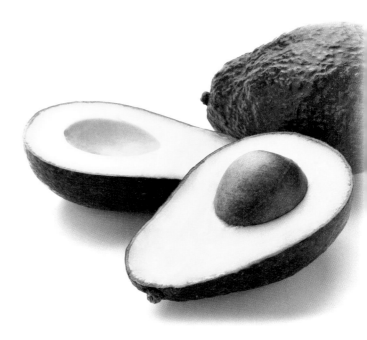

AJO

El ajo está formado por azúcares en un 75 por 100, aunque también contiene alicina, que le da el olor característico, sales minerales, hierro, azufre y vitaminas A, B_1, B_2, B_6 y C. Gracias a estos compuestos desarrolla efectos diuréticos, hipotensores, antisépticos, disminuye el colesterol en la sangre y la glucosa, siendo útil en el tratamiento de heridas, callos, lombrices, reúma y otras enfermedades, como se indica en el capítulo de «Su hogar, una farmacia natural». Aquí hablaremos de la tintura de ajo, una mezcla conocida desde hace más de 1.000 años en zonas como el Tíbet y muy difundida entre la cultura gitana. Entre sus efectos destacan deshacer los coágulos, prevenir el envejecimiento cerebral, retrasar la arteriosclerosis, combatir sinusitis, reúma, gastritis, úlceras de estómago, artrosis y hemorroides. También para frenar algunos tumores, tratar la impotencia, aliviar alergias, hipertensión e incluso la obesidad.

REMEDIO Y ELABORACIÓN

TINTURA DE AJO

Ingredientes

350 g de ajo
200 cc de aguardiente de orujo
1 bote de cristal de cierre hermético con capacidad para 1 l
1 recipiente pequeño con cuentagotas

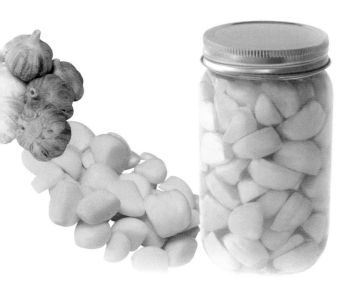

Elaboración y empleo

Pele ajos rojos en láminas, «a lo largo» y rellene el recipiente elegido. Cubra los ajos con el aguardiente y cierre herméticamente (que no pase nada de aire; para comprobarlo, dé la vuelta al frasco). Entiérrelo bajo tierra (en el campo, huerta, en un tiesto grande a 4 dedos de la superficie) y déjelo por espacio de 40 días; luego lo desentierra y, durante 3 días, lo deja por la noche al sereno y por el día lo mete en un armario. El último día lo filtra con una tela y lo pasa a un recipiente con cuentagotas. Tratamiento: el primer día, una gota en ayunas; el segundo, 2 gotas; el tercero, 3 gotas y así hasta 40 días; luego bajar, 39 gotas, 38 gotas hasta una gota el día 80.

IMPORTANTE RECORDAR QUE...

Las curas con tintura de ajo deben hacerse una vez al año durante 80 días seguidos y preparando cada año una nueva tintura.

Si le resulta difícil ingerir la tintura de ajo puede hacerlo vertiendo las gotas en medio vaso de agua templada y con unas gotas de limón.

ALIMENTACIÓN Y ADOLESCENCIA

El período de la adolescencia viene marcado por el «tirón» que se produce dentro del crecimiento (aumento de tamaño) y desarrollo (perfeccionamiento en las funciones de los órganos) de la persona. Esto hace que las necesidades de alimentos deben estar bien equilibradas para proporcionar todos los nutrientes. En consecuencia, la comida diaria debe incluir muchas frutas, verduras, legumbres y hortalizas, algo menos de pasta, cereales y pan, y, finalmente, algo menos de carne, pescado, grasas, dulces y huevos. Al contrario de lo que se practica en nuestros días, hay que reducir al mínimo el consumo de frituras, hamburguesas, perritos calientes, pizzas, bocatas, pasteles, helados... ya que en la mayor parte de los casos el contenido calórico es muy alto y el valor nutritivo escaso.

REMEDIO Y ELABORACIÓN

MUESLI PARA DESAYUNAR

Ingredientes

1 yogur
1 puñado de almendras y avellanas partidas
2-3 higos y melocotones secos troceados
1-2 cucharadas de copos de avena
1 cucharada de germen de trigo
1 cucharadita de semillas de sésamo

Elaboración y empleo

Mezcle todos los ingredientes y listo. Si lo desea, puede añadir un poco de leche y calentarlo ligeramente. Un desayuno así es de gran ayuda para todo el organismo y en particular para el sistema nervioso (cerebro) y para los huesos. Recuerde que los huesos que formemos en la adolescencia son los que nos acompañarán toda la vida.

IMPORTANTE RECORDAR QUE...

Hay que distribuir la cantidad total de comida diaria de forma proporcionada, de tal manera que el desayuno sea casi igual a la comida, y esta un poco mayor que la cena. Debemos olvidar la completa descompensación de la distribución de comidas que hoy hacemos, sobre todo porque el desayuno es muy pobre.

La adolescencia no es tiempo para hacer dietas y regímenes de adelgazamiento, de la misma manera que pretender perder algunas calorías saltándose alguna de las comidas del día es una medida injustificada y poco prudente. Esta situación provoca que luego se tengan ganas de comer de forma compulsiva e ingerir grandes cantidades de calorías (para compensar) y de grasa.

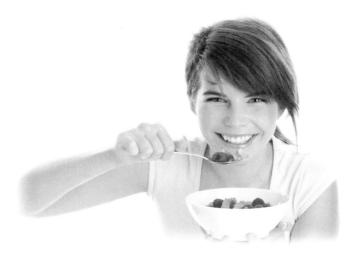

ALIMENTACIÓN Y DEPORTE

Los deportistas, ya sean niños, adolescentes o adultos, necesitan una alimentación ligeramente diferente a la del resto de la población porque gastan más calorías, necesitan rehabilitar más frecuentemente sus proteínas (músculo, hueso, tendones) y potenciar su sistema locomotor. Esto hace que del total de la comida del día el 50 por 100 deban ser frutas, verduras y hortalizas; el 20 por 100, pan, cereales y pasta; otro 20 por 100, leche y derivados; y, finalmente, un 10 por 100 de carne, pescado y huevo. La comida a lo largo del día debe hacerse en 4-5 tomas: desayuno, comida, merienda y cena (a veces, incluir almuerzo de media mañana). El desayuno debe ser abundante (leche, zumo, algo de embutido, pan integral o cereales, queso fresco o frutos secos).

REMEDIO Y ELABORACIÓN

BEBIDA ISOTÓNICA
PARA ALIMENTARSE E HIDRATARSE
DURANTE LA COMPETICIÓN

Ingredientes y elaboración

1 litro de agua al que se añade el zumo de 3 limones, 2 cucharadas de azúcar, una pizquita de bicarbonato sódico y otra pizquita de sal. Remueva la mezcla para formar un líquido homogéneo de color amarillo claro, ligeramente turbio. Esta bebida contiene glucosa para que trabaje el músculo y muchos minerales y agua que reponen los elementos perdidos con el sudor, evitando la deshidratación, calambres musculares, etc. Desde que se toma hasta que se absorbe y llega la glucosa al músculo transcurren 15-20 minutos.

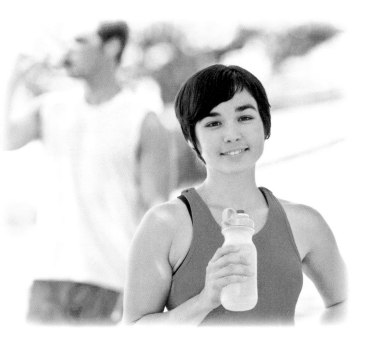

IMPORTANTE RECORDAR QUE…

Los alimentos hay que utilizarlos preferentemente crudos y aquellos que es necesario cocinarlos, exponerles al fuego lo menos posible para que no pierdan vitaminas: cocción a fuego lento y durante poco tiempo; carne y pescado asado, cocido, a la plancha o al horno, nunca fritos.

La última comida «fuerte» debe realizarse 4 o 5 horas antes de la competición; si la competición dura más de 2 horas y media hay que comer algo en la prueba (galletas, fruta de fácil asimilación, bebidas azucaradas o isotónicas); si el esfuerzo se prolonga más de 2 horas hay que beber cada media hora como mínimo para evitar la deshidratación.

ALIMENTACIÓN INFANTIL

El primer y segundo año de vida son importantes en la introducción de los alimentos. Si no lo hacemos de manera escalonada, corremos el riesgo de producir rechazo por alguno de ellos y desequilibrios en la alimentación del bebé. La introducción de alimentos debe realizarse de acuerdo con la masticación del niño. Al quinto-sexto mes podemos darle papillas de frutas, con o sin cereales (siempre cereales sin gluten) y papillas de verduras (que no sean de color verde) como zanahorias, calabacín, calabaza, puerro. A partir del séptimo mes se introducen las legumbres (lentejas, garbanzos, frijoles, soja blanca), en cantidades pequeñas (unas cucharaditas), Al octavo mes se inicia con el pescado y la carne (cocidos y luego triturados) y a partir del noveno mes una yema de huevo a la semana.

REMEDIO Y ELABORACIÓN

JUGO CONTRA LA ANEMIA

Ingredientes

Unos trocitos de carne de caballo

Elaboración y empleo

Cueza a fuego muy lento la carne de caballo hasta conseguir que esté blandita. Una vez preparada, saque la carne y tritúrela para sacar todo su jugo. Este jugo se lo añadirá a 2 o 3 comidas del día. Mantenga este tratamiento durante una semana. Este remedio es útil para las anemias que se producen a lo largo de la infancia e incluso adolescencia.

IMPORTANTE RECORDAR QUE...

Durante el primer año de vida hay que procurar administrar poca o nada de sal a los alimentos y no habituar al bebé al azúcar, ya que este producto oculta el resto de los sabores, además de favorecer las caries y las irritaciones debidas al roce de los pañales en el culito.

Si su bebé o niño rechaza un alimento que trata de introducir en su menú, no se preocupe, ya que durante esta época de la vida sus gustos son muy variables y lo que hoy no le apetece mañana puede ser su comida favorita. Esto se debe, entre otras cosas, a que el sentido del gusto cambia de forma notable de un año para otro.

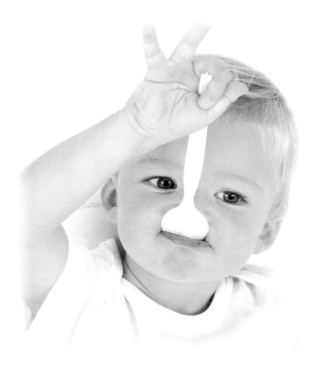

ALIMENTACIÓN PARA RETRASAR LA VEJEZ

Todas las células del organismo trabajan diariamente y, además de cumplir con sus funciones, producen una serie de sustancias o «basura celular» que denominamos radicales libres. Si no eliminamos estos radicales libres y permitimos que se acumulen (como sucede en una ciudad sin el servicio de recogida de basura) afectan a las células, las cuales se deterioran, y las enfermedades, así como el envejecimiento, aparecen de forma precoz. Por esta razón, además de evitar los factores que favorecen la formación de «basura» o radicales libres en nuestro cuerpo también debemos aportar al organismo más «limpiadores de basura» o antioxidantes, como son las frutas, verduras, hortalizas y aceite de oliva.

REMEDIO Y ELABORACIÓN

ENSALADA PARA RETRASAR EL ENVEJECIMIENTO

Ingredientes

1 tomate
1 diente de ajo
Espinacas
1 naranja
Unas gotas de limón
Aceite de oliva virgen

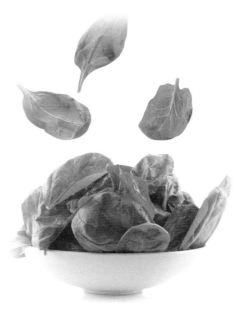

Elaboración y empleo

Cueza ligeramente las espinacas y añádalas al resto de los ingredientes bien troceados. Aderécelo con el aceite (una cucharada) y unas gotas de zumo de limón. Utilice esta ensalada 2-3 veces por semana. Todos esos ingredientes contienen sustancias antioxidantes como vitamina C, clorofila, betacarotenos y licopenos. Algunas de estas sustancias, además de eliminar la «basura celular», también reducen el crecimiento de células tumorales e incluso hacen disminuir la probabilidad de que estas aparezcan.

IMPORTANTE RECORDAR QUE…

La formación de radicales libres se incrementa considerablemente bajo los efectos del sedentarismo, la obesidad, el tabaco, los rayos solares, el alcohol, el estrés o una alimentación rica en frituras y grasa animal.

Los elementos antioxidantes más potentes que se conocen son la vitamina C, la clorofila y los betacarotenos, sustancias que encontrará en las frutas, verduras u hortalizas de color naranja, verde o blanco. De acuerdo con este criterio, seleccione usted mismo los alimentos que prefiera.

ALIMENTOS DE COLOR NARANJA

El color de los alimentos no es un capricho de la naturaleza sino que más bien trata de mostrarnos algunas de las características más importantes de cada uno de los productos que nos ofrece la tierra. Así, por ejemplo, los alimentos de color naranja, como es el caso de la zanahoria, calabaza, naranja, melocotón, albaricoque, etc., contienen muchos productos antioxidantes como la vitamina C, vitamina A, betacarotenos y otros que además de prevenir el envejecimiento precoz y el cáncer son buenos para la vista, para la protección de la piel, dolores de cabeza, úlcera, anemia y molestias gástricas.

REMEDIO Y ELABORACIÓN

PARA TRATAR RESFRIADOS, NÁUSEAS Y PROTEGER LA PIEL (FACILITA EL BRONCEADO)

Ingredientes

5 zanahorias
1 manzana
Un trocito de 2 cm de jengibre

Elaboración y empleo

Extraiga el zumo de todos los ingredientes y beba un par de vasos al día. Además de estar muy bueno, ayuda a combatir las molestias propias de los resfriados, alivia las náuseas y favorece que nuestra piel se mantenga suave y elástica. En caso de utilizarlo con frecuencia (para proteger la piel), basta con 2-3 vasos a la semana.

JAQUECA, ÚLCERA GÁSTRICA, ANEMIA Y CARRASPERA

Ingredientes

2 zanahorias
4 cucharadas de miel
Zumo de un limón

Elaboración y empleo

Ralle las zanahorias, añada las 4 cucharadas de miel y el zumo de limón. Deje macerar todos los ingredientes durante 10-12 horas (la noche entera), remueva para mezclar los ingredientes por la mañana y cuele. Tome a sorbitos el zumo resultante a lo largo del día. Hay que practicarlo hasta que desaparezcan los síntomas.

IMPORTANTE RECORDAR QUE…

Para que los alimentos de color naranja no pierdan gran parte de su valor nutritivo hay que tomarlos lo más frescos posible y almacenarlos alejados de los rayos solares para evitar la oxidación de sus vitaminas.

La forma ideal para consumir estos alimentos es crudos y enteros (troceados); después en zumos o licuados y finalmente cocidos o calentados.

ALIMENTOS DE COLOR VERDE

Los alimentos de color verde (judías, guisantes, brécol, lechuga, espinacas, acelgas...) deben su color fundamentalmente a la presencia de clorofila. Esta sustancia es un potente antioxidante (neutraliza los radicales libres o «basura celular»); existen datos de un posible efecto preventivo sobre el cáncer y además colabora en la depuración del organismo facilitando la eliminación de sustancias tóxicas. Además, casi no tienen grasa (y la poca que incluyen es de tipo vegetal, ácidos grasos poliinsaturados), son ricos en minerales, fibra y vitamina C (otra sustancia antioxidante). Sirven para estimular las secreciones biliares y ayudan en la recuperación de los órganos del aparato digestivo lesionados (hepatitis, gastritis, úlcera, estreñimiento...).

REMEDIO Y ELABORACIÓN

ALCACHOFA CONTRA LA HEPATITIS

Ingredientes

Un puñado de hojas externas de alcachofa

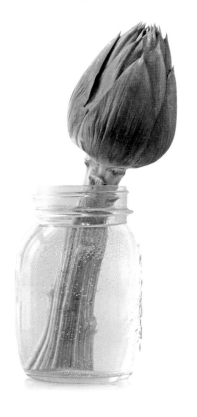

Elaboración y empleo

Recoja un puñado de hojas externas de una alcachofa (aquellas que generalmente se tiran a la basura). Después de lavarlas «a fondo» proceda a su cocción a fuego lento y utilícelas en una de las comidas del día. Conviene emplearlas 3-4 veces por semana. Estas hojas colaboran a reducir los niveles de transaminasas en la sangre por desarrollar cierto efecto protector y rehabilitador sobre las células del hígado.

IMPORTANTE RECORDAR QUE...

Los alimentos de color verde son muy útiles para combatir la ansiedad, la excitación y el nerviosismo, ya que con su consumo equilibramos la actividad del sistema nervioso central (aportando sustancias fundamentales para él como los neurotransmisores) y conseguimos tranquilidad y equilibrio.

Para que sus frutas y verduras sean eficaces, debemos comerlas crudas. En caso de tener que prepararlas, hágalo en cocción a fuego lento y durante el menor tiempo posible.

ANOREXIA

La falta de apetito es un síntoma que acompaña a muchas enfermedades y situaciones diversas que van desde el cansancio o el estrés hasta las infecciones generales, pasando por alteraciones digestivas, tumores, anorexia nerviosa. En su origen, pueden existir causas orgánicas o bien motivos psicológicos donde destaca la anorexia nerviosa. En cualquier caso, la falta de apetito siempre requiere que nos preocupemos por su causa, el motivo que la origina. Mientras tanto, podemos ayudar al enfermo estimulando su apetito y el organismo por completo recurriendo al polen.

REMEDIO Y ELABORACIÓN

POLEN PARA ABRIR EL APETITO

Ingredientes

Polen en granos

Elaboración y empleo

Tome dos cucharaditas de polen al día acompañando a otros alimentos (ensaladas, frutas troceadas, leche, yogur). Cuando la salud y en particular el apetito hayan mejorado, reducirá la dosis a una cucharadita al día. Conviene masticarlo para aprovechar todos sus ingredientes y tomarlo con otros alimentos para facilitar la absorción de proteínas. Si tiene hipertensión arterial comience con dosis más pequeñas, menos de la mitad de una cucharadita.

POLEN CONTRA LA ALERGIA

Ingredientes

Polen en granos

Elaboración y empleo

Si padece alergia al polen puede ayudarle a evitar el problema tomar todos los días unos pocos granos. El primer día, en ayunas, tome un

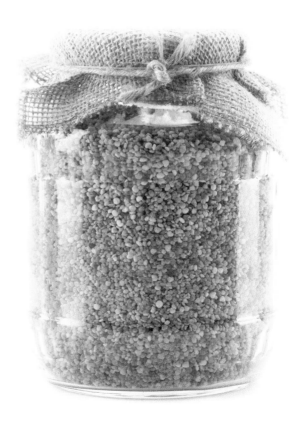

grano; el segundo, dos granos y así sucesivamente hasta alcanzar una cucharadita diaria. Las dosis se van incrementando siempre y cuando se observe que no hay molestias o problemas de tolerancia. Estas molestias no suelen aparecer porque el polen de las abejas está elaborado sobre todo con pólenes que casi nunca proceden de las gramíneas, el grupo de plantas que producen la mayor parte de las alergias. Ahora bien, como las características del polen de abejas son parecidas, ayuda a que nuestro cuerpo se acostumbre lentamente a todos los pólenes.

IMPORTANTE RECORDAR QUE...

Nunca hay que forzar la alimentación, no debemos obligar a comer a nadie; de lo contrario, se puede agravar la situación, sobre todo si tiene un origen psicológico, en cuyo caso hay que consultar con el especialista.

Los niños, tengan buen o mal apetito, también deben tomar granos de polen de vez en cuando mezclado con otros alimentos, ya que además de mejorar el estado de salud general ayuda a aumentar las funciones intelectuales.

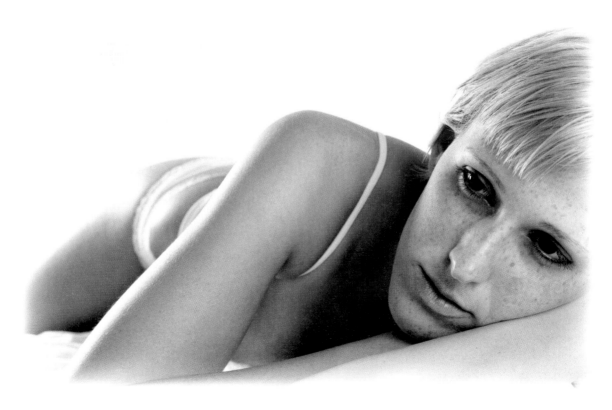

AYUNO

El ayuno, o mejor dicho, dejar de comer alimentos sólidos durante unos días, es una forma muy eficaz de facilitar la eliminación de toxinas y otros residuos que se almacenan lentamente en nuestro organismo. Es algo así como «cambiarle el aceite» a un coche. Esta práctica de ayunar durante algunos días (2-3 días si no hay problemas de salud) es tan antigua como el hombre: lo realizaban los faraones egipcios, los aztecas y se sigue practicando en el Ramadán de los árabes o la antigua Cuaresma de los cristianos. Cada vez son más las personas que lo utilizan cada 3-4 meses para favorecer su organismo. Y es que en el fondo cuando ayunamos forzamos al organismo a «tirar» de las reservas y facilitamos su renovación, aparte de permitirle un tiempo de cierto reposo.

REMEDIO Y ELABORACIÓN

AYUNO CON PIÑA

Ingredientes

2 piñas al día

Elaboración y empleo

Licúe la piña para obtener todo su jugo y tómela a lo largo del día. La piña es un alimento muy completo ya que tiene un 85 por 100 de agua, mucha fibra que «desintoxica» el aparato digestivo, muy pocas calorías (57 por cada 100 gramos), muchos minerales y grandes cantidades de antioxidantes como betacarotenos y vitamina C.

IMPORTANTE RECORDAR QUE…

Este remedio, el ayuno, no debe ser realizado por aquellas personas que tengan una enfermedad «activa» (fiebre, infecciones, diarreas o lesiones tumorales); tampoco deben practicarlo las embarazadas y los niños.

Practicar el ayuno no significa no comer, sino relajar la ingesta de comida al organismo tomando solo infusiones, zumos de fruta y caldos de verduras.

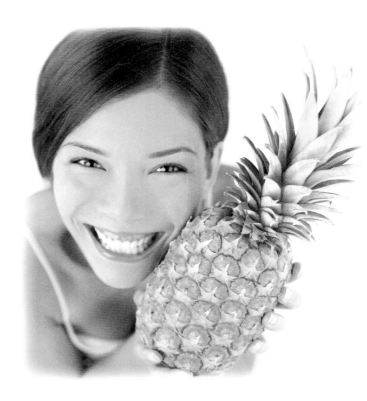

BEBIDA PARA DEJAR EL ALCOHOL

El consumo excesivo de bebidas alcohólicas no solo deteriora lentamente el organismo afectando al hígado, nervios, aparato digestivo, sistema circulatorio, etc., sino que además puede desarrollar el llamado síndrome de dependencia del alcohol (antes conocido como alcoholismo). Cuando aparece esta situación, gran parte de la vida del enfermo (porque en realidad es un enfermo) gira alrededor del alcohol y transforma sus costumbres y su conducta (incluso se vuelve violento). Algunos síntomas iniciales del consumo excesivo de alcohol es beber por la mañana (poco después de levantarse), beber a solas, no reconocer que se bebe en exceso...

REMEDIO Y ELABORACIÓN

RANAS O ANGUILAS PARA DEJAR EL ALCOHOL

Ingredientes

2 o 3 l de la bebida habitual del enfermo
6 ranas o 3 anguilas

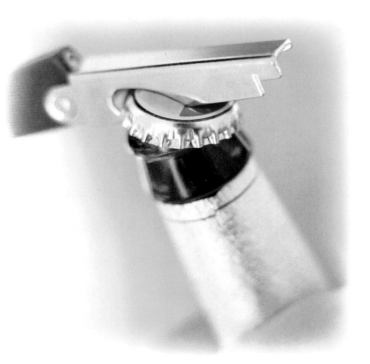

Elaboración y empleo

Macere durante 24 horas en un recipiente o botella grande la bebida habitual del enfermo a la que habrá añadido las ranas o las anguilas. Pasado ese tiempo, saque los animales y proporcione la bebida al enfermo para que la tome a lo largo de varios días seguidos.

IMPORTANTE RECORDAR QUE...

Cuanto más tarde se inicie el consumo de alcohol, más tarde aparecerán sus consecuencias orgánicas y/o psicológicas.

Parece ser, de acuerdo con ciertas investigaciones de la Universidad de Princeton, que hay una cierta base genética por la que la dependencia física del alcohol es más probable en unas personas que en otras.

BERENJENA

La regla básica a la hora de perder unos kilos de más es comer menos cantidad de calorías de lo que habitualmente hacemos (abusar de productos con pocas calorías, como es el caso de las frutas, verduras, hortalizas) y practicar un poco de actividad física que nos ayude a «quemar» las reservas de grasa depositadas debajo de la piel, en el llamado panículo adiposo subcutáneo. Precisamente con este mismo objetivo tenemos a nuestra disposición la berenjena, cuyo mecanismo de acción consiste en eliminar los depósitos grasos que hay en el organismo, además de producir cierto efecto saciante y poseer una gran eficacia como diurético (elimina muchos líquidos del cuerpo).

REMEDIO Y ELABORACIÓN

ADELGAZAR CON BERENJENA

Ingredientes

1 berenjena grande o 2 de tamaño mediano
El zumo de 2 naranjas

Elaboración y empleo

Divida la berenjena en siete partes iguales. Introduzca una de las siete partes en un recipiente con el zumo de dos naranjas. Bata todos los componentes y tómelo en el desayuno. No coma nada más hasta la comida del mediodía.

IMPORTANTE RECORDAR QUE...

Durante una semana, acompañar este remedio de un pequeño control dietético en el que eliminaremos de la comida las frituras, dulces, salsas y embutidos.

Este remedio, y en particular el uso de la berenjena, no solo sirve para adelgazar, sino también para tratar la celulitis y el exceso de colesterol en la sangre.

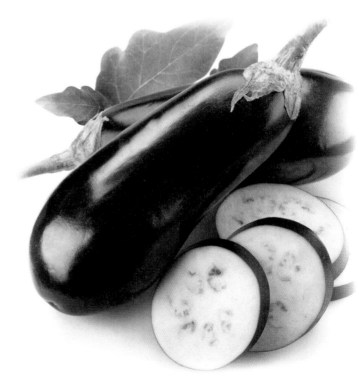

BOCADILLOS SALUDABLES

Los niños y adolescentes no solo necesitan energía para crecer y desarrollarse, sino también proteínas, minerales, vitaminas, y estas sustancias nunca las pueden obtener a partir de la bollería industrial, que, dicho sea de paso, es el almuerzo o merienda más utilizado por los pequeños en España (por eso les sobra tanto colesterol...). Hay que evitar la tendencia al sobrepeso que este tipo de meriendas proporcionan, además de no facilitar los alimentos necesarios para su desarrollo.

REMEDIO Y ELABORACIÓN

BOCADILLOS SANOS

Elaboración

Le proponemos distintas opciones con cualidades bien distintas. Batidos: mezcle un vaso de leche, un plátano y medio vaso de fruta

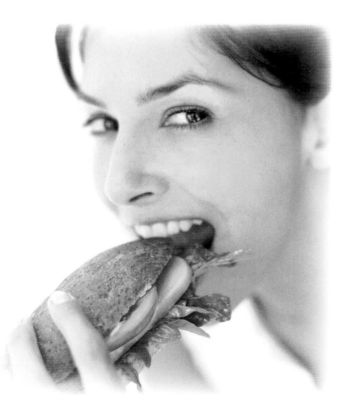

fresca que puede ser fresa, manzana, melocotón, unas cucharadas de cacao natural... con ello asegura una gran fuente de vitaminas, minerales y un sabor que es de su agrado. Jamón serrano: prepare un bocadillo de jamón serrano pero pasando por la sartén previamente las lonchas (de esta forma el jamón estará calentito y se corta con más facilidad). Practíquelo 3 veces por semana y estará dando a su hijo muchas proteínas que le evitarán resfriados, catarros y mocos. Sardinas en aceite: prepare este bocadillo 2 veces por semana, ya que, por su elevado contenido en fósforo, es muy útil para la actividad del cerebro. Bocadillo vegetal: en los casos en los que hay unos kilitos de más y hay que controlar el peso, elabore bocadillos vegetales con pan de centeno (tiene más fibra), un poco de lechuga, tomate, huevo duro y algunos espárragos.

IMPORTANTE RECORDAR QUE...

Cada merienda debe incluir alimentos diferentes, incluso distintos en su elaboración y presentación, para no caer en el aburrimiento.

Cuide mucho la presentación de la comida, ya que los niños se guían más por la vista que por el contenido de los alimentos, por otra parte desconocidos para ellos.

BULIMIA · CALMAR EL HAMBRE

Son muchas las personas a las que les gusta comer a todas horas o casi siempre. Unas veces es por gusto hacia la comida, otras por situaciones de tristeza o angustia, las menos por problemas psicológicos graves, como es el caso de la bulimia. Quizás esta última es la que más nos cuesta identificar ya que las personas, generalmente mujeres, que padecen esta enfermedad, tienen un peso normal, pero comen mucho, a escondidas, sobre todo dulces y, para no engordar, vomitan con frecuencia, también a escondidas. Esta situación requiere asesoramiento por parte del especialista pero podemos ayudar, así como en el caso de las personas que pican entre horas o comen mucho, con un remedio muy sencillo.

REMEDIO Y ELABORACIÓN

CALMAR EL HAMBRE CON LECHUGA

Ingredientes

Lechuga fresca

Elaboración y empleo

El consumo de lechuga acompañando a las principales comidas del día e incluso entre horas con unas gotas de limón tiene un notable efecto saciante, además de resultar relajante y combatir la ansiedad. Una buena cantidad de lechuga puede «engañar al estómago» y hacer que desaparezca la sensación de hambre en cualquier momento.

IMPORTANTE RECORDAR QUE...

Un apetito desmesurado suele ser la consecuencia y síntoma de muy distintas enfermedades que siempre debemos averiguar y consultar.

La lechuga es uno de los alimentos que más nutrientes nos aportan (minerales, clorofila, fibra, vitaminas) y menos calorías tienen. Por ejemplo, 100 gramos de lechuga equivalen a 15 calorías, lo que supone que una lechuga mediana entera se acerca a las 30 calorías...

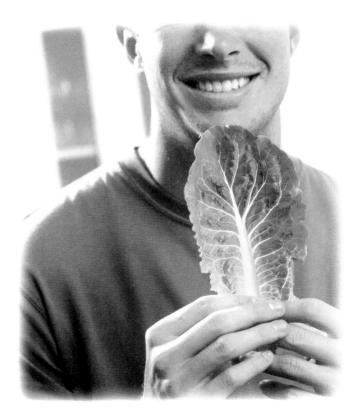

CALABAZA

Solemos asociar la calabaza a los exámenes y las malas notas. Sin embargo, este fruto es uno de los mejores amigos de la salud, especialmente de las arterias, del corazón y bueno en la prevención de tumores o cánceres. Destaca que su color amarillo se lo debe a los betacarotenos y vitamina A, sustancias que en nuestro cuerpo actúan como antioxidantes, eliminando las toxinas que producen las células. De esta manera las personas que toman calabaza con frecuencia presentan menos riesgo de complicaciones de la arteriosclerosis e incluso del aparato digestivo ya que también tiene fibra que estimula su función y movimiento. Además, incluye mucha vitamina C (protege contra las infecciones) y su valor calórico es bajo (28 calorías por cada 100 gramos).

REMEDIO Y ELABORACIÓN

PREVENIR LA ARTERIOSCLEROSIS: PURÉ O ZUMO DE CALABAZA

Ingredientes

1 calabaza mediana

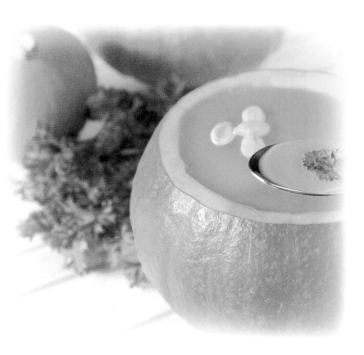

Elaboración y empleo

Pele y limpie la calabaza (reservando las pipas para dejarlas secar y guardarlas), trocéela y cuézala a fuego lento el menor tiempo posible. Pásela por el pasapuré y añádale unas gotas de aceite de oliva o un chorrito de zumo de limón. Tómelo 2 veces por semana, 3-4 si hay problemas de vista. En el caso del zumo de calabaza, basta con licuar el producto hasta llenar medio vaso al que añadirá media cucharadita de aceite de oliva.

IMPORTANTE RECORDAR QUE…

Las personas que toman con frecuencia calabaza apenas sufren problemas oculares tipo glaucoma o cataratas, estando además muy indicada en el caso de falta de agudeza visual.

Si una persona padece de lombrices en el intestino, una forma sencilla de atacarlas y eliminarlas es comer un puñado de pipas de calabaza a lo largo del día. Es útil tanto para prevenir su aparición como para tratar el problema.

CALDO DEPURATIVO

Nuestro cuerpo, al igual que sucede en una ciudad o en una casa, también produce elementos residuales, es decir, una especie de basura que debemos eliminar. Si bien es cierto que las frutas y verduras nos ayudan a neutralizar la basura con vitaminas y otros elementos antioxidantes, de vez en cuando necesitamos una «profunda limpieza» que ayude a nuestras arterias, al corazón, al sistema nervioso, etc. Cuanto mayor sea su afición a las frituras, comidas rápidas, estrés, etc., más necesidad tendrá de «limpiar» su cuerpo cada 2-3 meses. Para ello le proponemos un caldo elaborado con espino albar, milenrama, ajo y otros productos.

REMEDIO Y ELABORACIÓN

CALDO DEPURATIVO

Ingredientes

2 cucharaditas de bayas de espino albar
2 cucharaditas de tila
2 cucharaditas de milenrama
1 l de agua
1 diente de ajo

Elaboración y empleo

Eche todos los ingredientes (menos el ajo) en un litro de agua hirviendo y deje reposar la mezcla durante 10 minutos. Luego cuele el líquido y añádale el ajo muy picadito. Mezcle bien y tome dos tazas al día hasta que se acabe el preparado.

IMPORTANTE RECORDAR QUE...

El espino albar ayuda a dilatar o ensanchar las arterias y facilita el filtrado de los líquidos en los riñones, además de favorecer la actividad del corazón para que sea más regular.

La tila incluida en este caldo posee actividad antiateromatosa, es decir, sirve para reducir en parte las placas de grasa o ateroma que se forman en las paredes de las arterias y acaban por estrangularlas.

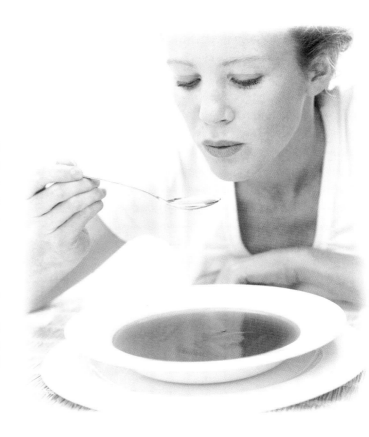

CALDO DIURÉTICO PARA ELIMINAR LÍQUIDOS

Las venas y los conductos linfáticos de nuestro organismo tratan de devolver líquidos que sobran hasta la sangre y más tarde son eliminados por el riñón con la orina. Si el sistema no funciona, los líquidos se retienen y aparecen unos kilos de más, surgiendo los edemas y otros problemas. Esta situación es más frecuente en las mujeres que en los hombres, sobre todo durante el embarazo, si tienen varices, si se mantienen mucho tiempo de pie, etc. Para tratar estos casos podemos recurrir a caldos diuréticos formados por ingredientes diuréticos, como es el caso de la sandía, cebolla, apio, perejil, melón, uva, alcachofas, peras, cerezas o piñas. Uno de los frutos más eficaces para eliminar líquidos por su efecto diurético es la piña.

REMEDIO Y ELABORACIÓN

CALDO DE PIÑA

Ingredientes

La cáscara de una piña

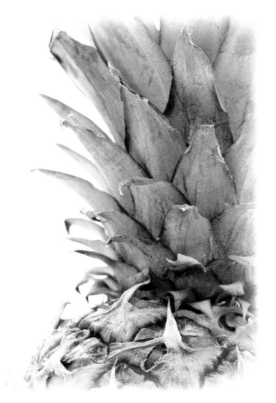

Elaboración y empleo

Cueza durante 5 minutos la cáscara de piña en un litro de agua. Cuele el líquido y tome una taza templada todos los días en ayunas, durante un mínimo de una semana.

IMPORTANTE RECORDAR QUE...

La piña proviene de América y fue el propio Cristóbal Colón quien la trajo al viejo continente y desde aquí pasó hacia África y Asia.

En caso de querer perder unos kilos, reducir la celulitis o eliminar posibles edemas, incorpore a su dieta el consumo diario de productos como el ajo, perejil cebolla, sandía, melón, uvas o alcachofas.

CASTAÑA DE INDIAS

Las castañas de Indias no deben ingerirse porque son tóxicas, pero pueden utilizarse en cocciones, una vez peladas. Es un gran tónico nervioso y un gran fortalecedor de las venas. Su principal componente activo es la aescina, pero también cuenta con rutina, saponina, glucósidos y quecitina, así como vitamina K.

REMEDIO Y ELABORACIÓN

PARA LAS ALTERACIONES DE LAS VENAS

Ingredientes

½ l de aguardiente
125 g de castañas recién recogidas, peladas y machacadas

Elaboración y empleo

Mezcle los ingredientes en un recipiente con cierre hermético y déjelo reposar durante 15 días en lugar oscuro. Transcurrido este tiempo, filtre el contenido y páselo a otro recipiente de cristal, al que nunca debe darle la luz. Se deben tomar 15 gotas disueltas en un poco de agua, con una frecuencia de 3 veces al día hasta que desaparezcan los síntomas.

IMPORTANTE RECORDAR QUE...

Los cocimientos de castañas de Indias están muy indicados en caso de trastornos venosos tipo varices, piernas pesadas, tromboflebitis, úlceras varicosas, hemorroides, alteraciones de próstata, pies fríos e hinchados.

Para prevenir los trastornos del sistema venoso se recomienda utilizar de vez en cuando infusiones elaboradas con agua procedente del cocimiento de un puñado de castañas de Indias.

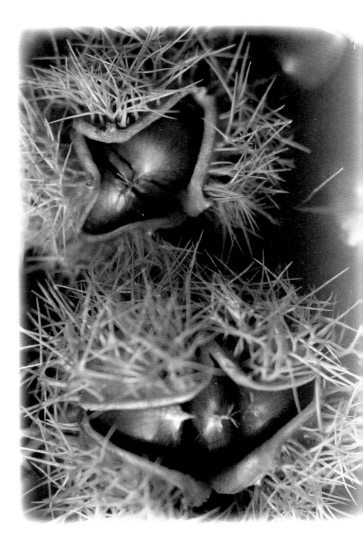

CEREZAS

Las cerezas son ricas en azúcares, como la fructosa (que facilita la sensación de «llenazo»), que incluye vitaminas A, B y C; también minerales como el hierro, calcio, fósforo, azufre y potasio, y ácidos naturales que estimulan las glándulas digestivas y depuran la sangre; incluye también mucha fibra vegetal soluble que actúa como laxante suave, flavonoides con efecto diurético y ácido salicílico que ejerce efectos antiinflamatorios y antiartríticos.

REMEDIO Y ELABORACIÓN

PARA LA ARTRITIS, REUMATISMO Y GOTA

Ingredientes

Entre 15 y 25 cerezas

Elaboración y empleo

Se ha comprobado que la ingesta diaria de 15 a 25 cerezas rojas o negras disminuye el nivel de ácido úrico en la sangre, lo cual previene contra los ataques de gota debidos a su cristalización y depósito en determinadas articulaciones (especialmente en los dedos de los pies y en las rodillas).

BOLSA DE CALOR DE HUESOS DE CEREZA

Ingredientes

2 puñados de huesos de cereza

Elaboración y empleo

Una vez reunidos los huesos de cereza, límpielos bien e introdúzcalos en un saco de tela, donde quedarán guardados. Cuando quiera aplicar una bolsa de calor o bolsa caliente sobre una articulación que duele, encima de un flemón, etc., basta con colocar la bolsa de huesos de cereza sobre un radiador u otra fuente de calor y luego situarla sobre la zona lesionada. Desprende el calor muy lentamente y dura más tiempo que la típica bolsa de agua.

INFUSIÓN DE ALPISTE Y NUECES

Ingredientes

4 cucharadas de alpiste
El zumo de ½ limón
4 nueces machacadas
1 cucharada de lecitina de soja

Elaboración y empleo

Eche en un litro de agua hirviendo el alpiste, el zumo de limón y las nueces. Déjelo reposar durante 30-45 minutos y cuele el líquido resultante que guardará en una botella con tapón de rosca o cierre hermético. Tome 3 vasos al día junto con una cucharada de lecitina de soja cada vez.

INFUSIÓN DE BORRAJA Y DIENTE DE LEÓN

Ingredientes

Un puñado (si es fresca) o una cucharada (si son secas) de borraja, diente de león, espino blanco y anís verde.

Elaboración y empleo

Hierva un litro de agua y viértalo en un recipiente donde estarán todas las hierbas, de tal forma que las escalde. Déjelo reposar 5-10 minutos y luego cuele el líquido resultante. Tome 2-3 tacitas al día.

IMPORTANTE RECORDAR QUE...

Por sus componentes, son útiles en el tratamiento de la obesidad, en caso de diabetes, para realizar curas depurativas (por su efecto diurético) y para las flatulencias (en este caso, utilice los rabos de cerezas en infusión).

En caso de afecciones intestinales, como la colitis, rectocolitis, colitis ulcerosa, etc., las cerezas actúan como potentes antiinflamatorios y aceleran el proceso de cicatrización si hubiere lesiones en la pared intestinal.

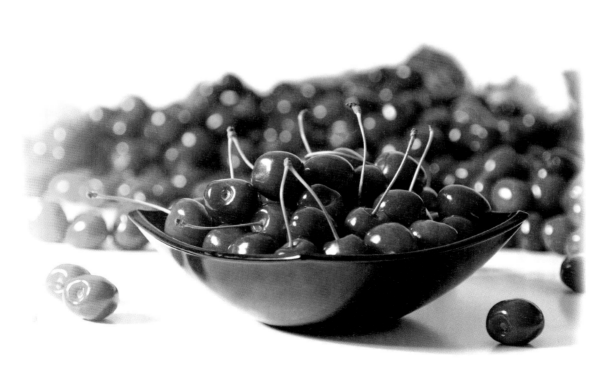

COLESTEROL

El colesterol tiene peor fama de la que se merece, ya que lo primero que debemos comentar es que este tipo de grasa es fundamental para ciertas partes del organismo, como la formación de algunas hormonas, para constituir la membrana de las células, como fuente de energía, etc. Cuando inunda en la sangre en concentraciones superiores a lo normal se pega a las paredes de las arterias como un chicle y lentamente da paso a la arteriosclerosis, estrangulando las arterias y dificultando la llegada de sangre al corazón, cerebro, las piernas, etc. Para evitar este problema lo fundamental es cuidar la dieta reduciendo el uso de grasas saturadas como las de origen animal (carne, pescado, embutidos), huevos y leche. Por el contrario, hay que tomar muchos alimentos con vitaminas A, C y E incluidos en las frutas, hortalizas, cereales integrales y frutos secos.

REMEDIO Y ELABORACIÓN

BERENJENAS CON ALPISTE

Ingredientes

2 berenjenas
1 l de agua
1 limón
3 cucharadas de alpiste

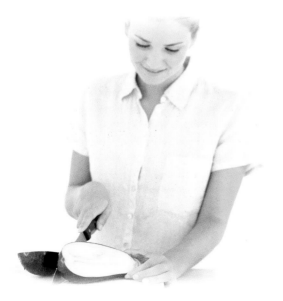

Elaboración y empleo

Corte las berenjenas y póngalas a macerar durante toda la noche en un litro de agua con 3 cucharadas de alpiste. Al día siguiente añada el zumo de un limón y ya está listo. Antes de las comidas tome un par de cucharadas de la mezcla. Practíquelo durante una semana.

IMPORTANTE RECORDAR QUE...

Hay dos tipos de colesterol, el bueno o HDL, que circula muy bien en la sangre, y «el malo» o LDL, que es más pegajoso y se adhiere a las paredes de las arterias. Los valores normales en el análisis de sangre para el HDL oscilan en torno a 33 mg/dl y el máximo de LDL 200 mg/dl.

Además de la dieta, es más que recomendable practicar una actividad física regular ya que con ella se quema colesterol y facilitará la formación en el hígado de mayores cantidades de HDL. Por supuesto, poco consumo de bebidas alcohólicas y nada de tabaco.

COLIFLOR

Es con mucho la más digestiva de todas las coles y, curiosamente, debe su aspecto a la reunión de miles y miles de pequeñas flores blancas que todavía se encuentran cerradas. La coliflor es muy rica en vitamina A y vitamina C (contra las infecciones); además, incluye muchos minerales como el potasio, pero pequeñas cantidades de sodio que la hacen recomendable para las personas que tienen problemas de tipo circulatorio y/o cardiaco. Además, posee notables efectos diuréticos y depurativos.

REMEDIO Y ELABORACIÓN

CALDO PARA LA RONQUERA Y LA BRONQUITIS

Ingredientes

4 hojas verdes de coliflor

Elaboración y empleo

Hierva las hojas de la coliflor en un litro de agua durante 10 minutos. El caldo resultante lo podrá tomar 2-3 veces al día hasta que desaparezcan los síntomas.

IMPORTANTE RECORDAR QUE...

La forma más sana de comer la coliflor es preparada al vapor o cruda.

La coliflor es un alimento que deben consumir con frecuencia las personas que tienen problemas con el corazón o con la circulación de la sangre.

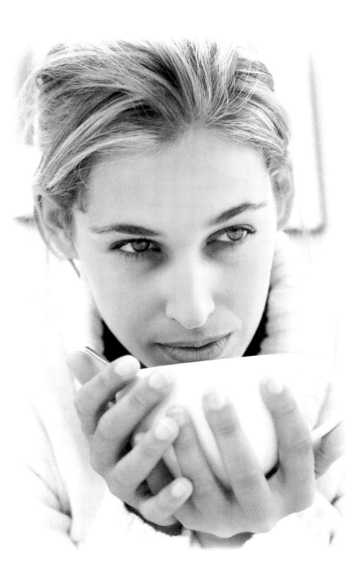

CORAZÓN · ALIMENTOS QUE LO PROTEGEN

El corazón trabaja sin parar. Solo durante un día es capaz de contraerse cerca de 100.000 veces, bombeando alrededor de 35 litros por minuto al resto del cuerpo. Por estas y otras muchas razones debemos cuidarlo. Se ha demostrado que pequeños cambios en la dieta pueden proporcionar notables beneficios al corazón, reduciéndose el riesgo de sufrir un infarto en un 80 por 100 si se consume poca grasa animal (huevo, carne de cardo y vacuno, mantequilla, quesos curados), tomar más fibra y folatos (zumo de naranja, espinacas, brécol), consumir 5 piezas de fruta al día, utilizar con frecuencia los cereales y aumentar el consumo de pescado con ácidos grasos omega-3.

REMEDIO Y ELABORACIÓN

ZUMO DE VERDURAS

Ingredientes

1 remolacha
3-4 zanahorias
1 pepino

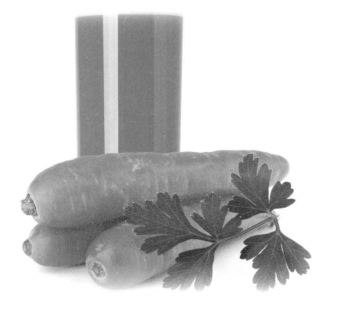

Elaboración y empleo

Limpie y pele todos los ingredientes. Páselos por la licuadora y tome un par de vasos al día de este zumo. Se recomienda utilizarlo 2 días a la semana, como mínimo. Puede variar sus ingredientes en función de los gustos. Por ejemplo, sustituir el pepino por el calabacín.

IMPORTANTE RECORDAR QUE…

La fibra, aunque no lo parezca, es un elemento de vital importancia para proteger el corazón, ya que reduce la absorción de grasa en el intestino y con ello la llegada de esta a la sangre y las arterias.

La mejor combinación para tener el corazón «casi» como el primer día es una dieta sana, nada de tabaco, ausencia de estrés y una buena dosis de actividad física.

CURA DE LUNA LLENA

Parece ser que la luna llena no solo influye sobre la mar produciendo las mareas, sino también en el cuerpo humano. Durante la luna llena se pueden perder más líquidos, con la particularidad de que el cuerpo reacciona con serenidad y permite una limpieza más eficaz que en otros momentos. Si durante estos días practicamos un pequeño ayuno basado en alimentación con fruta, podemos eliminar, en 24 horas, 2-3 litros de líquidos que además son difíciles de recuperar, ya que las frutas mantienen su efecto eliminador de líquidos durante los días siguientes.

REMEDIO Y ELABORACIÓN

ADELGAZAR Y CURARSE CON LA LUNA LLENA

Ingredientes

Elija una fruta de entre la manzana, uvas, piña o melón

Elaboración y empleo

Según el estado de salud, tomará el día de luna llena solo la fruta seleccionada. Si la salud es buena, manzana, mejor asada (protege el intestino, combate la arteriosclerosis, reduce el colesterol); si hay problemas reumáticos, uvas (tiene mucha vitamina B, resveratrol, taninos, efectos antiinflamatorios); si hay problemas digestivos, piña (incluye muchas vitaminas C y B y cuenta con notables efectos diuréticos; esta fruta no debe utilizarse en el caso de úlcera duodenal activa); si padece problemas en la circulación de la sangre, elija el melón o la sandía (el melón es un suero vegetal con menor azúcar que otras frutas y está muy indicado en el caso de afecciones urinarias, insuficiencia renal y problemas circulatorios).

IMPORTANTE RECORDAR QUE...

La cura de luna llena solo debe realizarse durante 24 horas y además de colaborar en la pérdida de unos kilos y muchos productos tóxicos permite dejar nuestra piel limpia y luminosa.

La cura de luna llena, practicada una vez al mes, es muy útil y eficaz para tratar el acné, sobre todo en sus casos más rebeldes.

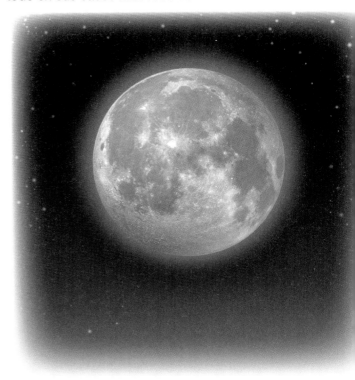

DEMENCIA · ALIMENTACIÓN

La demencia senil es una pérdida progresiva de las facultades mentales debida a un proceso degenerativo del cerebro provocado por aspectos genéticos o de herencia familiar, una mala alimentación, bebidas alcohólicas, hipertensión arterial, etc. Afecta sobre todo a las personas mayores, suele presentar sus primeros síntomas hacia los sesenta y cinco años y, lentamente, el enfermo se comporta como si volviera a la infancia. No hay tratamiento curativo, aunque sí procedimientos que retrasan su desarrollo y especialmente la alimentación, no en vano una dieta basada en frutas, verduras y hortalizas asegura la buena llegada de sangre al cerebro y con ella los elementos fundamentales que «reparan» sus células, las neuronas.

REMEDIO Y ELABORACIÓN

ZUMO DE ALMENDRAS Y PLÁTANO

Ingredientes

1 tazón de leche de almendras
1 plátano

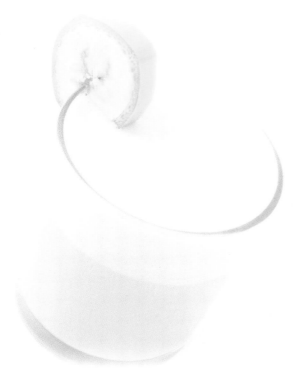

Elaboración y empleo

Bata en un tazón con leche de almendras un plátano entero (sin piel). Tómelo una vez que se ha batido. Se aconseja practicarlo 4-5 veces por semana. El interés de este remedio reside en el hecho de que ambos ingredientes contienen grandes cantidades de fósforo, elemento fundamental para la actividad de las neuronas y para su conservación.

IMPORTANTE RECORDAR QUE...

El deterioro de nuestro cerebro se inicia hacia los treinta años con la pérdida de unas 1.000 neuronas o células al día, sobre todo si no cuidamos nuestros hábitos. Afortunadamente, el cerebro tiene 15.000 millones de neuronas...

No debe olvidar otros grandes aliados y «amigos» del cerebro, como es el caso de los frutos secos (nueces, almendras, castañas), así como aceite de germen de trigo, ya que aportan magnesio, selenio y fósforo que colaboran en la conservación de las neuronas.

DESAYUNO VIGORIZANTE

El desayuno es quizá la comida más importante del día, ya que después de él nos enfrentamos a 5, 6 o más horas de trabajo y actividad. Lo peor que podemos hacer con el organismo es desayunar un vaso de café con leche y poco más, ya que con ello apenas recibimos energía. La práctica de este tipo de hábitos hace que al llegar las 12 de la mañana tengamos hambre, nuestro rendimiento sea menor, cambie el humor y, en el caso de los niños, se dificulten su crecimiento y desarrollo.

REMEDIO Y ELABORACIÓN

DESAYUNO ENERGÉTICO

Ingredientes

1 cucharada de avena
1 cucharada de lecitina
1 cucharada de germen de trigo
1 cucharada de levadura de cerveza
Zumo de un pomelo

Elaboración y empleo

Mezcle los ingredientes con el zumo del pomelo y tómeselo. La avena tiene un elevado contenido de proteínas, fundamental para los niños; el germen de trigo es rico en vitaminas B, E y F; la lecitina de soja controla el exceso de colesterol; la levadura de cerveza aporta calcio, cinc, magnesio, fósforo y cobre; el pomelo actúa como desintoxicante, depurativo, fluidifica la sangre y protege de la arteriosclerosis.

IMPORTANTE RECORDAR QUE...

Un desayuno normal debe incluir algo caliente y algo frío; alimentos líquidos (café, café con leche, vaso de leche, zumos), semilíquidos (mermelada, batidos) y sólidos (queso fresco, pan integral, galletas, algo de embutido, etc.).

El germen de trigo no debe faltar en el desayuno de ningún diabético ya que ejerce un efecto similar al de la insulina.

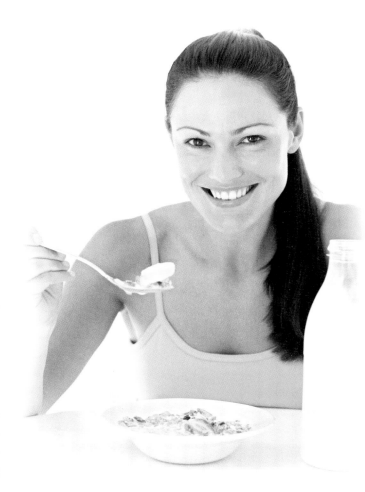

DIETA · DEPURATIVO

Nuestro cuerpo es como la tierra, a veces hay que dejarle un tiempo en barbecho para que se recupere y luego rinda más. El cuerpo gasta demasiada energía en asimilar y depurar los alimentos que le damos, razón por la cual al dejar unos días en descanso al hígado, riñón y otros órganos vitales, pueden regenerarse y recuperarse.

REMEDIO Y ELABORACIÓN

DIETA DEPURATIVA DE 7 DÍAS

Ingredientes

Emplee 3 grupos de alimentos. En el grupo 1 se encuentran zumos de sandía, de melón, piña y pera. En el grupo 2 están la sandía, el melón, la piña, la pera y el zumo de clorofila (se realiza troceando y triturando la parte verde de espinacas,

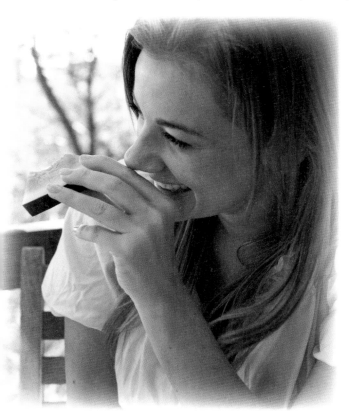

acelgas y lechuga y se le añade medio vaso de agua). El grupo 3 contiene el llamado caldo vital.

Empleo

Durante los 3 primeros días solo tomará, cada 4 horas, un vaso grande de zumo de uno de los integrantes del grupo 1 (cada día se puede cambiar de zumo, pero a lo largo del día se toma siempre el mismo zumo). Los días 4 y 5 solo tomará, cada cuatro horas, una pieza de fruta de entre las que integran el grupo y un vaso de zumo de clorofila. Los días 6 y 7 tomará cada día, exactamente cada 4 o 5 horas, una pieza de fruta y un vaso grande de caldo vital (para elaborar el caldo vital añada a 2 litros de agua una taza de cebolla picada, otra de zanahoria picada, otra de alubia verde machacada, una monda de patata y un trozo de piel de manzana). Cueza todo a fuego lento y cuando los ingredientes se encuentren blandos, apague el fuego, cuele el líquido y añada una cucharada de perejil picado.

IMPORTANTE RECORDAR QUE…

Aproveche los períodos de vacaciones o un puente largo para realizar esta dieta depurativa, ya que el descanso colabora aún más a conseguir efectos beneficiosos.

A lo largo de los 7 días de dieta depurativa puede beber toda el agua que quiera, a discreción.

DIGESTIÓN · FACILITAR

Con frecuencia tomamos más alimentos de los que en realidad debemos, especialmente a la hora de comer (olvidando que luego tenemos algunas horas más de actividad). Esto facilita la aparición de diferentes molestias, como es el caso de pesadez abdominal, acidez de estómago, algunos retortijones, etc. Para hacer la digestión más fácil lo primero que debemos hacer es disminuir la cantidad de comida al mediodía y noche, distribuyéndola entre el desayuno y la merienda.

REMEDIO Y ELABORACIÓN

INFUSIÓN DE TOMILLO Y MENTA

Ingredientes

1 cucharadita de milenrama
1 cucharadita de orégano
1 cucharadita de tomillo
1 cucharadita de menta
1 cucharadita de anises

Elaboración y empleo

Revuelva todas las hierbas sobre un paño o papel y eche una cucharada de la mezcla en una taza de agua hirviendo. Deje reposar 15 minutos, cuele y tome una infusión después de comer y otra después de cenar.

CATAPLASMA DE COL Y MANTECA

Ingredientes

1 hoja de col
Manteca de cerdo
1 chorrito de vinagre o aguardiente

Elaboración y empleo

Caliente una hoja grande de col y úntela con manteca blanca (de cerdo); luego añada unas gotas de vinagre o aguardiente. Coloque la cataplasma sobre un paño o una toalla y deposítela sobre el estómago del enfermo toda la noche. Este remedio también es de utilidad para los niños.

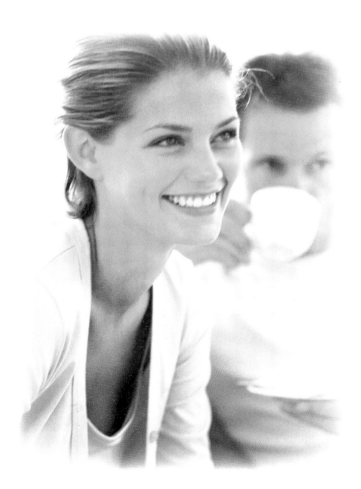

CATAPLASMA DE PATATA

Ingredientes

1 patata mediana

Elaboración y empleo

Cueza la patata y macháquela. Luego métala en un paño y colóquela sobre el estómago. Depositada sobre el pecho ayuda a reducir las molestias del catarro.

IMPORTANTE RECORDAR QUE...

Para facilitar la digestión hay que considerar que ciertos alimentos se obstaculizan entre sí a la hora de pasar del intestino a la sangre. Esto es lo que sucede con la carne y el pescado. No debemos ingerirlos en la misma comida.

Verduras, hortalizas, frutas, carnes asadas o cocidas son lo que más fácilmente se absorbe y utiliza. Las frituras, salsas, especias, picantes, etc., hacen la digestión más pesada.

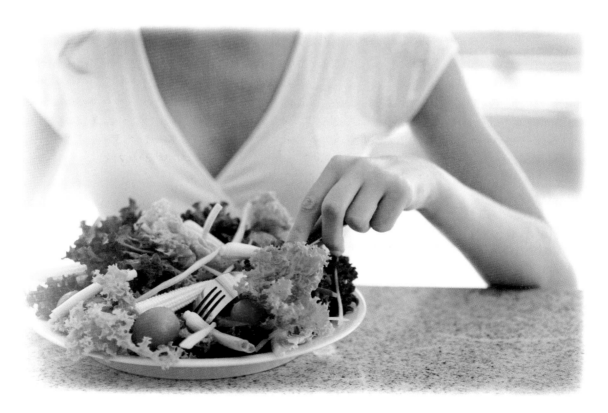

EMBARAZADAS · ALIMENTACIÓN

De todos es conocido el hecho de que una embarazada no debe comer por dos, sino aquello que realmente necesita. En este sentido hay que dar preferencia a los alimentos con proteínas, vitaminas y minerales, por lo que es recomendable tomar dos raciones al día de queso, yogur y verduras. Debe abundar la fruta. La embarazada necesita tomar alimentos que tengan vitaminas A, D, C y B_9 (ácido fólico), con lo cual se reduce el riesgo de malformaciones. La soja germinada y los frutos secos ayudan a evitar el decaimiento general.

REMEDIO Y ELABORACIÓN

VÍSCERAS, TÉ Y CAFÉ

Empleo

Las vísceras de ternera y cordero, como el hígado o los riñones, son muy ricas en hierro, ya que son, especialmente el hígado, uno de los lugares donde se almacena. Tómelos de vez en cuando, especialmente bien cocidos. También el té verde, té negro o café tostado incluyen hierro, razón por la cual, si no tiene problemas de tensión arterial, dolores de cabeza, etc., puede utilizarlos de vez en cuando.

JUGO DE CARNE DE CABALLO

Ingredientes

1 filete de carne de caballo

Elaboración y empleo

Corte el filete en trozos y cuézalo a fuego lento. Cuando esté cocido hay que licuarlo para extraerle todo el jugo. Añada este jugo a la sopa u otra comida del día. También puede comer los trozos directamente añadiendo un poco de zumo de limón o con unas gotas de azúcar.

IMPORTANTE RECORDAR QUE...

Las necesidades de hierro en el organismo de la embarazada aumentan considerablemente. En su dieta no deben faltar el hígado, las legumbres, las espinacas, los cereales integrales y la carne magra.

El consumo de tabaco y/o de alcohol pueden dificultar la alimentación del feto y favorecer la aparición de recién nacidos con bajo peso.

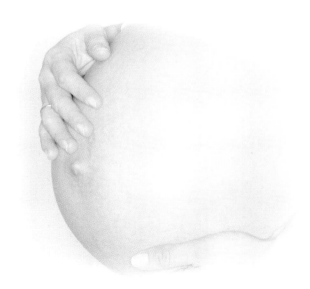

ENSALADA DE PRIMAVERA

Hemos comentado en reiteradas ocasiones que las frutas, verduras y hortalizas deben suponer el 50 por 100 de los alimentos que diariamente utilizamos. Una de las formas más fáciles de elaborar estos productos es por medio de las ensaladas. Aquí le proponemos algunos tipos distintos de ensaladas que cuentan con numerosas virtudes: temperatura media que agrada al paladar; pocas calorías, ninguna de ellas supera las 100 kilocalorías por cada 100 gramos; sacian o quitan el apetito con facilidad; activan el metabolismo y depuran el organismo.

REMEDIO Y ELABORACIÓN

ENSALADA DE ESPINACAS CON JAMÓN DE YORK

Ingredientes

Unas lonchas de jamón de York
6 espárragos,
250 g de espinacas cocidas
Aceite de oliva virgen
¼ de diente de ajo
Un poco de limón

Elaboración y empleo

Rodee cada espárrago con un trozo de loncha de jamón de York hasta cubrirlo y sitúelo en el centro del plato. Cubra todo con las espinacas, pique muy fino el ajo, mójelo todo con un chorrito de aceite de oliva y unas gotas de limón.

IMPORTANTE RECORDAR QUE…

Las ensaladas protegen contra un buen número de enfermedades, como es el caso del cáncer de mama, síndrome premenstrual, osteoporosis, enfermedades del corazón, fatiga, estrés…

Si quiere beneficiarse de los efectos de las ensaladas ha de tomar como mínimo una ensalada al día.

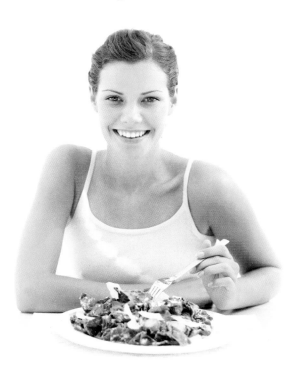

FRESAS

Las fresas y fresones son considerados por muchos como la «aspirina roja», haciendo referencia a sus múltiples indicaciones para recuperar la salud. Sus hojas se emplean para elaborar infusiones que tratan las inflamaciones de las vías respiratorias, como laringitis, rinitis, faringitis; los frutos estimulan el apetito, facilitan la actividad intestinal remitiendo el estreñimiento, las hemorroides; también colabora en caso de enfermedades del riñón, alteraciones circulatorias, diabetes y enfermedades hepáticas. Por su eficacia, algunas personas no deben utilizarlas como, por ejemplo, las alérgicas a las fresas o a la aspirina (si tiene alergia a la aspirina suele serlo también a la fresa) y los que padecen de cálculos urinarios formados por oxalatos.

REMEDIO Y ELABORACIÓN

ZUMOS DE FRESA

Ingredientes

1 puñado de fresas
1 racimo de uvas
1 trozo de piña

Elaboración y empleo

La mejor forma de aprovechar la fresa es en forma de zumos, si bien, como su zumo es muy espeso, se aconseja mezclarlo con otros zumos como el de piña o uva. Para elaborar zumos lo mejor es coger frutos frescos, rojos, duros, brillantes y con notable olor, que aún conserven el botoncito verde.

ELIMINAR LAS PECAS EN VERANO

Ingredientes

1 puñado de fresas
½ limón

Elaboración y empleo

Obtenga un zumo con las fresas y el limón, mézclelo bien y luego, con la ayuda de un algodón, aplíquelo sobre la piel donde se encuentran las pecas. Con ello se estimula la circulación de la sangre y las impurezas de la piel se retiran con más facilidad.

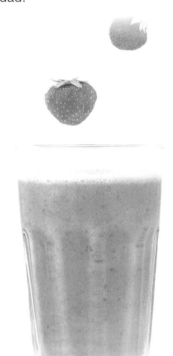

GINGIVITIS

Ingredientes

1 o 2 fresas

Elaboración y empleo

En caso de gingivitis o inflamación de la encía de las piezas dentarias (la parte roja que sujeta los dientes), frote las encías con una fresa partida por la mitad. Sus componentes tienen efectos antiinflamatorios y ayudan a reducir la inflamación como la aspirina.

ALERGIA A LAS FRESAS

Ingredientes

1 fresa

Elaboración y empleo

Se puede intentar desensibilizar a los alérgicos a las fresas colocando todos los días un pedazo muy pequeño del fruto debajo de la lengua, durante 8 o 10 días.

IMPORTANTE RECORDAR QUE...

Las fresas contienen ácido salicílico (la base de la aspirina), por eso su consumo es útil y eficaz en el tratamiento del reumatismo articular y en caso de gota (mejor como método de prevención que terapéutico).

Para conservar las fresas, lávelas con agua fría y déjelas secar hacia abajo (el botón verde) sobre un papel absorbente o una toalla. Una vez secas, colóquelas sin apretarlas en una bolsa de papel y guárdela abierta en la nevera. De este modo se conservan durante unos cuantos días.

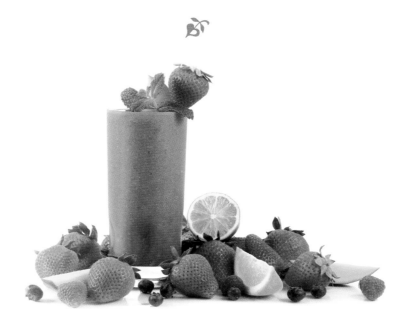

FRUTA DESPUÉS DE COMER

La fruta es uno de los alimentos que, a cualquier edad, debemos utilizar varias veces al día ya que aporta al organismo muchos elementos que le son imprescindibles, como es el caso de minerales, vitaminas, fibra, azúcares de fácil utilización e incluso algunas proteínas. Podemos recurrir a cualquier tipo de fruta con una frecuencia mínima de 3-4 piezas cada día.

REMEDIO Y ELABORACIÓN

COMER LA FRUTA SOLA

Empleo

Algo que olvidamos con mucha frecuencia es que la fruta debe ser consumida especialmente sola, ya sea antes u horas después de las comidas, pero no debemos aconsejarlas, desde un punto nutritivo, al final de la comida, ya que con esto solo conseguiremos mezclarla con otros alimentos en el estómago y aumentar su tiempo de fermentación en el intestino, proceso durante el cual pierde parte de sus propiedades. La fruta siempre debemos tomarla sola, entre las comidas.

IMPORTANTE RECORDAR QUE...

Para que la fruta no pierda sus facultades, en particular su elevado contenido en vitaminas (tipo A, C, E, K, en función del tipo de fruta de la que se trate), debemos conservarlas en lugar ligeramente fresco y oscuro, ya que de lo contrario, al igual que muchas verduras, pierden parte de sus propiedades.

La fruta puede ser utilizada en multitud de formas distintas, ya sea cruda, licuada, en forma de zumos, troceada acompañando a las ensaladas, en forma de macedonia, agregada a los dulces, etc. Eso sí, recuerde que cuanto más se manipule, más parte de sus propiedades pierde.

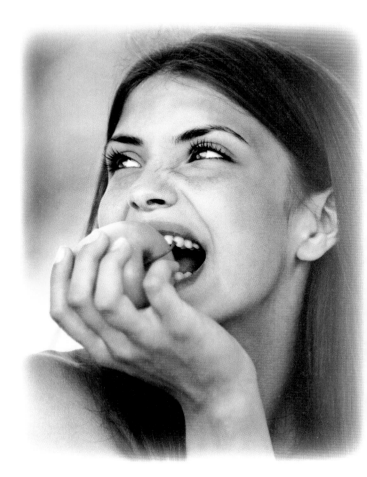

FRUTA Y NIÑOS

La fruta es un alimento fundamental en los niños ya que les aporta numerosas vitaminas, minerales, proteínas y otras sustancias que colaboran de forma decisiva en su crecimiento y desarrollo. Sustituir la fruta por otros productos como puede ser la bollería industrial, embutidos, golosinas, etc., no es la mejor manera de ayudar a nuestros hijos ya que, como demuestran las estadísticas, les estamos elevando el colesterol en la sangre (más del 50 por 100 de los niños tienen exceso de colesterol en sangre), facilitamos la aparición de problemas de estreñimiento en años posteriores y ayudamos a deteriorar las arterias con las placas de grasa que lentamente se van formando, además de prevenir en menor medida las enfermedades infecciosas, porque las golosinas o la bollería industrial no tienen vitaminas C, A...

REMEDIO Y ELABORACIÓN

FRUTA PARA TODO EL DÍA

Ingredientes

Piezas enteras de frutas variadas

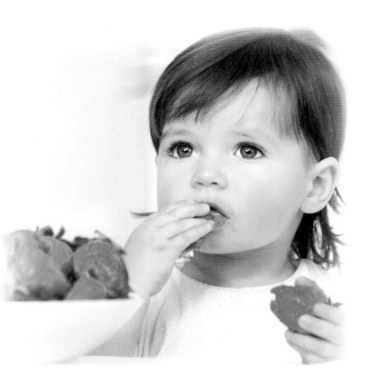

Elaboración y empleo

La mejor forma de incluir la fruta en la comida diaria de sus hijos es combinando diferentes formas de presentación y distintas frutas. Por ejemplo, en el desayuno podemos utilizar zumos o pequeñas macedonias de frutas distintas. A media mañana lo más cómodo son las frutas enteras. En la comida o cena se pueden elaborar ensaladas a las que añadimos frutas o bien, como en la merienda, un gran vaso de zumos o frutas licuadas. Eso sí, procure variar el contenido lo más posible.

IMPORTANTE RECORDAR QUE...

Un reciente estudio de la Universidad de Cantabria certifica que el 98 por 100 de los escolares come algún tipo de golosina en la merienda, mientras que el consumo de fruta en ese momento del día se reduce al 50 por 100.

Una buena presentación es fundamental para agradar a los niños ya que muchas veces comen con los ojos. ¡Ah!, nunca serán iguales los zumos frescos que usted prepare que los productos comerciales en cualesquiera de sus variedades.

HÍGADO E INTESTINO · LIMPIAR

Hígado e intestino se comportan en nuestro cuerpo como auténticos laboratorios donde se analizan, degradan, metabolizan, almacenan y transforman los productos que acompañan a los alimentos para que, finalmente, puedan ser utilizados por el resto del organismo y, en su caso, neutralizados y eliminados. Desde la fruta hasta el alcohol, pasando por sustancias ácidas, todo es tratado en estos órganos. Esta actividad hace que necesiten unos cuidados especiales para ayudarlos en su función y mantenerlos con la mayor integridad.

REMEDIO Y ELABORACIÓN

APIO, PEREJIL Y PUERROS

Ingredientes

1 puñado de apio
1 puñado de perejil
6 puerros

Elaboración y empleo

Puede consumir cada uno de los alimentos citados acompañando a otras comidas o bien elaborando un sabroso caldo depurativo con los tres: corte las raíces de los puerros, añada un apio y un ramillete de perejil, hierva todo en un litro de agua durante 5 minutos, cuélelo y tómelo a sorbos durante el día (varios sorbos) y a lo largo de 9 días. El apio es diurético y ayuda a eliminar productos residuales como el ácido úrico, además de reducir el colesterol. El perejil es desintoxicante e incrementa la actividad renal. Los puerros contienen mucha fibra que estimula el intestino y además también son diuréticos.

IMPORTANTE RECORDAR QUE…

Las dietas depurativas que presentamos en otros capítulos de esta obra son grandes aliados del hígado y del intestino. En consecuencia, practíquelas de vez en cuando, sin olvidar que una de las reglas básicas para estos órganos es utilizar productos lo más naturales posibles, crudos, y reducir el consumo de tóxicos como las bebidas alcohólicas, tomar medicamentos en exceso, especias, etc.

Diariamente pasan por el hígado miles de litros de sangre que debe estudiar, transformar y depurar. Cuanto menos complicada sea la comida que le aporte, más fácil será su trabajo (carente de conservantes, especias, salsas).

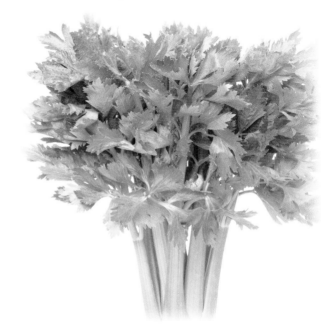

KÉFIR DE AGUA

El kéfir es un producto con notables efectos preventivos generales y puede mejorar o curar enfermedades tan diversas como las de tipo nervioso, úlceras de estómago, asma, catarros, anemias, alergias, eczemas, alteraciones hepáticas... Precisamente los habitantes del Cáucaso creen que su poder de longevidad y vitalidad juvenil se debe a ingerir desde la juventud leche de yegua fermentada por kéfir, unos granitos blancos y blandos. El kéfir no solo fermenta el azúcar de la leche, sino también la albúmina y la caseína. Gracias a este proceso restablece la flora intestinal, tan importante en la digestión y asimilación de los alimentos.

REMEDIO Y ELABORACIÓN

KÉFIR DE AGUA

Ingredientes

6 cucharadas soperas de azúcar moreno
2 l de agua
6 cucharadas de kéfir
Zumo de ½ limón
2-4 higos secos

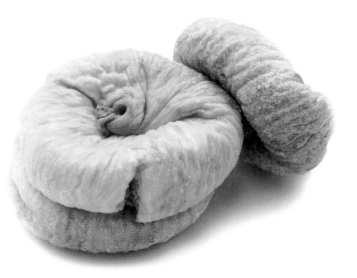

Elaboración y empleo

Mezcle todos los ingredientes y déjelo reposar en lugar oscuro durante 24-36 horas. Pasado ese tiempo, cuele el agua, que ya estará lista para tomar (tiene un sabor muy agradable, algo espumoso con finas burbujas) y añádale otros dos litros para fermentar nuevamente. Si la fermentación dura 24 horas, el kéfir, además de proteger contra las enfermedades antes citadas, tiene efectos laxantes. Si se deja 36 horas, posee efectos astringentes (contra la diarrea). El kéfir crece mucho: puede guardar una parte en un tarro para nuevas fermentaciones. Conviene renovar todos los ingredientes después de una semana, utilizando para ello el kéfir que ha separado.

IMPORTANTE RECORDAR QUE...

La principal virtud del kéfir es su capacidad para sustituir la flora bacteriana intestinal de la putrefacción por bacilos lácticos de propiedades antisépticas, llegando su acción hasta el estómago e incrementando su actividad enzimática, digestiva y antitóxica.

El kéfir de agua tiene unas propiedades y efectos superiores al kéfir de leche. Además, se puede tomar en mayor cantidad (de 1 a 3 litros al día).

LAUREL

El laurel es una de las plantas más completas de las que conocemos, ya que posee efectos antisépticos, antirreumáticos, espasmolíticos y balsámicos, por lo que tiene gran interés en el tratamiento de numerosas enfermedades como catarros, gripes, dolor de cabeza, picaduras de insectos, infecciones vaginales por hongos, etc. Desde los tiempos de los romanos el laurel ha sido apreciado como planta medicinal, si bien es cierto que en aquella época también tenía otras indicaciones de carácter mágico y pagano (tener un laurel en casa prevenía de la caída de rayos sobre ella). Sus efectos son desarrollados sobre todo por el aceite esencial que contiene.

REMEDIO Y ELABORACIÓN

BÁLSAMO PARA LA GRIPE, BRONQUITIS...

Ingredientes

Unas hojas de laurel
Un poco de algodón
Un chorrito de alcohol

Elaboración y empleo

En un plato o cuenco se queman las hojas de laurel sobre un trozo de algodón impregnado en alcohol. El humo invadirá la habitación, facilitando la actividad de los bronquios y vías respiratorias ya que las «abre» o dilata.

INFUSIÓN PARA FACILITAR LA DIGESTIÓN, PARA ABRIR EL APETITO O PARA TRATAR EL INSOMNIO

Ingredientes

3 hojas de laurel
1 taza de agua hirviendo

Elaboración y empleo

Incluya en el agua hirviendo las hojas de laurel y deje reposar la mezcla durante 10 minutos. Posteriormente, cuele el líquido y tómelo lentamente. Para facilitar la digestión tomará una taza después de comer. Si lo que desea es abrir el apetito, tomará la infusión antes de comer. En caso de insomnio, mejor beber la infusión media hora antes de acostarse.

DOLORES MUSCULARES, REUMÁTICOS...

Ingredientes

30 g de laurel
1 l de aceite de oliva virgen

Elaboración y empleo

Introduzca las hojas de laurel en una botella y luego eche sobre las hojas el aceite de oliva. Cierre el recipiente y déjelo macerar durante 10 días al sol. Transcurrido este tiempo, los aceites esenciales del laurel han pasado al aceite de oliva y ya estará listo para ser utilizado aplicándolo directamente sobre la zona afectada por el reúma, la artrosis, músculos agarrotados, etc.

IMPORTANTE RECORDAR QUE...

El aceite esencial de laurel no debe aplicarse a las personas para las que es alérgico, ni a los niños. Por vía oral no deben tomarlo quienes padezcan úlcera, gastritis, mujeres embarazadas o que se encuentren dando el pecho.

Como los aceites esenciales del laurel facilitan las funciones intestinales, se suelen añadir 1 o 2 hojas de esta planta a las comidas fuertes o copiosas, además de aportarles un agradable aroma.

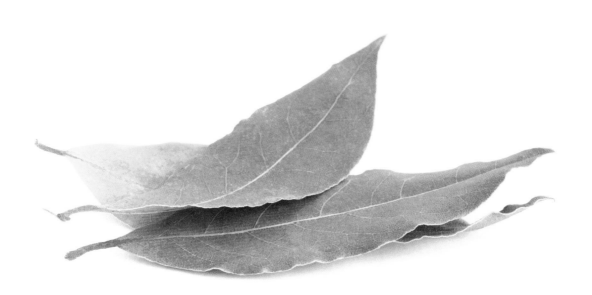

MANZANA

La manzana es conocida como la reina de las frutas. Los griegos antiguos la comparaban con el «elixir de la juventud» por sus múltiples propiedades, ya que, entre otras, reduce el colesterol en la sangre y protege los vasos sanguíneos y el corazón (3 manzanas al día en 3 meses disminuyen un 6 por 100 el colesterol en sangre, gracias a la acción de la pectina que impide la absorción intestinal del colesterol), reduce la tensión arterial, estabiliza los niveles del azúcar en la sangre, disminuye el apetito (es saciante), es bactericida, tónico nervioso y muscular, además de favorecer el sueño.

REMEDIO Y ELABORACIÓN

CURA DE MANZANA

Ingredientes

2 k de manzanas

Elaboración y empleo

Esta cura consiste en comer solo manzana durante un día entero. Es preferible hacerlo en el cambio de estaciones y mejor si es en luna llena. Deberá comer las manzanas que se quieran a lo largo del día, pero siempre crudas y con piel. Sus ácidos y sales orgánicas ejercen un efecto desinfectante en el aparato digestivo a la vez que estimulan las secreciones.

DESINTOXICANTE DE MANZANA Y RON

Ingredientes

1 manzana
1 cucharada de germen de trigo
1 cucharada de azúcar moreno quemado
1 cucharada de ron quemado

Elaboración y empleo

Ralle en un plato la manzana entera, con piel; añádale el germen de trigo y el azúcar (quemado previamente en un cazo) y el ron (quemado en la misma cuchara). Mézclelo todo bien y tómelo (tiene un sabor muy agradable y posee notables efectos desintoxicantes).

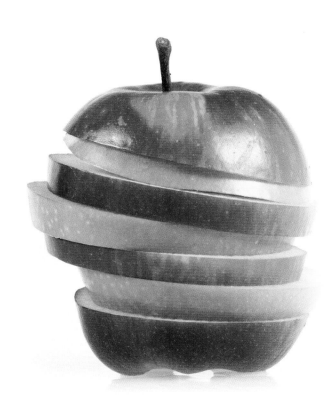

IMPORTANTE RECORDAR QUE…

La manzana está especialmente indicada en el caso de artríticos y personas con gota o problemas con el ácido úrico, ya que facilita la eliminación de este ácido por vía renal. Es más, se ha comprobado que en las regiones donde abunda la manzana o la sidra, la frecuencia de cálculos renales por ácido úrico es baja.

La manzana es una fuente de salud para las personas con problemas pulmonares y los fumadores, ya que como tiene muchas sustancias antioxidantes (vitamina C y además A, B y E), el consumo semanal de 5 o más piezas de manzana, tal y como ha demostrado el Hospital Saint George de Londres, se asocia con una mejora de la capacidad pulmonar.

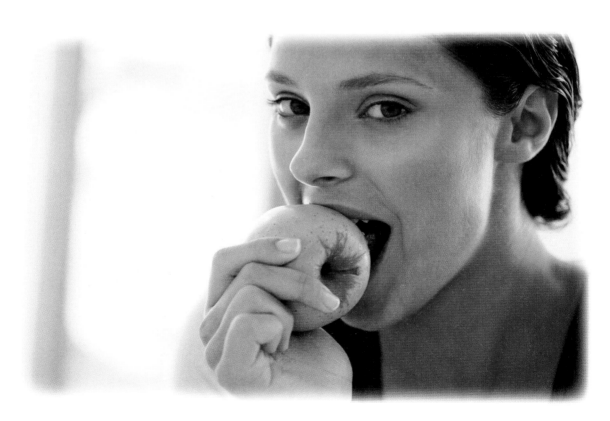

MEZCLAR LOS ALIMENTOS

Los alimentos que utilizamos a lo largo del día no son iguales. Tenemos carne, pescado, leche y sus derivados, cereales, dulces, frutas, etc. Unos son de carácter ácido, otros de carácter salado, otros con un ligero toque amargo. En definitiva, y no solo por cuestiones de gusto sino para facilitar una mejor digestión, debemos ser cuidadosos a la hora de preparar el menú para no mezclar alimentos.

REMEDIO Y ELABORACIÓN

MEZCLAS NO ACONSEJABLES

Empleo

Hay ciertos grupos de alimentos que no debemos incluir en la misma comida, como es el caso de la carne y el pescado; las frutas ácidas con leche o derivados lácteos; los cereales con los dulces; las proteínas (de la carne o el pescado) con hidratos de carbono o azúcares (cereales, pasta, pan).

IMPORTANTE RECORDAR QUE...

La mezcla de alimentos con características casi opuestas o no complementarias puede provocar molestias como digestiones pesadas, lentas y con exceso de formación de gases, siempre y cuando esta mezcla se realice en la misma comida del día, no en tomas distintas en el tiempo (comida y cena).

Aunque suele ser habitual, no es nada aconsejable preparar menús con carne y pescado al mismo tiempo, ya que aumentan la duración de la digestión, no solo por la elevada concentración de proteínas a la que dan lugar dentro del intestino, sino también porque entre ambos incrementan los procesos de fermentación.

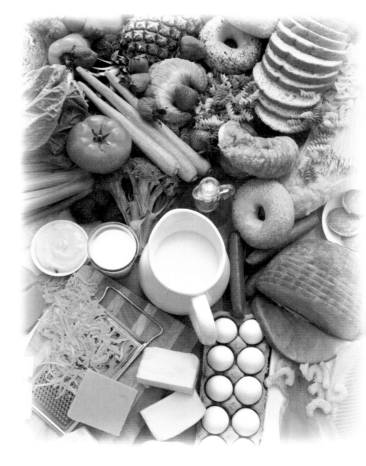

PANES INTEGRALES

El pan es un producto típicamente mediterráneo. Los israelitas y los egipcios fueron, posiblemente, los primeros en fabricarlo. Su uso se extendió después a Grecia y Roma, y de ahí al resto del mundo. Se puede decir que el pan de trigo ha conquistado el mundo entero, aunque hay diferentes tipos de pan. El progreso nos ha llevado a refinar cada vez más los alimentos para hacerlos más apetitosos, especialmente a la vista, sin tener en cuenta que el refinamiento generalmente conlleva la pérdida de sustancias nutritivas. Es el caso de la harina utilizada para elaborar el pan blanco, a la que se elimina el germen (rico en grasas, vitaminas y minerales) y la corteza o salvado.

REMEDIO Y ELABORACIÓN

TIPOS DE PAN Y CARACTERÍSTICAS PARA SABER ELEGIR

Pan integral

«Integral» significa entero, y este tipo de pan ha formado parte de la dieta mediterránea durante milenios. Se elabora con harina integral y leva-

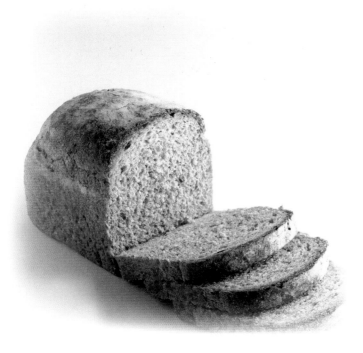

dura natural. Su producción es lenta y costosa, pero es más digestivo, contiene más vitaminas del grupo B y permite la absorción de más minerales. El pan integral ofrece ante todo hidratos de carbono que se absorben gradualmente, suministrando energía al organismo. Su aporte de proteínas también es notorio (cerca del 8 por 100, cuando lo recomendado oscila entre 10-15 por 100 al día). Además de la fibra, el pan integral posee las vitaminas y minerales del germen, la parte más nutritiva del grano. Para reconocer el auténtico pan de trigo integral debe saber que:
• Su olor es fuerte y agradable.
• Su corteza es gruesa y oscura, prolongando su conservación.
• Su miga es marrón y uniforme. Si observa fragmentos enteros de salvado es posible que hayan sido añadidos artificialmente a la harina blanca.
• Sus ojos son de tamaño desigual, más uniformes que los industriales.

Pan de salvado: Es un pan seudointegral, que no se elabora con harina integral, sino blanca a la que se le añade salvado. No contiene el germen, que es la parte más rica en vitaminas, minerales y ácidos grasos esenciales del grano. Es mejor que el pan blanco, pero inferior en calidad al integral auténtico. Los fragmentos enteros de

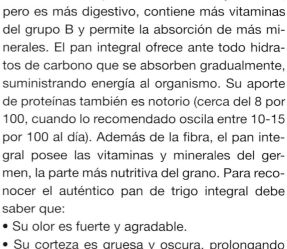

salvado que contiene pueden producir irritación en el intestino. Se desaconseja su consumo en caso de colitis o de colon irritable.

Pan de centeno: Es más compacto que el de trigo, debido a que el centeno contiene menos gluten y su masa no atrapa tanto gas, quedando menos esponjosa. Es muy nutritivo y laxante. Es muy útil para prevenir y frenar la arteriosclerosis y lesiones de las arterias coronarias, así como la hipertensión arterial, el estreñimiento y el cáncer de colon.

Panes especiales: Se obtienen añadiendo a la masa diversos componentes como huevo (hace la masa muy elástica y compensa la posible escasez de gluten); harina se soja (aumenta la calidad nutritiva de las proteínas de los cereales); frutos secos, semillas, granos de otros cereales, frutas desecadas...

Pan dextrinado: Nacido en el primer tercio del siglo XX, continúa vigente y más de moda que nunca gracias a sus propiedades digestivas. La dextrinación implica una predigestión completa y total de los almidones, gracias a lo cual se aligera y facilita el proceso digestivo. Elaborado con auténtica harina de trigo integral, ayuda al intestino a realizar su labor. El pan dextrinado es un pan tostado elaborado con harina dextrinada, por lo que la mayor parte de su almidón está ya predigerido y transformado en dextrina. Durante el tueste se produce un efecto beneficioso: la rotura de las moléculas de almidón en fragmentos más pequeños llamados dextrinas (que se digieren fácilmente).

IMPORTANTE RECORDAR QUE...

El pan presenta ciertas deficiencias, como es el caso de la lisina (un aminoácido importante para la formación del hueso, cartílagos y músculos que es imprescindible en los niños), es pobre en calcio (sobre todo el blanco) y no tiene provitamina A o vitamina C (presentes en mayor medida en las frutas y verduras frescas).

No existe un pan ideal, pero si tenemos en cuenta las propiedades de cada una de las variedades, parece ser más saludable el de centeno, seguido del integral y el dextrinado. Recuerde que el germen de trigo es la parte más rica en nutrientes del grano y su consumo es recomendable en trastornos del sistema nervioso, esterilidad (ambos sexos), reducir el colesterol en la sangre, enfermedades coronarias, diabetes y embarazo.

VINO

El vino es utilizado desde la Antigüedad, ya sea con fines terapéuticos o de ocio. La posible acción beneficiosa del vino tinto (y no del blanco) se ha atribuido a dos elementos: el resveratrol y los isoflavonoides o sustancias fitoestrogénicas (estrógenos de origen vegetal). Estas últimas sustancias, que proceden de la uva, le otorgan el típico color rojizo al vino tinto. Su acción consiste en impedir la oxidación de las lipoproteínas y con ello el depósito de colesterol en las paredes de las arterias (proceso conocido como arteriosclerosis). Por otra parte, el resveratrol que procede de la piel de la uva tiene poder antioxidante, neutraliza los radicales libres o basura celular, reduciendo la probabilidad de degeneración celular y con ello la aparición de tumores y cánceres.

REMEDIO Y ELABORACIÓN

VINO TONIFICANTE Y RECONSTITUYENTE PARA ENFERMOS, ANCIANOS Y NIÑOS

Ingredientes

½ l de agua
½ l de vino tinto
1 kg de manzanas (peladas y sin corazón)

250 g de azúcar
100 g de higos o ciruelas secas
100 g de pasas
1 ramita de canela

Elaboración y empleo

Añada en un recipiente todos los ingredientes y póngalos a hervir durante 20-30 minutos. Una vez hervidos, sáquelos y déjelos enfriar. La dosis será de tres platos de postre diarios: uno por la mañana, otro después de la comida y otro a continuación de la cena durante 20 días. A los 10 días se nota una gran recuperación.

IMPORTANTE RECORDAR QUE...

Las frutas en general y la uva en particular son las mejores fuentes de flavonoides y resveratrol, sustancias protectoras contra el cáncer y la arteriosclerosis.

Los que beben vino tinto tienen menos riesgo de padecer cáncer de pulmón que los que toman cerveza u otros licores.

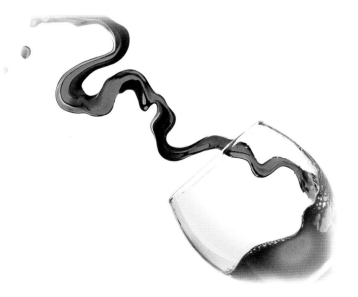

VITAMINAS · CONSERVAR

Las verduras crudas son muy ricas en agua, minerales y fibra. Las vitaminas se conservan mejor en las frutas que tienen una piel gruesa o espesa (plátano, aguacate...) que en las verduras de hoja. La fibra de las frutas y de las verduras jóvenes que no es irritante para el intestino se vuelve más agresiva cuanto más vieja es la planta. Cuando cocemos las frutas y las verduras, los minerales y azúcares (sobre todo en las frutas) pasan en parte al agua de la cocción y las vitaminas son destruidas parcialmente. Por otro lado, la fibra se rompe y hace que estos alimentos sean más tiernos y mejor tolerados.

REMEDIO Y ELABORACIÓN

CONSERVAR LAS VITAMINAS

Ingredientes

1 chorrito de vinagre o de limón

Elaboración y empleo

Las vitaminas se conservan perfectamente en medios ácidos, por lo que al agua de cocción puede añadirle un chorrito de vinagre o de limón. Además, agréguele un chorrito de limón inmediatamente después de cortar algunas verduras para evitar que se ennegrezcan en su contacto con el aire.

IMPORTANTE RECORDAR QUE...

La vitamina que más sufre el contacto con el aire es la C, sobre todo cuando procede de las verduras de hoja. Por eso deben almacenarse en un recipiente cerrado y consumirse cuanto más frescas, mejor. La preparación de las verduras al vapor en la olla a presión parece la mejor forma de conservar las vitaminas, ya que utiliza un mínimo de agua y una temperatura elevada durante un tiempo corto.

Las verduras crudas deben prepararse en el último momento para que las vitaminas, sobre todo del grupo B, no se pierdan al contacto con la luz. Guárdelas en la oscuridad.

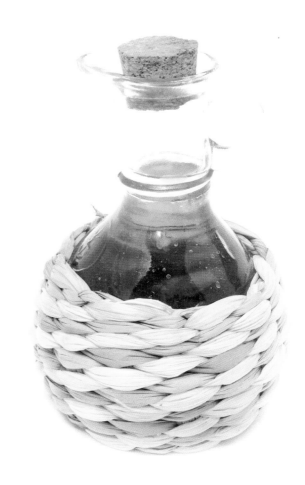

CALIDAD DE VIDA

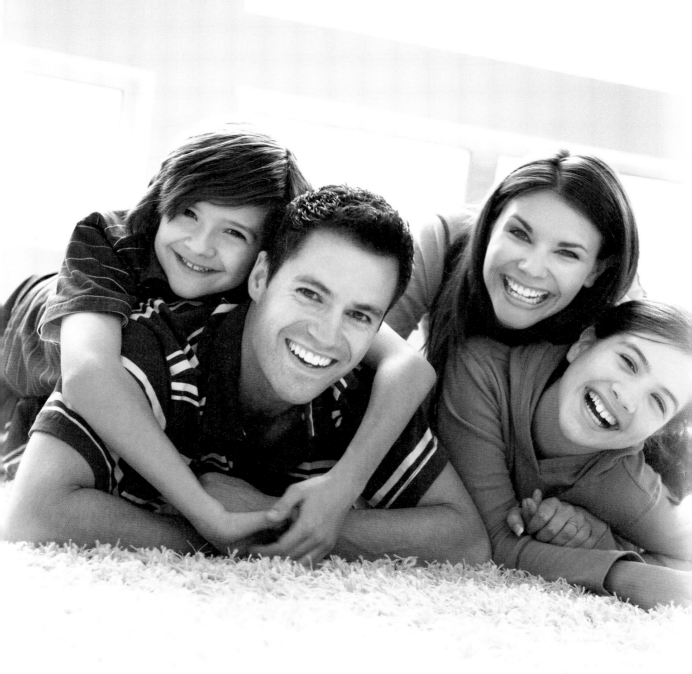

AJOS PARA QUE HUELAN LAS ROSAS

Las propiedades del ajo no solo abarcan el mundo de la gastronomía e incluso de la medicina natural; sus facultades podemos extenderlas al mundo de las plantas, mejorando sus prestaciones. Debemos recordar que los ajos son ricos en azufre y nitrógeno (elementos importantes para el equilibrio de la tierra), además de aportar otros minerales esenciales para el crecimiento de las plantas, y al mismo tiempo ejercen una acción antibacteriana y antifúngica (contra los hongos).

REMEDIO Y ELABORACIÓN

ROSALES MÁS OLOROSOS

Ingredientes

Unos dientes de ajo pelados

Elaboración y empleo

Plante cerca de las raíces del rosal, formando un círculo, un puñado de ajos pelados. Parece ser que el mayor olor que se consigue está asociado a los principios activos del ajo que actúan a manera de fitosanitarios, exterminando posibles parásitos y alejando otros insectos dañinos, haciendo que el rosal se desarrolle mucho más saludable gracias a la acción bactericida del ajo.

IMPORTANTE RECORDAR QUE...

Los ajos colocados cerca de las raíces de las plantas suponen para ellas un almacén de minerales.

El momento ideal para plantar los ajos alrededor de la raíz de las rosas es en luna creciente, colocando nuevos ajos en cada luna creciente.

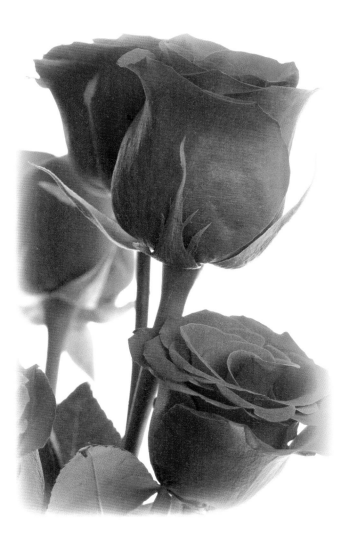

AMALGAMAS DE METAL EN DIENTES (EMPASTES)

Las amalgamas es la forma más clásica de reparar las caries que se producen en nuestros dientes. Pueden realizarse a partir de sustancias diferentes, como es el caso de metales (mercurio, plata, cinc, oro), minerales no de carácter metálico (cerámica), porcelana, cementos neutros, etc. Debemos conocer las características principales de los más utilizados con el fin de seleccionar sin perjudicar la salud, partiendo de la base de que las amalgamas con aleaciones metálicas pueden resultar peligrosas, sobre todo si contienen mercurio.

REMEDIO Y ELABORACIÓN

TIPOS DE AMALGAMAS

• **Argamasas minerales:** Son bien toleradas si no llevan mercurio y su gran variedad de tonalidades permite una solución estética.
• **Composites:** Pueden resultar tóxicos para la pulpa dental, así como producir reacciones alérgicas.

• **Empastes de oro:** Permite la reconstrucción perfecta del diente cariado. Está sellado con cemento neutro, con el que no hay reacciones tóxicas. Además, no sufren ningún deterioro.
• **Empastes de cerámica:** Perfectos desde un punto de vista estético, aunque el uso de adhesivos para su anclaje puede conllevar un riesgo de reacciones tóxicas.
• **Coronas:** Suelen ser cerámicas, de oro o vitrocerámicas. Se sellan con cementos neutros para evitar reacciones tóxicas. Los pegamentos de resinas sintéticas pueden facilitar reacciones tóxicas.

IMPORTANTE RECORDAR QUE…

El mercurio es liberado en forma de gas elemental debido a la presión de la masticación. Este gas es reabsorbido en un 80 por 100 por las vías respiratorias, permitiendo la llegada del mismo al sistema nervioso central. Puede alterar las funciones nerviosas, modificar la piel, provocar infertilidad y abortos.

Los síntomas más frecuentes cuando se produce una intoxicación leve por mercurio son cansancio, ligeros dolores o pesadez en las extremidades, dolores de cabeza y debilidad general.

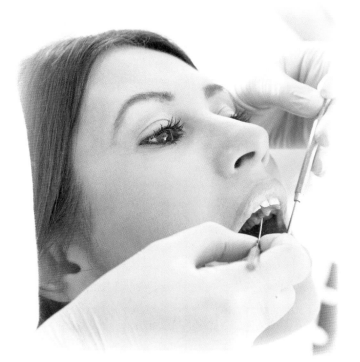

AROMATERAPIA

La aromaterapia es el arte de recuperar la salud, la belleza y el bienestar a través de la utilización de las esencias de las plantas. Los aceites esenciales, jabones, aguas florales, cuidado del cabello, pueden retrasar el envejecimiento de la piel, dar energía, fuerza vital, relajar el cuerpo y la mente, equilibrar nuestras emociones e incluso estimular nuestra vida sexual. Por medio de la aromaterapia se pueden tratar un buen número de enfermedades, seleccionando con precisión el aceite esencial más apropiado para cada caso.

REMEDIO Y ELABORACIÓN

CADA ENFERMEDAD CON SU ACEITE ESENCIAL

- **Antiestrés:** Naranja, pomelo, lavanda, limón.
- **Relajante:** Naranja, lavanda, cedro.
- **Concentración:** Limón, naranja y romero.
- **Anticelulítico:** Aplique sobre la zona afectada limón, cedro, ciprés, romero.
- **Antiarrugas:** Aplique sobre la zona afectada limón, naranja, incienso o mirra.
- **Adelgazante:** Enebro, limón, ciprés, geranio, cedro, menta.
- **Envejecimiento cutáneo:** Incienso y mirra.
- **Reafirmante de tejidos:** Geranio, limón y ciprés.

IMPORTANTE RECORDAR QUE…

Los aceites esenciales se pueden utilizar de formas variadas: masaje, aceites o leches corporales, que por absorción cutánea nutren al organismo; inhalaciones de vapor; velas; difusor de esencias para crear ambientes apropiados y respirar todas las ventajas de la esencia.

La aromaterapia desarrolla sus efectos en el sistema nervioso central, equilibra el metabolismo de la piel, mejora la actividad del aparato respiratorio y activa el sistema circulatorio (especialmente en el caso de la piel).

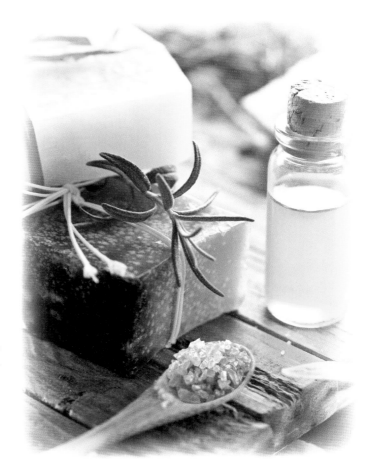

ASMA Y EXCREMENTOS DE PALOMAS

Son muchas las ciudades que cuentan en sus parques con numerosas palomas o pueblos donde se concentran palomares. El mayor problema de las palomas es no poder dominar sus excrementos, ya que se depositan de manera incontrolada en cualquier esquina de la calle. Esta situación no solo crea un problema estético, sino además de salud para las personas que son asmáticas y en particular en el caso de los niños.

REMEDIO Y ELABORACIÓN

PARQUES CON EXCREMENTOS DE PALOMAS

Ingredientes

Ninguno en especial

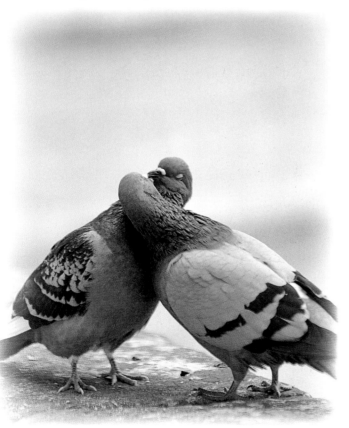

Elaboración y empleo

Si cerca de su hogar hay palomas y su hijo es asmático, procure que juegue al atardecer, cuando no hay palomas, y mejor si no hay viento (puede movilizar los restos microscópicos de los excrementos y ser respirados por el niño).

IMPORTANTE RECORDAR QUE…

Los excrementos de las palomas contienen sustancias similares al polen de las plantas y otros elementos que pueden impulsar el desarrollo de crisis asmáticas e incluso de cuadros de neumonía.

En verano procure airear la habitación del niño a primera hora de la mañana o a última de la tarde para evitar que el aire más cargado con restos de excrementos (el de las horas de sol) no penetre en su casa.

BALCÓN COMESTIBLE

Hay multitud de plantas aromáticas que son facilísimas de cultivar y tienen distintos usos como condimento para guisos, ensaladas o infusiones. Dentro de sus posibilidades, puede dotar a su balcón de la mayor diversidad posible. Podemos mezclar distintos tipos de plantas (ornamentales, comestibles y aromáticas), diversos estratos verticales (hierbas bajas, hierbas altas, arbustos y arbolillos).

REMEDIO Y ELABORACIÓN

SUELO Y RECIPIENTE APROPIADO

El suelo de cultivo o compostaje doméstico puede enriquecerlo con los residuos orgánicos procedentes de la cocina y de las plantas de la terraza: restos de verdura, posos de café e infusiones, cáscaras de huevos trituradas, hojarasca, residuos de flores y plantas, despojos troceados de poda... Hay que tener siempre húmedo el terreno, aunque no compactado. Es mejor empezar por poca cantidad e ir aumentando según se adquiere experiencia. Protéjalo de la lluvia y de la insolación directa.

PLANTAR ORÉGANO

Material

Una maceta de tamaño mediano, tierra del tipo sustrato mezclada con tierra de buena calidad, un esqueje de orégano recién cortado. Procedimiento: llene la maceta con tierra (mezcla de tierra normal y sustrato) hasta tres dedos del borde. El esqueje se realiza arrancando con cuidado una ramita que tenga raíz a partir de primavera. Se entierra la raíz y parte del tallo dejando que sobresalga un palmo de tallo con sus hojas. Una vez enraizada la planta, elimine hojas y tallos superfluos para darle más fuerza a la planta.

PLANTAR TOMATES

Se plantan durante la primavera, comprando tres planteles de tomate de un palmo de altura en un invernadero. Se aconsejan los de caña por la gran cantidad de tomates que producen y por necesitar poco espacio para su desarrollo. Se siembra cada planta en una maceta mediana o grande, separando las macetas entre sí un metro y formando un triángulo. La tierra debe contener un 50 por 100 de sustrato vegetal rico en humus. Clave en cada maceta una caña de 2 metros y una sus puntas con otras cañas horizontales para recoger mejor los tomates a medida que crezcan. Los brotes de la tomatera que surgen abajo debemos cortarlos a medida que salen. Cuando las plantas alcancen el mes de vida deberá rociarlas con azufre para evitar que contraigan enfermedades.

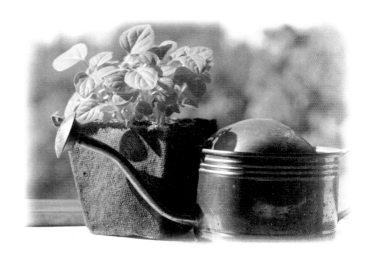

PLANTAR HIERBABUENA

Obtenga uno o dos esquejes con raíz y trasplántelos a una maceta mediana, procurando que las raíces queden bien enterradas y aprisionadas ligeramente para que agarren bien. Dicen las gentes del campo que cuando se trasplantan árboles o planteles «cada pisada es una raíz segura». Seguidamente, riegue la maceta y luego puede podar la planta por arriba dejando solo unos centímetros (así coge más fuerza). La hierbabuena se riega una vez a la semana abundantemente y dos veces a la semana en verano. Colóquela en semisombra, no a pleno sol. Para recolectarla se podan las ramas siempre a dos dedos del nivel de tierra. La hierbabuena, igual que la menta, saca constantemente nuevos brotes y al ser planta perenne siempre tiene hojas verdes. Abríguela de las heladas.

IMPORTANTE RECORDAR QUE...

Para atraer mariposas cultive flores ricas en néctar y que florezcan escalonadamente desde principios de la primavera hasta finales de otoño.

Los recipientes para estos cultivos deben ser siempre de materia natural; no utilice el plástico, pues aparte de ser un componente sintético y tóxico no respira, ya que sus poros están sellados.

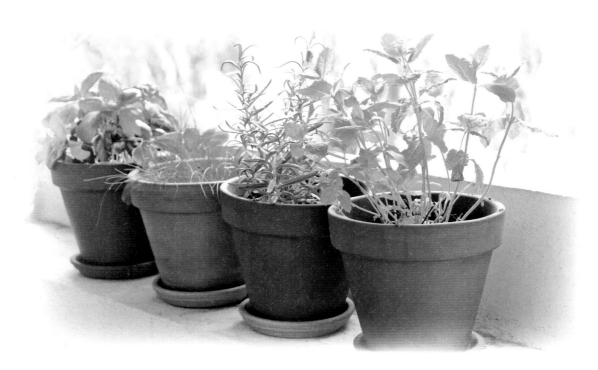

CAMINATAS · CAMINO DE SANTIAGO

A la hora de realizar una larga marcha (de horas), ya sea durante un día o varios, conviene tener en cuenta una serie de consejos. Vestuario y calzado: ropa holgada, de algodón (transpirable), adaptada al clima, sombrero o gorra, calzado que abrace el tobillo (bota o deportiva cómoda), transpirable e impermeable; medias y calcetines en abundancia. Alimentación: no realizar una comida copiosa la víspera; los días previos debe llenar sus almacenes de glucosa en el músculo comiendo mucho arroz, pasta, pan, cereales, legumbres y frutas; en la marcha comer azúcar o miel, frutos secos, frutas; en los descansos de cada jornada comer huevos, carne a la brasa o asada, pescado y leche; la comida más fuerte, al final de cada etapa; la sed se calma mejor con sopas o caldos templados.

REMEDIO Y ELABORACIÓN

RECONSTITUYENTE

Ingredientes

100 g de hojas frescas
¼ l de agua
½ kg de miel de brezo

Elaboración y empleo

Puede elaborar este reconstituyente antes de la marcha poniendo las hojas, bien troceadas, a hervir en el agua, durante 30 minutos. Después hay que colar el líquido y mezclarlo con la miel. Tome al día 10 cucharadas repartidas en cinco tomas. Este jarabe ha sido muy utilizado por los caminantes de casi toda Europa.

GRIETAS, ROZADURAS Y HERIDAS

Ingredientes

Arcilla
Miel

Elaboración y empleo

Basta con mezclar estos ingredientes, ya sea a partes iguales, o también una parte de miel y tres de arcilla o barro, o tres partes de miel y una

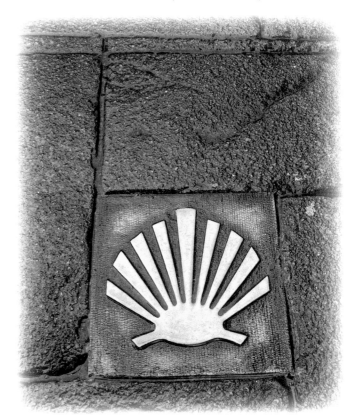

de arcilla. Se aplica tres veces al día en forma de ungüento directamente sobre la zona lesionada.

IMPORTANTE RECORDAR QUE...

Antes de iniciar la marcha conviene hacerse un pequeño reconocimiento médico y entrenarse durante las semanas previas realizando varios recorridos en los que las distancias sean cada vez mayores (10 km, 15 km, 20 km...).

Para no tener ampollas y rozaduras hay que evitar calcetines mal puestos o con arrugas, las uñas largas o mal cortadas, calzado mal ajustado o sin domar, costuras con deformaciones o terminaciones interiores. Para prevenir las agujetas y molestias musculares se aconseja no hacer esfuerzos excesivos, preparación previa, no realizar cambios bruscos de ritmo y no parar en sitios húmedos.

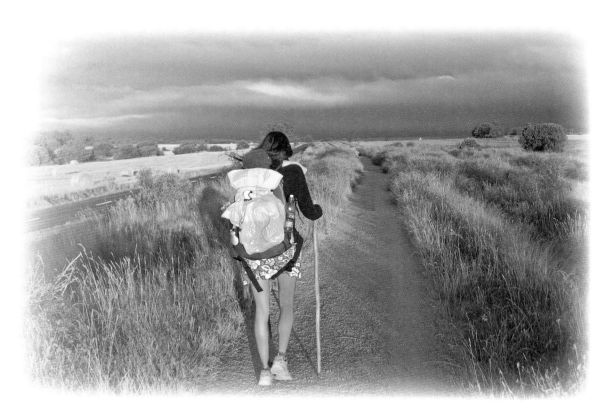

CASA SANA

Nuestra casa cada día se encuentra más ocupada por nuevos electrodomésticos, ya sean de la línea blanca (frigorífico), marrón (pequeños electrodomésticos), ordenadores, etc. Todos estos aparatos, que a veces resultan muy útiles, funcionan con la ayuda de la electricidad y eso trae consigo la emisión de campos electromagnéticos. Estos campos rodean nuestro organismo, pudiendo llegar a desequilibrarlo. Cuantos más aparatos tengamos a nuestra disposición, más campos alcanzan el cuerpo, generando disturbios en la actividad del sistema nervioso (dolores de cabeza, cambios de humor, insomnio, etcétera). Hay que utilizar con mayor racionalidad estos aparatos.

REMEDIO Y ELABORACIÓN

TENGA EN CUENTA

- **Distancia de la pantalla del televisor:** Mida la diagonal de la pantalla de su televisor y multiplíquela por seis. El resultado será la distancia apropiada.
- **Batidora eléctrica:** Sustitúyala por un tenedor siempre que pueda.
- **Ordenador:** Utilice protectores de pantalla y gafas también protectoras. Descanse cada 45 minutos de trabajo. Coloque un pequeño cactus al lado de la pantalla.
- **Elabore las comidas** con la ayuda de la olla o cazuelas, en lugar del microondas.
- **Sustituya** la máquina de afeitar eléctrica por la maquinilla de mano.
- **No coloque** relojes, radios o despertadores que utilicen electricidad en la mesilla de noche.

IMPORTANTE RECORDAR QUE...

A título de ejemplo podemos citar, de acuerdo con algunas investigaciones recientes, que el riesgo de contraer un cáncer es 250 veces superior en el caso de utilizar máquina de afeitar eléctrica en lugar de maquinilla de afeitar.

Cuanto más reduzca la incidencia de los campos electromagnéticos sobre nuestro organismo menos riesgos tendrá de alteraciones funcionales u orgánicas en su cuerpo.

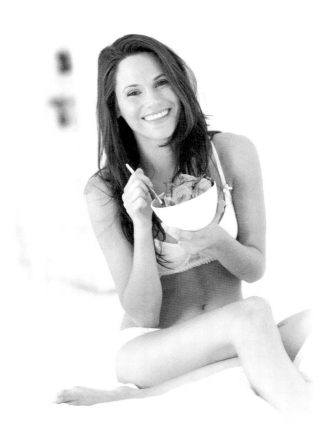

DEPRESIÓN

La depresión o los estados similares a la depresión (seudodepresivos) es una situación de bajo estado de ánimo que solemos sufrir varias veces a lo largo de nuestra vida, generalmente consecuencia de factores externos que suponen la pérdida de algo querido o aquello que nos sitúa en una posición difícil (fallecimiento de un ser querido, paro, problemas económicos, conflictos familiares, mal estado de salud...). Los síntomas más frecuentes de la depresión son pérdida de la capacidad de comunicación, falta de apetito (a veces se come más), insomnio o alteraciones a la hora de dormir, falta de ilusión, pérdida de interés por cosas nuevas, etc.

REMEDIO Y ELABORACIÓN

AROMATERAPIA

Ingredientes

Aroma de naranja
Aroma de pomelo
Aroma de geranio o lavanda

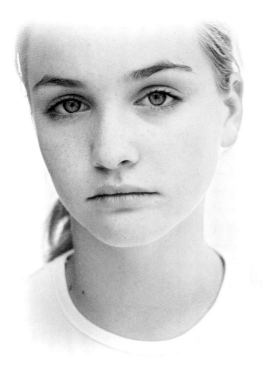

Elaboración y empleo

Utilice velas, difusores de esencias o vahos realizados con cualesquiera de los productos anteriormente citados para llenar el ambiente con sus aromas. Gracias a ello conseguirá cierto optimismo y ganas de vivir.

ESTORNUDOS

Ingredientes

1 pluma de gallina

Elaboración y empleo

Los chinos, para tratar la tristeza y la depresión, empleaban una pluma de gallina para provocar estornudos, ya que el estornudo produce una liberación de la tensión arterial.

HIPÉRICO O HIERBA DE SAN JUAN

Ingredientes

½ l de agua
30 g de hipérico

Elaboración y empleo

Ponga a hervir medio litro de agua y vierta el hipérico en su interior. Déjelo reposar 10 minutos y luego cuele el líquido. Tome tres vasitos al día de este líquido, uno antes de cada comida (desayuno, comida y cena). En Alemania, el 50 por 100 de los médicos de familia tratan la depresión y la tristeza con esta planta como primera opción, antes de utilizar fármacos.

Hay ciertos tipos de depresión, la denominada depresión endógena, en la que no hay hechos o situaciones externas conflictivas, sino que se debe a modificaciones en el funcionamiento del cerebro por alteraciones de diversas sustancias químicas denominadas neurotransmisores.

Una situación de tristeza que no desaparece pasados unos días y se desconoce una posible causa que la origine, requiere la consulta con el especialista.

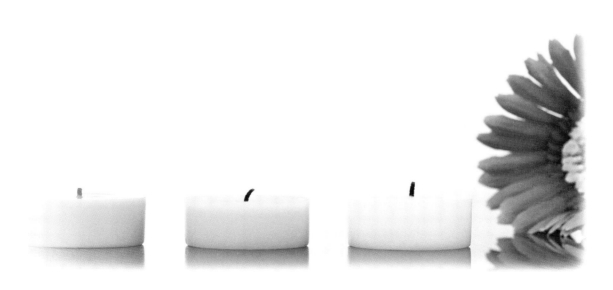

ESPARADRAPO · QUITAR

Los esparadrapos clásicos de tela presentan notables molestias a la hora de poder retirarlos de la piel. Su capacidad de adhesión es tal que fácilmente producen irritaciones, arrancamiento del vello, raspaduras, pequeñas heridas... Estas molestias se han visto reducidas de forma notable con la llegada del esparadrapo hipoalérgico, si bien es cierto que en las zonas con vello todavía pueden dar lugar a irritaciones.

REMEDIO Y ELABORACIÓN

ACEITE DE GIRASOL

Ingredientes

Un poco de aceite de girasol y algodón

Elaboración y empleo

Moje un trozo de algodón en aceite de girasol o de maíz y páselo por encima del esparadrapo. Al cabo de 10-15 minutos despegue suavemente y se retirará sin dolor.

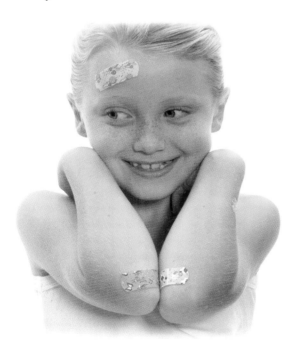

AGUA CALIENTE Y JABÓN

Ingredientes

Unos litros de agua caliente (en el bidé o en la bañera) y un poco de jabón

Elaboración y empleo

Cuando el esparadrapo o venda adhesiva es amplia, conviene introducir la piel donde se sitúa, según donde se encuentre, en el bidé o en la bañera, donde tendrá agua ligeramente caliente. Frote suavemente con un poco de jabón, espere unos minutos mientras se disuelve parte de la goma adhesiva y luego retire la tela.

IMPORTANTE RECORDAR QUE...

A la hora de colocar un esparadrapo utilice los de tipo hipoalérgico y abarque solamente un par de centímetros a cada lado de la herida, sin alcanzar dimensiones excesivas o sobrantes que solo darán molestias. Téngalo presente sobre todo en el caso de los niños y personas mayores.

A veces, si el esparadrapo es pequeño y en el caso de los niños, conviene cogerles desprevenidos y quitarlo con un pequeño tirón. La irritación es mucho menor que si se hiciera lentamente.

ESTRÉS

La respuesta de estrés es una situación normal para el organismo que se desencadena ante la existencia de una «alarma», temor, etc. Es una reacción «de defensa» que predispone al cuerpo a trabajar de forma más eficaz: eleva los niveles de glucosa en sangre para que se alimenten los músculos, incrementa la tensión arterial, aumenta la frecuencia cardiaca, etc. Ahora bien, cuando las situaciones de estrés se hacen muy frecuentes, casi diarias, comienzan a modificar las funciones del organismo y aparecen otras patologías, como es el caso de la hipertensión arterial, el infarto de miocardio, la úlcera gástrica, etcétera.

REMEDIO Y ELABORACIÓN

AROMATERAPIA

Ingredientes

Un poco de esencia o aceites esenciales de, a elegir, naranja, pomelo, lavanda, mejorana y limón

Elaboración y empleo

Ya por medio de vapor (agua hirviendo a las que se añaden unas gotas del aceite), velas con el aceite esencial elegido o un difusor de esencias, ocupe su casa con uno de los aromas indicados para conseguir combatir el estrés, eliminando las tensiones y calmando la mente.

BAÑO CON ESENCIAS

Ingredientes

Una bañera templada y unas gotas de esencias

Elaboración y empleo

Cuando se note con el estrés a cuestas tome un baño al que añadirá unas gotas de esencia de naranja, pomelo, lavanda o mejorana. Permanezca en él, relajándose, 15-20 minutos.

PELOTA DE GOMA

Ingredientes

Una pelota pequeña de espuma o llena de arroz

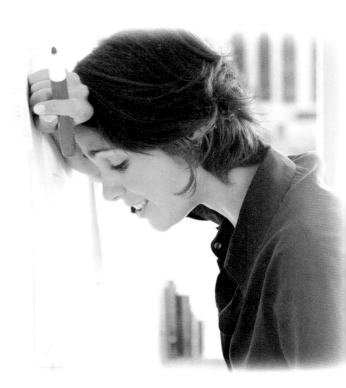

Elaboración y empleo

Mientras se encuentra descansando, viendo la televisión, escuchando la radio o similar, apriete primero con una mano (durante 10-15 minutos) y luego con la otra (igual tiempo) la pelota de espuma. Puede hacerlo las veces que quiera y donde quiera. Ayuda a liberar las tensiones.

IMPORTANTE RECORDAR QUE...

Las situaciones de angustia, trabajo excesivo, irritabilidad, mal humor, etc., son las principales responsables del estrés crónico y sus lesiones.

El estrés no se nota, pero lentamente va minando nuestro cuerpo siendo el responsable, hoy en día, de un buen número de fallecimientos.

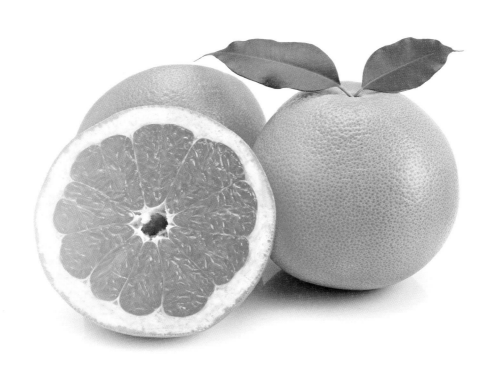

EXÁMENES

Las neuronas o células que forman la mayor parte de nuestro sistema nervioso y en particular del cerebro, son muy especiales, no solo en su trabajo, sino también a la hora de comer, ya que únicamente consumen en exclusiva hidratos de carbono o glucosa (azúcar). El trabajo de las neuronas es particularmente intenso cuando hay un rendimiento excesivo, exámenes, reuniones agotadoras, etc. Para asegurar los mejores resultados no puede faltarles nada de comida y mucho menos descanso, tienen que estar preparadas.

REMEDIO Y ELABORACIÓN

BOMBONES CON NARANJA O LIMÓN

Ingredientes

2-3 bombones o dulces pequeños con un poco de naranja o limón

Elaboración y empleo

Tome los 2-3 bombones o similar durante la hora anterior a la prueba o en la primera hora de la misma si su duración se prevé más larga. Con ello asegurará una buena alimentación de las neuronas, además de cierto efecto relajante que no modifica nuestra capacidad de concentración.

INFUSIÓN DE ROMERO

Ingredientes

2-3 cucharadas de flores de romero

Elaboración y empleo

A la hora de estudiar el día anterior al examen, tome una infusión de romero después de cada una de las comidas principales del día, así como antes del examen (una o dos horas antes). El ro-

mero facilita la concentración, particularmente en el caso del estudio.

IMPORTANTE RECORDAR QUE...

El día anterior a un trabajo cerebral excesivo, como puede ser un examen, hay que descansar lo suficiente (7-8 horas), desayunar bien y relajarse con una ducha reparadora.

Puede utilizar el mismo remedio a la hora de estudiar, tanto en el caso de los adolescentes (que se lo agradecerán) como en el supuesto de los adultos.

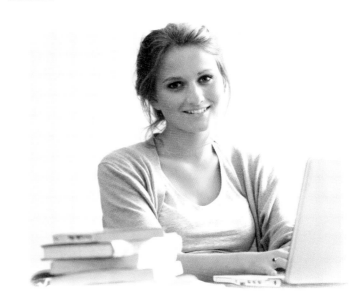

FLORES · SU LENGUAJE

Antaño las flores tenían, entre sus numerosos encantos, la tarea de transmitir sentimientos; así, por ejemplo, los pensamientos indicaban que nunca se olvidaría a un ser amado; las rosas significaban promesa de amor; la flor del membrillo, fidelidad. También dependiendo del lugar donde se colocaran o prendieran quería decir una u otra cosa. Si un galán regalaba un ramo de tulipanes con el brazo a la izquierda a su elegida era signo de declaración, pero si esta se las devolvía con las flores hacia abajo no había ni la menor esperanza para el pretendiente.

REMEDIO Y ELABORACIÓN

EL SIGINIFICADO DE LAS FLORES

• **Las margaritas** representan la inocencia, aunque bebidas con regularidad, podían amansar la locura triste y rehacer los espíritus dispersos.

• **El narciso** es la flor de la vanidad y del egoísmo.

• **La amapola** simboliza alivio del dolor, placer temporal, consuelo a corto tiempo.

• **Los geranios,** según su color, indican desilusión, tristeza.

• **Los jazmines** son conocidos como afrodisíacos por su aroma, aunque en el lenguaje de las flores simbolizan modestia y elegancia.

• **Las lilas** representan humildad, aunque para los varones son sumamente excitantes.

IMPORTANTE RECORDAR QUE...

Además de su significado, de las flores podemos utilizar todo: pétalos, hojas, tallos o raíces, ya sean frescas o secas.

Las plantas tienen sus aceites esenciales con significados similares: el geranio trata la melancolía; el romero facilita la concentración; la rosa combate las arrugas...

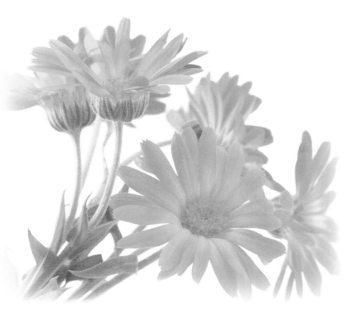

FUMADORES · LIMPIAR LOS PULMONES

Gran parte de los componentes nocivos que se incluyen en los cigarrillos y puros se depositan lentamente, pero de forma constante, en las vías respiratorias y pulmones. Entre ellos destaca el alquitrán, minúsculas partículas negras que forman depósitos similares al carbón a todo lo largo y ancho del pulmón. Esto hace que si bien una persona no fumadora tiene una superficie en sus pulmones casi igual a una pista de tenis, los fumadores reducen poco a poco esta superficie hasta casi la mitad. Esta es una de las muchas razones por las que debemos limpiar los pulmones.

REMEDIO Y ELABORACIÓN

LECHE DULCE

Ingredientes

1 l de leche vegetal (soja, arroz, almendras)
8 dátiles
8 higos secos
1 manzana verde

Elaboración y empleo

Durante 15 minutos hierva la leche con el resto de los ingredientes, picando, previamente, los higos, dátiles y la manzana. Luego tómelo a razón de un vaso en el desayuno y otro en la cena. Lentamente, limpiará los pulmones ya que los higos y los dátiles diluirán las secreciones y mucosidades de las vías respiratorias.

IMPORTANTE RECORDAR QUE...

Para eliminar productos almacenados en el pulmón conviene beber mucha agua a lo largo del día, así como zumos, sobre todo de naranja y de pomelo, ya que ambos tienen grandes cantidades de vitamina C que ayudan a neutralizar los efectos del tabaco en el pulmón.

Para reducir las ganas de fumar es importante comer ensaladas que incluyan cebolla, rábanos y ajos. Todos estos vegetales, además de ser depurativos, reducen el deseo de fumar. Y para los nervios nada mejor que un poquito de germen de trigo.

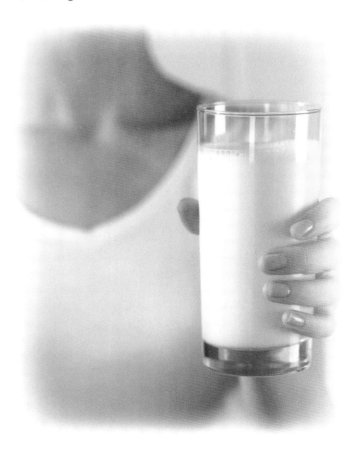

FUMAR · PARA DEJAR DE FUMAR

El humo de la combustión del tabaco y del papel que lo envuelve proporciona a los pulmones y otras zonas del organismo varios centenares de sustancias tóxicas que poco a poco van debilitando nuestras células facilitando la aparición de enfermedades que van desde la bronquitis crónica hasta el cáncer de vejiga urinaria, pasando por lesiones del corazón y de la tensión arterial.

REMEDIO Y ELABORACIÓN

ZUMOS PARA DEJAR DE FUMAR

Esta cura a base de zumos de limón y agua la realizaremos, en ayunas, durante 18 días. Durante los 3 primeros días añadiremos a un vaso de agua el zumo de medio limón. Los 3 siguientes aumentamos el zumo en medio limón más; los 3 siguientes otro medio limón más y así hasta el día 18.

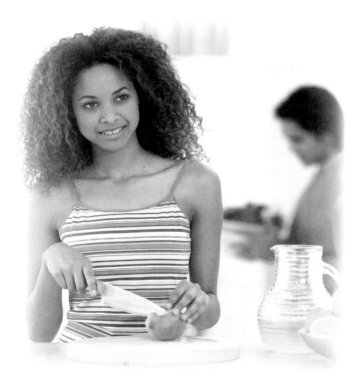

IMPORTANTE RECORDAR QUE...

La ansiedad surge cuando nos planteamos dejar de fumar o bien es una de las razones por las que se fuma. Para evitar este problema e incluso las ganas de coger un cigarrillo, le aconsejamos masticar un trozo de zanahoria y a continuación chupar unos segundos un palito de canela en rama. Por su sabor, nada desagradable, desaparecerán las ganas del cigarro.

Para complementar la cura debemos acostumbrarnos a tomar zumos en ayunas, ya sean de limón, naranja, tomate, zanahoria, etc. De este modo, evitamos la oxidación que la nicotina produce o ha producido en las células. En general, los fumadores deben tomar una cantidad doble de fruta y particularmente de vitamina C que los no fumadores (con el fin de proteger su organismo).

HELIOTERAPIA

La helioterapia es un tratamiento por medio del cual pretendemos fortalecer la salud o bien rehabilitarnos en el caso de enfermedades físicas o psíquicas, mediante la exposición de la totalidad o de una parte determinada del cuerpo a los rayos del sol. Es lo que se conoce como «baños de sol». La helioterapia, entre otras cosas, colabora en la síntesis de vitaminas D que fortalece el hueso; los rayos solares tienen efectos antisépticos; el calor tiene consecuencias analgésicas, dilata los vasos sanguíneos de la superficie corporal y con ello mejora la alimentación de los tejidos; favorece la eliminación de las escorias o ciertos residuos celulares, como es el caso de amoniaco, ácido úrico, lactatos, dióxido de carbono, etc.

REMEDIO Y ELABORACIÓN

BAÑOS DE SOL

Ingredientes

Exposiciones al sol

Elaboración y empleo

Los niños y los adultos deberán exponerse a la luz solar frecuentemente, aunque con las medidas de precaución adecuadas; por ejemplo, el período de exposición más favorable incluso en recién nacidos es durante las horas más cálidas del invierno, y en verano a primera hora de la mañana y a la última de la tarde.

PROTECTOR SOLAR

Ingredientes

Leche fresca de vaca y zumo de zanahoria a partes iguales

Elaboración y empleo

Aplíquese diariamente sobre la piel un líquido que será mezcla, a partes iguales, de leche de vaca y zumo de zanahoria (basta con medio vaso de cada). La zanahoria contribuye de forma muy marcada a la salud y a la belleza de la piel, tanto si se aplica externamente como tomada por vía oral.

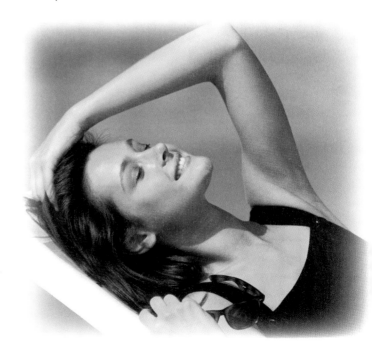

IMPORTANTE RECORDAR QUE…

La helioterapia es eficaz en el tratamiento de enfermedades como la osteoporosis, eczemas, psoriasis, vitíligo, cicatrización de heridas, estrés, tristeza…

Es mejor tomar el sol en movimiento que en una postura estática (el peligro de eritemas y de deshidratación es menor). Hay ciertas plantas aromáticas que deben evitarse antes de exponerse al sol pues tienen efectos fotosensibilizadores, caso del perejil, apio, ruda, limón, hinojo, angélica y antibióticos como las tetraciclinas, sulfamidas y griseofulvina.

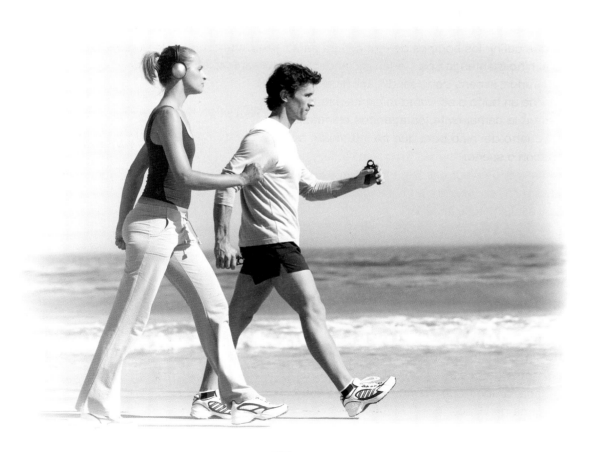

HIPERACTIVIDAD

La hiperactividad es uno de los síntomas del trastorno por déficit de atención. Se caracteriza por una excesiva manifestación motora, con movimientos rápidos, incontrolados, torpes y sin un objetivo concreto. Los niños parecen estar siempre en movimiento en cualesquiera de los ambientes en los que se encuentren. Les cuesta estarse sentados o quietos, tanto en clase como en casa, en los juegos con otros niños...

REMEDIO Y ELABORACIÓN

RITMOS DE VIDA (SUEÑO, VIGILIA, ALIMENTACIÓN)

Ingredientes

Controle la alimentación, el sueño y la vigilia

Elaboración y empleo

Hay que definir los horarios de forma clara para que el niño mantenga una cierta regularidad en sus horarios; la cena debe ser de fácil digestión; conviene un baño o actividad relajante antes de llevarle a la cama; evite los aparatos eléctricos en el cuarto del niño para que no interfieran su relajación o sueño.

BAÑO CON ESENCIAS

Ingredientes

Aceite esencial de bergamota y albahaca

Elaboración y empleo

Dele un baño todos los días, al que añadirá unas gotas de aceite esencial de bergamota y albahaca, ambos con efectos relajantes sobre el sistema nervioso.

IMPORTANTE RECORDAR QUE...

La hiperactividad motora tiende a desaparecer una vez entrada la adolescencia y mejoran otros síntomas que la acompañan como es el caso de impulsividad (el niño actúa antes de pensar), defectos de atención (dificultad para entender voluntariamente a un objeto o suceso).

La hiperactividad motora afecta al 5 por 100 de la población, con mayor porcentaje en niños que en niñas. Este trastorno puede tener origen en la inmadurez o la disfunción neurológica.

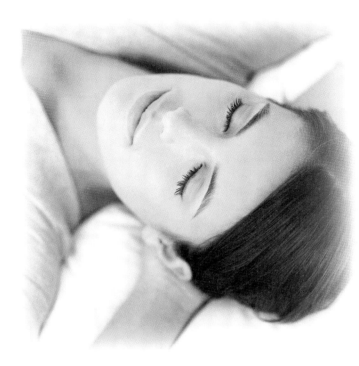

IMPOTENCIA

Se le llama «impotencia» a la incapacidad de erección del pene o, una vez conseguida, de mantenerla durante el tiempo suficiente. Esta incapacidad debe observarse no solo en una o dos ocasiones, sino en más de la mitad de los intentos. En nuestros días, cerca del 50 por 100 de las personas que padecen impotencia presentan un conflicto de tipo psicológico. En otros casos se relaciona con la llegada de sangre al pene (la erección consiste en el «llenado de sangre del pene»), alteraciones de la región genital, etc. En realidad, es un mito la creencia de que con la edad termina la vida sexual. Hay muchos hombres activos sexualmente que ya han cumplido los ochenta años. Lo primero que ha de hacerse es relajarse y no obsesionarse. También hay que controlar la alimentación incrementando el consumo de alimentos crudos e integrales para mejorar el riego en el pene.

REMEDIO Y ELABORACIÓN

PAN CON AJO Y COMINO

Ingredientes

1 rebanada de pan integral o de hogaza
2 dientes de ajo
Comino molido

Elaboración y empleo

Machaque muy fino los dientes de ajo y extiéndalos por la rebanada de pan. Espolvoree el comino por encima y coma. Tome una rebanada al día acompañando el desayuno, la merienda o la cena. El ajo, además de bactericida, combate la hipertensión arterial y fluidifica la sangre. El comino es digestivo y colabora en la distribución de la sangre.

BAÑOS FRÍOS

Ingredientes

Agua fría en bidé o ducha con teléfono

Elaboración y empleo

Todos los días, aplique un baño frío en la región genital de 1-2 minutos, seguido de 1 minuto de agua templada. Con ello estimulará la apertura-cierre de las arterias genitales (es una especie de ejercicio para ellas), facilitando su actividad.

IMPORTANTE RECORDAR QUE...

El cinc es un oligoelemento fundamental para que funcionen bien los órganos sexuales. Las ostras superan a cualquier alimento por su contenido en cinc, pero también lo encontrará en frutos secos, legumbres, sésamo y germen de trigo.

El alcohol interfiere en la transmisión de los impulsos nerviosos, así que no es muy recomendable como estimulante sexual. También las bebidas que contienen cafeína contraen las arterias y disminuyen la llegada de sangre a los genitales.

INSOMNIO

El insomnio consiste en la dificultad para conciliar el sueño, ya sea en el momento de acostarse y/o durante la noche cuando nos despertamos y no podemos volver a dormir. Al final nos encontramos con que hemos dormido menos horas de lo normal y, además, con menor profundidad, lo que supone un menor descanso para el organismo. La causa más frecuente suelen ser conflictos emocionales como tensión nerviosa, estrés, depresión, ansiedad, aunque también puede relacionarse con problemas orgánicos que generan dolor, o los ronquidos, el uso inadecuado de medicamentos sedantes, etc.

REMEDIO Y ELABORACIÓN

INFUSIÓN DE AMAPOLAS

Ingredientes

10 amapolas
¼ l de agua

Elaboración y empleo

Hierva el agua y luego añádale los pétalos de las amapolas. Déjelo reposar durante 10-15 minutos y luego cuélelo. Tome la infusión con una cucharada de miel una hora antes de acostarse.

ORIENTACIÓN DE LA CAMA

Ingredientes

Cabecera de la cama al norte

Elaboración y empleo

La orientación de la cama es fundamental según han demostrado experiencias recientes. La cabecera debe estar al norte y los pies al sur, pues es el sentido del flujo de la energía corporal.

CAMPOS ELECTROMAGNÉTICOS Y RELOJES

Ingredientes

Ninguno en especial

Elaboración y método

Es importante que en la habitación no haya aparatos que estén conectados a la red eléctrica. Sus condensadores siguen emitiendo campos electromagnéticos 6 horas después de que se

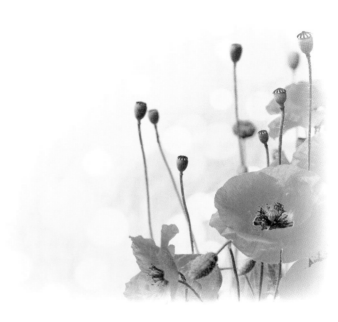

desconecten. Estos pueden provocar insomnio; incluso un radiorreloj en la mesita de noche, a menos de un metro y medio, puede ser la causa de que no podamos dormir.

INFUSIÓN DE PIEL DE NARANJA

Ingredientes

La piel o cáscara de una naranja

Elaboración y empleo

Hierva la piel durante cinco minutos en el agua equivalente a un vaso grande. Deje reposar la mezcla durante 10 minutos, cuele y tome la infusión lentamente.

INFUSIÓN DE LECHUGA

Ingredientes

3-4 hojas de lechuga, una pizca de manzanilla y media cucharada de miel

Elaboración y empleo

Hierva 3-4 hojas de lechuga durante 3 minutos; apague el fuego y añádale una pizca de manzanilla. Deje reposar durante 10 minutos, cuele y tome con un poco de miel. Es un remedio muy eficaz que puede ingerir todas las veces que quiera (si no es diabético).

IMPORTANTE RECORDAR QUE...

Cuando no descansamos bien corremos el riesgo de deteriorar lentamente nuestro organismo siendo más fáciles las infecciones, debilidad general, somnolencia durante el día y con ella mayor riesgo de accidentes laborales y accidentes de tráfico.

También puede serle de ayuda comer una manzana con piel media hora antes de acostarse o preparar una almohada de lúpulo y ponerla debajo de la que use habitualmente.

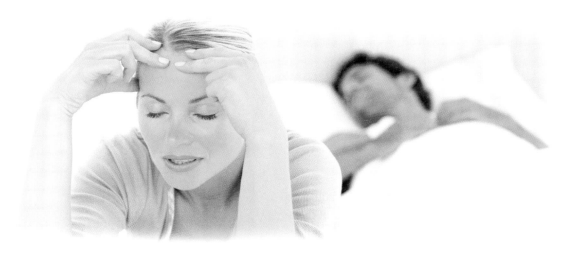

JET LAG · ALTERACIONES POR CAMBIO HORARIO

Nuestra actividad diaria está regida por un reloj interno, que no depende de nuestra voluntad, sino de ciclos de 24 horas, una semana, un mes... Los ciclos de 24 horas son los más frecuentes y se conocen como ritmos circadianos que, entre otras cosas, marcan la liberación de las hormonas, la actividad cerebral, etc. Cuando viajamos a destinos cuyo horario difiere más de tres horas del nuestro (viajes transoceánicos), este reloj interno puede alterarse si no lo adaptamos, produciendo el síndrome del cambio horario o *jet-lag* (cansancio, somnolencia, debilidad, falta de concentración, pérdida de apetito, cambios de humor...). La adaptación es más fácil en las personas jóvenes, pero si seguimos unas pequeñas normas, todos podemos hacerlo sin dificultad.

REMEDIO Y ELABORACIÓN

MANZANA RALLADA Y MIEL

Ingredientes

1 manzana entera
1 cucharada de miel

Elaboración y empleo

En casos de insomnio debidos a viajes con cambio de horario es muy útil rallar una manzana, con piel, y añadirle una cucharada de miel, mezclar todo bien y tomar antes de dormir.

AGUA Y ZUMOS

Ingredientes

1 l de agua
Zumo de naranja

Elaboración y empleo

La ingestión de gran cantidad de agua o zumo de naranja antes y durante el viaje ayudará al cuerpo a descansar y aclimatarse al nuevo destino.

IMPORTANTE RECORDAR QUE...

Lo primero que debemos hacer es ajustar el reloj de muñeca a la hora del país de destino (incluso antes de subir al avión). Si es posible, dormir lo más posible en el avión, sobre todo si es de noche. Si el cambio horario ha sido superior a 4 horas hay que dormir tantas horas como las que se haya cambiado el reloj.

Hay que evitar el consumo de alcohol durante los tres primeros días, no abusar del café y elegir comidas ricas en proteínas durante el día y ricas en glúcidos por la tarde.

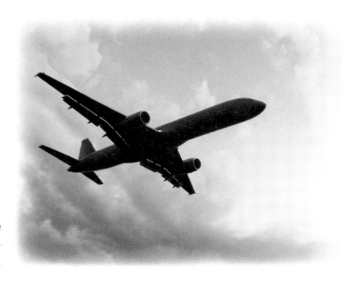

MEMORIA

Nuestra memoria se basa en la reunión de recuerdos que se consolidan en el cerebro cuando son recibidos por los sentidos (vista, oído, olfato, gusto, tacto). Unos recuerdos se fijan en el cerebro con más facilidad que otros, ya sea porque nos han producido cierto impacto o porque los hemos repetido muchas veces. El mayor enemigo de la memoria es una mala llegada de sangre al cerebro, ya que con ello las neuronas tienen poco alimento y fallecen antes. Una mala alimentación (rica en grasas, el sedentarismo, tabaco, etc.) hace que nuestras arterias se debiliten pronto y a partir de los cuarenta años muchas de nuestras neuronas (células del cerebro), comienzan a morir... La memoria falla.

REMEDIO Y ELABORACIÓN

AJO Y ACEITE DE OLIVA

Ingredientes

1 diente de ajo
½ cucharada de aceite de oliva

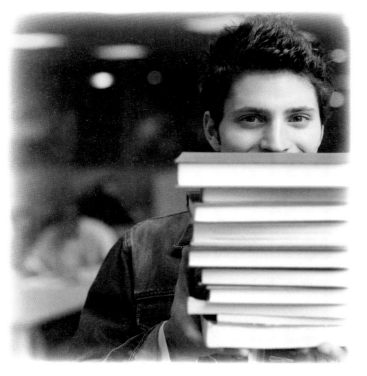

Elaboración y empleo

Hay que procurar comer todos los días medio diente de ajo y media cucharada de aceite de oliva, ya que ambos alimentos son protectores de los vasos sanguíneos y limpian nuestras arterias, asegurando la llegada de sangre al cerebro.

NUECES Y MIEL

Ingredientes

3-4 nueces
1 cucharada de miel de romero

Elaboración y empleo

2 o 3 veces por semana (si no tiene problemas de diabetes) procure comer de postre en alguna de las comidas del día unas nueces con una o dos cucharadas de miel, todo bien mezclado. Además de ser un postre riquísimo, aporta al organismo ácidos grasos esenciales, fósforo y magnesio, elementos imprescindibles para la actividad de las neuronas. Esta mezcla combate también la irritabilidad nerviosa, depresión, estrés o agotamiento.

AGUA CON GRANOS DE TRIGO

Ingredientes

3 vasos de agua
1 puñado de granos de trigo

Elaboración y empleo

Coloque 3 vasos en fila e introduzca dentro de cada uno 7 granos de trigo. Cuando se levante por la mañana, en ayunas, beberá el agua y masticará los granos del primer vaso. Después situará el vaso vacío en último lugar, lo llenará de agua y añadirá otros 7 granos de trigo. Así irá rotando día a día. Notará que la memoria se refuerza lentamente.

IMPORTANTE RECORDAR QUE...

Para mantener activo el cerebro y en particular la memoria es fundamental hacer pequeños ejercicios de memoria como leer algo e intentar recordarlo, hacer operaciones matemáticas, jugar con los números de las matrículas, echar una partida a las cartas vigilando los naipes que han salido y contando los puntos...

El ejercicio físico es fundamental a la hora de mantener en las mejores condiciones nuestras arterias y la memoria. Cuanto mejor estén las arterias, más oxígeno y alimentos para las neuronas.

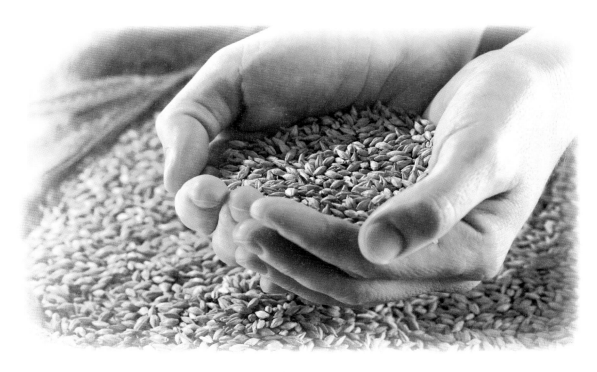

MEMORIA INMEDIATA: EXÁMENES, REUNIONES, PERSONAS MAYORES

La función de la memoria radica en el cerebro y este órgano está compuesto por miles de millones de células denominadas neuronas. La mayor parte de ellas nacen con nosotros y nos acompañan a lo largo de la vida, razón por la cual se pueden ver afectadas por factores como el tabaco, alcohol, drogas, mala alimentación, etc. Muchas de ellas mueren y se debilitan algunas funciones del cerebro. En el caso de la memoria, la primera que se debilita es la memoria reciente, más que la lejana o del pasado.

REMEDIO Y ELABORACIÓN

YEMA DE HUEVO Y ROMERO

Ingredientes

1 huevo entero
1 cucharada de miel de romero
1 cucharada de flores de azahar

Elaboración y empleo

Hierva el huevo durante 4 minutos (huevo pasado por agua), ábralo y pase la yema líquida a un vaso. Añada una cucharada de miel de romero y si lo desea, la infusión de azahar (esta infusión se prepara con una cucharada de flores de azahar y un vaso de agua hirviendo; tiene efectos sedantes y tranquilizantes; reduce además los estados de nerviosismo e irritabilidad). Recuerde que la yema de huevo es rica en lecitina, proteínas, vitaminas A, B, D y E, además de incluir mucho fósforo, ingredientes que la convierten en un «amigo» de la memoria.

MENTA PARA ESTUDIANTES

Ingredientes

5 g de hojas de menta seca
3 cucharadas de miel

Elaboración y empleo

Hierva el equivalente a un vaso de agua y añada, una vez apagado el fuego, las hojas de menta. Déjelo reposar durante 10 minutos, cuélelo y añada la miel. Mézclelo bien y tómelo lentamente mientras estudia. La menta es sedante, calma los nervios y favorece la concentración.

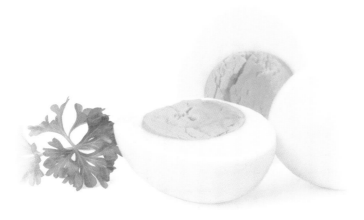

IMPORTANTE RECORDAR QUE...

Los estudiantes, personas mayores y aquellas con trabajos que requieren mucha concentración pueden beneficiarse con el empleo de plantas ricas en vitamina B, fósforo y ácidos grasos como el linoleico y la lecitina. El romero es una de estas plantas que facilitan la conservación y nutrición del cerebro, mejorando la concentración y la memoria.

El romero, junto con la yema de huevo, es muy útil también para calmar las jaquecas, las migrañas, en el tratamiento del estrés, tensión nerviosa, vértigo y mala circulación de la sangre.

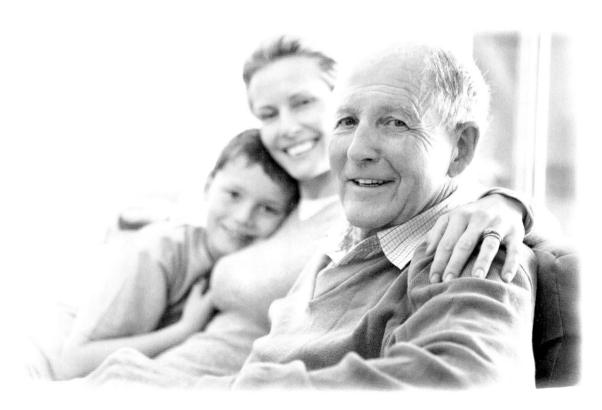

NIÑOS · DESARROLLO

En el crecimiento y desarrollo de los niños el calcio ocupa un lugar importante ya que forma parte de los elementos que más crecen, los huesos (además colabora en la formación de los dientes, en la actividad muscular...). En la naturaleza hay múltiples fuentes de calcio, desde la leche y sus derivados hasta los huevos y verduras, pasando por medusas, crustáceos y conchas. El calcio se absorbe en el duodeno, donde el medio es más ácido. Para su mejor absorción y fijación necesita estar en equilibrio con otras sustancias, como el magnesio y el potasio, además de necesitar la presencia de vitaminas D y C.

REMEDIO Y ELABORACIÓN

CONCHAS DE MAR

Ingredientes

Unas conchas de mar
Un poco de agua
Unas gotas de limón

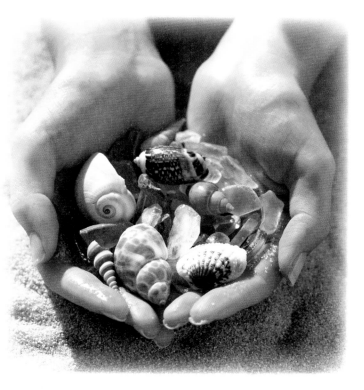

Elaboración y empleo

Introduzca en la concha agua mineral o de manantial. Caliéntela y cuando comience a hervir el agua, quítela del fuego. Deje que se enfríe removiendo de vez en cuando para que el calcio no se deposite y añada unas gotas de limón justo antes de tomarlo. De estas conchas se extraen los siguientes derivados cálcicos usados en la medicina natural: *calcium fluoratum*, *calcium fosforicum* y *calcium sulfuricum*. Las conchas de mar liberan grandes cantidades de calcio que ayudan al crecimiento y desarrollo del niño.

IMPORTANTE RECORDAR QUE...

El calcio es el elemento inorgánico más abundante en el organismo y casi su totalidad se encuentra en el esqueleto y en la dentadura. La falta de calcio puede limitar el crecimiento y desarrollo del niño...

Este remedio es aconsejable para los niños en los que se observa un crecimiento lento, sin presentar trastornos en la hormona del crecimiento o en niños que presentan un crecimiento muy rápido y exagerado que puedan necesitar suplementos de calcio.

Al trabajar delante del ordenador o al leer o escribir en una mesa se adopta una postura que si no es correcta hará que disminuya nuestro rendimiento y que aparezca el cansancio. Para los usuarios de ordenador es aconsejable mantener una distancia mínima de 70 centímetros entre la pantalla y el usuario. Asimismo, el texto en papel debe situarse cerca de la pantalla para forzar menos los ojos. La pantalla debe tener un filtro antirreflectante. La postura más conveniente en una silla convencional es situar ambas piernas tocando el suelo con la planta de los pies, sin cruzarlas. Espalda recta y cuello sin doblar respecto a la columna. La silla debe ser ajustable. Apretar las teclas con suavidad y mover los brazos para utilizar las teclas lejanas.

REMEDIO Y ELABORACIÓN

EJERCICIO DE RELAJACIÓN

Ingredientes

Ninguno en particular

Elaboración y empleo

Aproveche los descansos para realizar algunos ejercicios. Por ejemplo, tumbado en el suelo con los brazos a los lados del cuerpo y los muslos y pies sobre un taburete bajo o unos cojines, para así elevar ligeramente las piernas y que la columna se asiente firmemente en el suelo.

EJERCICIO DE ESTIRAMIENTO

Ingredientes

Ninguno en especial

Elaboración y empleo

Tumbe todo el cuerpo apoyando el tórax sobre una mesa dejando las piernas colgando. Tam-

bién, simplemente, puede realizar giros de la cabeza y movimientos de hombros.

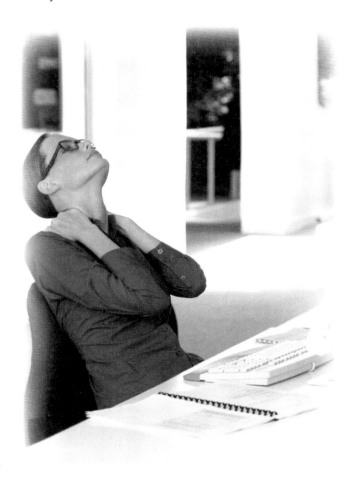

DESCARGAR LA ELECTRICIDAD

Ingredientes

Suelas de cuero
1 cactus

Elaboración y empleo

Para eliminar las cargas eléctricas conviene usar calzado de suela de cuero o esparto. Igualmente, es de gran ayuda colocar al lado de la pantalla un cactus (por ejemplo, tipo *Gereus peruvianus*) y conectar la planta a una toma de tierra con un cable (puede ser una tubería o una calefacción).

IMPORTANTE RECORDAR QUE...

Es fundamental hacer frecuentes pausas de unos cinco minutos como mínimo por hora de trabajo. Con ello permitirá que la columna se libere de la tensión y relajará los ojos al cambiar la vista de cerca a lejos.

Las muchas horas de trabajo ante un ordenador pueden acabar provocando distintas molestias: tensión en los hombros, en los brazos, dolores de espalda, dedos agarrotados, tendinitis en la zona del codo y las muñecas, síndrome del túnel carpiano...

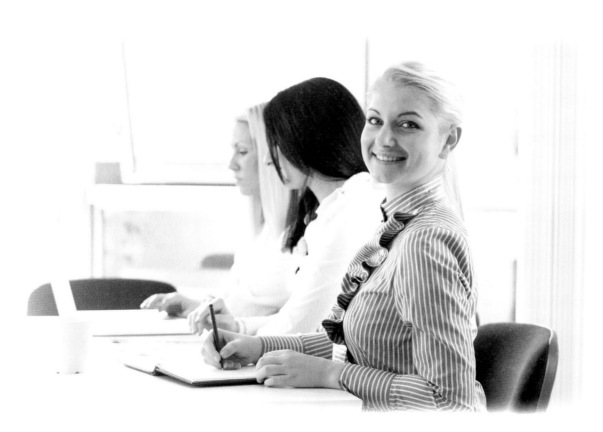

PARTO SIN DOLOR

Un buen número de investigaciones científicas ratifican el hecho de que las mujeres que realizan con regularidad una actividad física tienen menos dolor durante el momento del parto, al tiempo que la duración del mismo se reduce, en condiciones normales, de forma considerable. Esto se debe a que la actividad física en general favorece la circulación de la sangre, tonifica los músculos, les proporciona mayor elasticidad e incluso fortalece para colaborar coordinadamente en el parto.

REMEDIO Y ELABORACIÓN

NATACIÓN Y GIMNASIA PRENATAL

Ingredientes

Ninguno en especial

Elaboración y empleo

Durante los meses previos al parto conviene practicar la natación, ya sea en estilo libre o braza, que son los que más pueden beneficiar a la musculatura corporal y del periné. En el caso de la gimnasia, deben frecuentarse ejercicios de control de la respiración y ejercicios abdominales para fortalecer los músculos de la zona. Cada actividad, sola o en combinación con la otra, debe practicarse 2-3 veces por semana durante un mínimo de 15 minutos para la natación (a ritmo muy suave) y 30 minutos para la gimnasia.

IMPORTANTE RECORDAR QUE...

Las actividades físicas que colaboran de una forma más eficaz al parto sin dolor y de menor duración son la gimnasia preparto y, sobre todo, la natación. Esta última actúa de forma intensa sobre la musculatura del periné, la región que se encuentra entre las piernas y que incluye los genitales externos.

La natación y la gimnasia preparto, siempre que se hayan realizado durante los meses previos, reducen de forma considerable las complicaciones e intervenciones del parto, incluidas las episiotomías o cortes de la región genital, porque los músculos se comportan de forma más elástica.

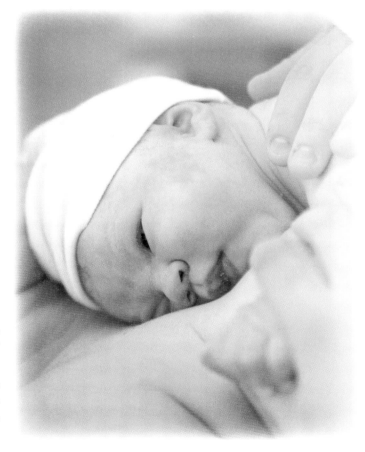

PLÁSTICOS Y ANIMALES

Los anillos de plástico que se usan para enlazar los paquetes de 4 o 6 latas de cerveza o refrescos, llamados agrupadores, se han convertido en un peligro para muchos animales, especialmente las aves y otras formas de vida marinas de pequeño y mediano tamaño. Estos residuos acaban en el mar, bien porque la gente los deja en la playa o porque se vierten desde los vertederos.

REMEDIO Y ELABORACIÓN

CORTAR LOS AROS

Ingredientes

Aros de plástico para agrupar refrescos

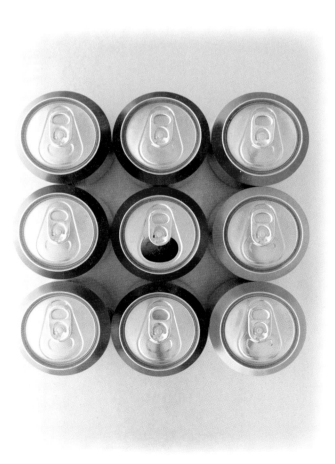

Elaboración y empleo

Antes de tirar los aros agrupadores a la basura, corte cada círculo con una tijera para que no suponga una trampa para los animales.

IMPORTANTE RECORDAR QUE...

Estos anillos de plástico resultan prácticamente invisibles debajo del agua, y por eso los animales marinos y las aves acuáticas no los pueden esquivar, con lo que los animales mueren ahogados o estrangulados.

Este tipo de materiales de plástico no biodegradable pueden permanecer en el agua o en el interior de la tierra durante siglos.

REPELENTE NATURAL CONTRA INSECTOS

Con la llegada del buen tiempo los insectos nos acechan por todas partes, produciendo, en el peor de los casos, molestas picaduras. Si observamos la naturaleza, hay unas zonas donde proliferan los insectos y otras donde apenas se presentan. La albahaca es un eficaz repelente en el caso de los mosquitos. Algo parecido ocurre con las ramas del árbol del cielo o alianto, muy habitual en jardines.

REMEDIO Y ELABORACIÓN

ESENCIA DE ESPLIEGO Y TOMILLO

Ingredientes

100 g de aceite de girasol o de almendras
60 gotas de esencia de espliego
50 gotas de esencia de tomillo

Elaboración y empleo

Mezcle y bata todos los ingredientes y aplíquelos al cuerpo antes de salir al campo o a la calle.

Otros métodos:

• Tomates y geranios contra los mosquitos.
• Ramos de menta fresca y esencia de lavanda (algodones empapados) o naranja pinchada con clavos de olor contra las polillas.
• Frotar cebolla en los muebles contra los insectos que los habitan.
• Un círculo de ceniza o serrín contra las babosas de las plantas.
• Alcanfor, posos de café o limón rancio contra las hormigas.
• Unas gotas de esencia de tomillo contra los insectos de los libros.

• Contra los pulgones, unas cuantas hojas de ortiga maceradas en un cubo de agua 3 o 4 días, y luego regar con esa agua.

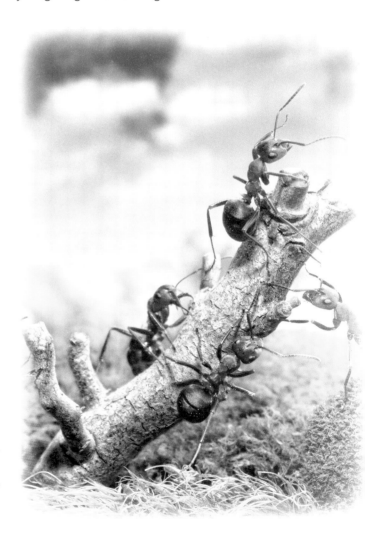

IMPORTANTE RECORDAR QUE...

Para que no nos piquen los mosquitos, un buen método consiste en prescindir de jabones aromáticos y perfumes, y frotarnos la piel con poleo, espliego, tomillo, romero, albahaca o vinagre.

Para proteger sus plantas del ataque de las hormigas o contra los pulgones, nada mejor que poner alrededor de ellas unos posos de café.

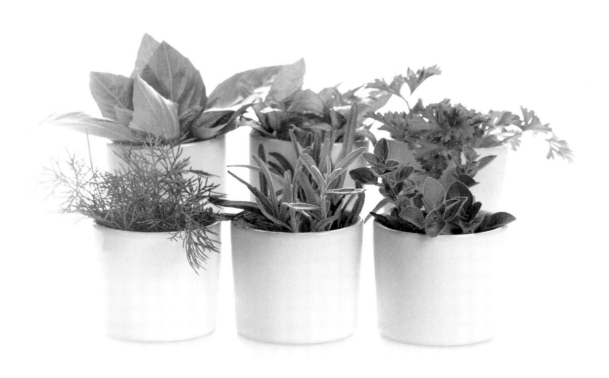

RISOTERAPIA

La risa cura porque ayuda a que nuestro organismo segregue más endorfinas y aumente la actividad de los linfocitos, es decir, del sistema inmunitario. Fortalece el corazón y mejora las digestiones y las respiraciones. Hay que poner sentido del humor en la vida. Sirve para quitar dramatismo a muchas situaciones y nos alegra a nosotros y a los que nos rodean.

REMEDIO Y ELABORACIÓN

ESENCIAS NATURALES

Ingredientes

Esencia natural de naranja, de lavanda o de cedro

Elaboración y empleo

Con la utilización de estas esencias no es que nos pongamos a reír, pero sí tienen un notable efecto relajante que predispone al buen humor y a la sonrisa. Utilice cualquiera de las esencias citadas a modo de velas, inhalaciones de vapor o con la ayuda de difusores de esencias.

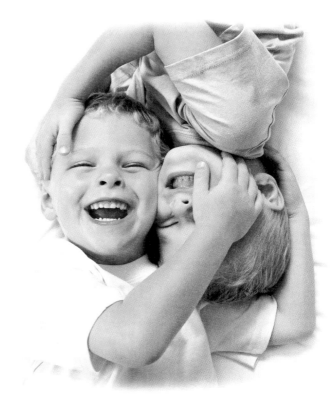

IMPORTANTE RECORDAR QUE...

Según algunos estudios fisiológicos, diez minutos de risa equivalen a dos horas de sueño reparador.

Hay que procurar reírse todos los días. Para estar sano hay que reírse un mínimo de 30 veces al día.

SEDANTE CONTRA EL ESTRÉS

Los mejores efectos relajantes y antiestresantes que podemos conseguir se obtienen utilizando la pasionaria. La planta fue introducida en Europa y cultivada como ornamental hasta finales del siglo XIX, cuando se descubrió que tenía un marcado efecto sedante sobre el sistema nervioso, si bien ya era utilizada por los pueblos indígenas americanos, tanto aztecas como incas. Se encuentra entre los mejores remedios para combatir el insomnio, disminuyendo además el nerviosismo y la irritabilidad. Reduce las palpitaciones, temblores seniles, espasmos, calambres musculares, jaquecas y dolores de muelas.

REMEDIO Y ELABORACIÓN

MISTELA DE PASIONARIA

Ingredientes

1 botella de vino quinado
1 puñado de hojas de pasionaria

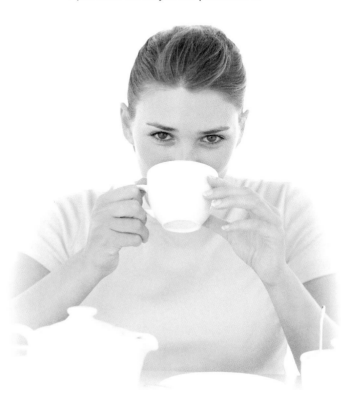

Elaboración y empleo

Introduzca las hojas en la botella y deje macerar durante unos días, hasta elaborar una mistela. Tome una tacita templada cuando se encuentre nervioso o estresado. En caso de insomnio, tome una taza antes de acostarse.

IMPORTANTE RECORDAR QUE...

Por sus propiedades, la pasionaria es útil en el tratamiento del insomnio (facilita un sueño natural), epilepsia, alcoholismo, drogadicción y, por supuesto, estrés.

Aunque no se conocen efectos tóxicos de esta planta, debe administrarse con cuidado ya que no se descarta un efecto nocivo en dosis muy elevadas (tomada con mucha frecuencia).

SEXO · CALMAR

A lo largo de la historia encontramos numerosas plantas que han sido utilizadas con la finalidad de reducir o eliminar la excitación sexual, si bien es cierto que hoy en día la mejor forma de conseguir este objetivo es seguir el elevado ritmo de vida que tenemos y mantener la cantidad de toxinas que ingerimos. Entre las plantas que calman el deseo sexual se encuentran el nenúfar, el lúpulo y la hierba de los canónigos. Esta última recibe este nombre porque fue cultivada en los conventos, allá por el siglo XVII, con el fin de apaciguar las mentes de los frailes y alejarles de todo atisbo de pensamiento sexual.

REMEDIO Y ELABORACIÓN

NENÚFAR

Ingredientes

½ l de agua hirviendo
30 g de raíz de nenúfar

Elaboración y empleo

Hierva los ingredientes durante 30 minutos. Apague el fuego, déjelo reposar y cuélelo. Tome un vasito dos o tres veces al día fuera de las comidas.

LÚPULO

Ingredientes

1 cucharadita de lúpulo
½ vaso de agua

Elaboración y empleo

Realice una infusión con los ingredientes citados. Tome una taza tres veces al día, fuera de las comidas.

IMPORTANTE RECORDAR QUE...

Estas plantas no se pueden utilizar durante la gestación o mientras se procede a la lactancia. En ocasiones, a dosis elevadas, pueden provocar náuseas y vértigo.

Para utilizar la hierba de los canónigos puede tomar unas hojas frescas en la ensalada, rehogada con aceite y vinagre.

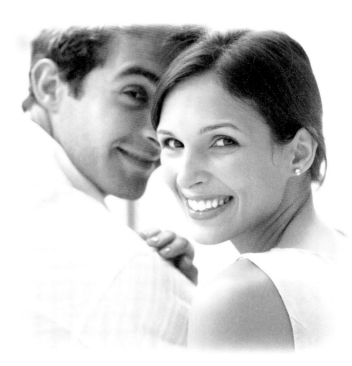

SEXO. GIMNASIA PARA LOS MÚSCULOS GENITALES

Una de las razones por las que podemos llegar a tener dificultades en las relaciones sexuales son las alteraciones de los músculos y los vasos sanguíneos de esa zona. La dificultad en el movimiento y en la erección en el caso del hombre y la lubricación vaginal en la mujer.

REMEDIO Y ELABORACIÓN

EJERCICIOS PARA LA REGIÓN GENITAL

Tumbados en el suelo, boca arriba, elevamos el culo y al mismo tiempo contraemos los músculos de la región genital; aguantamos 2-3 segundos la contracción y nos relajamos. Repetimos el ejercicio 20 veces en esta posición y otras 20 sentados y 20 más en posición de pie. Conviene practicarlo todos los días, aunque se distribuyan en sesiones de mañana y tarde.

IMPORTANTE RECORDAR QUE...

Además de posibles alteraciones en el riego sanguíneo de la región genital o de los músculos de esta zona, no olvidemos que lo más importante es la disposición psicológica. Si esta no es positiva (por situaciones de estrés, preocupaciones, apetencia, etc.), nada será útil.

Podemos complementar el ejercicio anterior si a la hora de orinar, en lugar de facilitar la salida de la orina en un chorro continuo, lo «cortamos» de vez en cuando, «a trozos» (de esta manera también movilizamos los músculos genitales y activamos los vasos sanguíneos de esta zona).

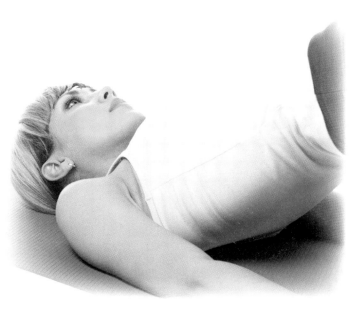

SIESTA

El trabajo agotador al que generalmente sometemos a nuestro organismo durante la mañana hace necesario un pequeño descanso para rehabilitar los tejidos desgastados y procurar cierta relajación para nuestros órganos. El sueño es tan importante para la salud como una buena alimentación o la actividad física. Está demostrado que la siesta resulta beneficiosa para facilitar un mejor estado de humor, reforzar el sistema inmunitario, fortalecer el sistema cardiovascular e incluso mejorar la digestión, disminuyendo los accidentes laborales. Además, quienes duermen la siesta descansan mejor por la noche.

REMEDIO Y ELABORACIÓN

Método

Además de no superar los 30 minutos de duración, la siesta debe realizarse siempre a la misma hora (o similar), en ausencia de ruidos, en el mismo sitio de costumbre, a ser posible con la misma postura y todos los días. El mejor momento para la siesta es el punto medio del día (si se levanta a las 8 y se acuesta a las 12, la siesta ha de ser a las 4). Desde hace algunos años hay destacados médicos en todo el mundo que enseñan a los ejecutivos cómo beneficiarse de la siesta. Aproveche los efectos secundarios que proporciona: menos estrés, mayor rendimiento laboral y energía para 8-10 horas de más actividad.

IMPORTANTE RECORDAR QUE...

Para que la siesta sea reparadora no debe tener una duración superior a los 30 minutos; de lo contrario, las funciones del organismo disminuirían en exceso y su «puesta a punto» tras el sueño será más costosa.

Numerosas investigaciones han demostrado que el rendimiento laboral e intelectual por la tarde es mejor y más eficaz en aquellas personas que han practicado la siesta que en quienes han seguido con sus labores habituales.

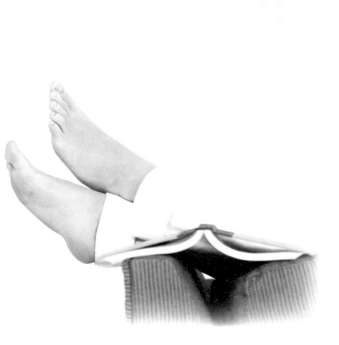

VIGOR SEXUAL · AUMENTAR EL DESEO

Las condiciones de vida de nuestros días hacen que el apetito sexual e incluso la capacidad de nuestros órganos genitales se vean notablemente alterados. Una planta, el ginseng, puede ayudarnos. En chino, *ginseng* significa «sagrada raíz del hombre» y debe su nombre a su parecido con el cuerpo humano, situación que ha dado lugar a numerosos mitos y leyendas. El ginseng está indicado en el tratamiento de bronquitis, asma, trastornos del riñón, dolor de estómago, hipertensión arterial, insomnio, debilidad general...

REMEDIO Y ELABORACIÓN

COPITA DE GINSENG

Ingredientes

2 l de vino blanco
50 g de raíz de ginseng
1 botella o tarro grande
1 tabla de cortar
1 cuchillo

Elaboración y empleo

Corte la raíz seca de ginseng en trocitos pequeños e introdúzcalos en el vino. Déjelo macerar durante 15 días, agitándolo a diario. Cuando esté preparado, tome una copita al día, en ayunas y durante 40 días. Una vez completado este ciclo se descansa una semana y se repite otro ciclo de 40 días si se desea. Absténganse de tomar el ginseng aquellas personas que tengan hipertensión arterial, cefaleas frecuentes, neuralgias y neuritis.

IMPORTANTE RECORDAR QUE...

El ginseng aumenta la capacidad y excitación sexual en hombres y mujeres: en los hombres eleva la producción de los espermatozoides y,

en general, aumenta la producción de hormonas, tanto masculinas como femeninas. Su acción principal es la de mejorar la capacidad y función de los órganos genitales.

No hay que abusar en el uso del ginseng porque el exceso facilita la aparición de nerviosismo. Además, no debe utilizarse junto con otros excitantes como el té o el café.

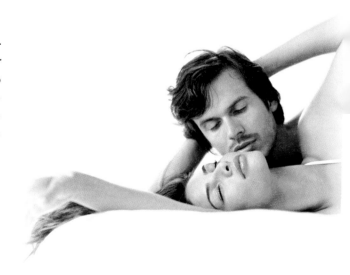

LOS REMEDIOS DE LA SABIDURÍA POPULAR

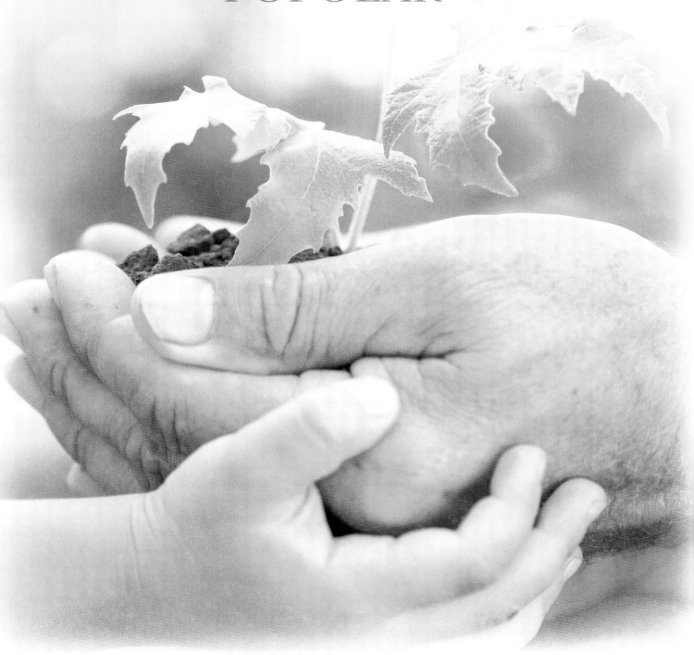

IN MEMORIAM

Aún recuerdo con nostalgia que después de que el maestro nos dejara visité, en la calle Mercaders, 7, de Barcelona, la herboristería El Manantial de la Salud, un lugar donde don Josep Ferran pasaba consulta. Emanaban todavía los aromas de bondad y sencillez que siempre le acompañaron; muchos maestros he tenido, pero pocos tan sencillos y humildes como don Josep Ferran.

Él fue el primero que hizo un programa de medicina natural en TVE, en el centro territorial de Sant Cugat del Vallès, aunque solo se transmitiera para Cataluña, en compañía de Jordi Hurtado, más tarde compañero mío durante años en TVE.

Cuando hablábamos de él, algo sucedía en nuestras gargantas, que se veían atrapadas por la emoción de recordar a un hombre muy bueno y sabio.

Quiero rendir mi más sentido homenaje de agradecimiento a mi maestro don Josep Ferran y a su esposa, doña Trini, que siempre estuvo a su lado, siempre con una sonrisa y una palabra amable y acogedora.

Pasaron por la vida haciendo el bien y el sentido de su existencia fue ayudar a los demás; desde su saber vasto y muy documentado, auxiliaron a muchas personas en su dolor. Yo quiero con este libro agradecer su profundo conocimiento de las plantas medicinales, remedios transmitidos de boca en boca y que tanto bien han hecho y tanta salud han aportado, principalmente a las personas de su amada Cataluña.

Quiero aclarar que cuando en el texto aparece este símbolo (*) significará que quien me enseñó el remedio en cuestión fue Josep Ferran, tras recogerlo de la sabiduría popular.

Recuerdo que tuve el privilegio de llevarlo a mi programa *La Botica de la Abuela* como invitado de honor junto con su esposa y su hija Trini. Fue un encuentro muy emotivo y disfruté mucho de ese pozo de sabiduría que era don Josep. Quiero hacer constar también mi agradecimiento a Lorenzo, esposo de Trini, quien me ha facilitado todo el material de don Josep que se reproduce en este libro. Él es el continuador de su labor, y hasta abrió otro Manantial de la Salud, este en la calle Xuclà, también de Barcelona. Los invito a visitar ambas tiendas y a llenarse de aromas de nostalgia. Los atenderán con la misma exquisitez, amabilidad y profundo conocimiento de las plantas y remedios de la sabiduría popular.

Toda una vida no será suficiente para admiraros, don Josep y doña Trini, seguimos haciéndolo aún después de vuestra partida.

Gracias, don Josep y doña Trini.

Txumari

Josep Ferran Comas nació en Figuerola del Camp, Tarragona, en 1921, y vivió su infancia en el campo; sus padres eran agricultores, y posiblemente el contacto desde muy pequeño con la naturaleza influyó en que se convirtiese en su gran vocación: la botánica.

Siendo él muy joven su familia se trasladó a Barcelona, donde cursó estudios primarios. Pronto se puso a trabajar como laborante en la farmacia Vicente Ferrer, en la plaza de Catalunya.

Ya casado y con dos hijas, una enfermedad pulmonar grave lo llevó a vivir, por consejo médico, en una casa de reposo en la montaña, donde se recuperó rápidamente.

Esta estancia le permitió convivir con la naturaleza, conocerla, recordar los años de infancia en su pueblo natal. Como buen comunicador compartió muchas charlas con las personas del lugar, conoció las plantas del entorno y las propiedades medicinales que les adjudicaba la sabiduría popular.

Estas vivencias marcaron profundamente su futuro, de tal modo que al volver a Barcelona montó una pequeña herboristería junto al mercado de Santa Caterina.

Fueron años apasionantes en los que se convirtió en un autodidacta y, en poco tiempo, en toda una referencia de su profesión.

En 1995 dejó definitivamente su trabajo y siguió dedicándose a escribir y a ampliar su biblioteca, dejando un legado de más de mil quinientos libros de botánica, plantas medicinales y medicina natural. Falleció en 1999.

Las plantas son los remedios más antiguos, los más sencillos
y los más económicos para resolver muchas enfermedades,
adecuadas por el Creador a la naturaleza humana.

Padre JOHANN KÜNZLE

RECETAS BÁSICAS

Las siguientes preparaciones aparecen como ingrediente en algunos de los remedios. En el texto se encuentran marcados con un asterisco.

Agua de rosas

50 g de rosas o 100 g de rosas frescas
1 l de agua destilada

Dejar macerar los pétalos unas 24 horas en el agua, filtrar y ya está lista para ser usada.

Agua de tomillo

2 ramitas de tomillo
¼ l de agua

Hervir el tomillo en el agua durante 5 minutos, colar y dejar enfriar.

Alcohol de vitaminas

½ l de alcohol de 96°
1 cucharada de romero
1 cucharada de espliego
1 cucharada de hierba de San Juan en flor
1 cucharadita de árnica en flor
1 limón
100 g de zanahorias

En una botella grande de boca ancha verter el zumo del limón recién exprimido, las hierbas y las zanahorias ralladas. Agitarlo y dejarlo 15 días en maceración, tapado. Colarlo o mejor filtrarlo, y ya está listo para hacer fricciones en casos de golpes, dolores, etc. También suaviza y rejuvenece la piel. Nunca caduca.

Es un poderoso tónico cutáneo. A través de los poros, fortalece los nervios sensitivos. Lo recomendamos casi siempre después de inhalaciones, compresas, baños de vapor, etc.

Se puede adquirir ya preparado en todas las herboristerías de Manantial de Salud.

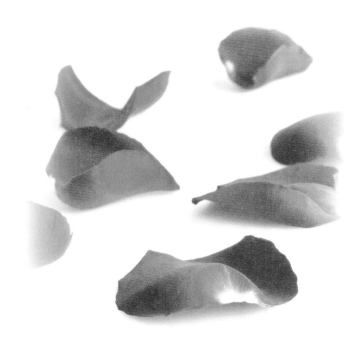

Aceite anticatarral

Hojas de eucalipto
Flor de pino abeto
Salvia
Flor de espliego
Romero
Flor de tomillo
Manzanilla
1 flor de eucalipto
Aceite de oliva

Ponemos en una cazuelita de barro 2 cucharadas soperas colmadas de la mezcla de hierbas
y la flor de eucalipto, lo cubrimos con aceite de
oliva y lo llevamos a ebullición a fuego lento durante 1 minuto, removiendo con una cuchara de
madera. Lo dejamos enfriar tapado y después
de 12 horas lo colamos. Se puede usar 2 veces
al día. Caducidad 1 año.

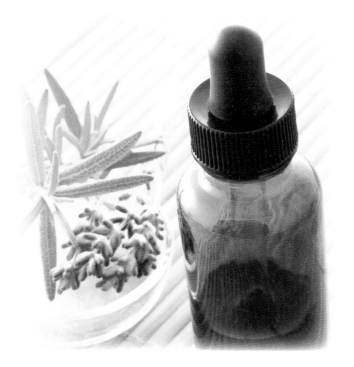

Aceite de ruda

¼ l de aceite de oliva (mejor si es de primera
presión)
25 g de ruda tierna

Cortamos bien la ruda y la dejamos macerar en
el aceite en una botella de cristal de boca ancha
durante 40 días, agitando de vez en cuando.
Después de ese tiempo, colamos la preparación
y ya está lista para ser usada.

Agua de cola de caballo

½ l de agua
2 cucharadas de cola de caballo

Ponemos la hierba a hervir en el agua durante
9 minutos. Después de filtrar la preparación, el
agua ya está lista para ser usada.

Pomada de caléndula

100 g de mantequilla de vaca
3 cucharadas de flor de caléndula

Calentar al baño María hasta licuar la mantequilla. Dejar enfriar y volver a calentar el agua hasta fundir la mantequilla por segunda vez. Después de colarlo queda listo para ser usado. Se
conserva en un bote de cristal.

Aceite de col

1 hoja de col (de la parte verde)
3 gotas de zumo de limón
1 cucharada de aceite de oliva

Machacamos la col, añadimos el aceite de oliva y el zumo de limón, y una vez mezclado se obtiene una pomada.

Emplasto de arcilla

¼ l de agua
2 ramitas de tomillo
2 cucharadas de arcilla

Hervimos el tomillo en el agua durante 5 minutos, dejamos enfriar y colamos. Con una cucharada de agua de tomillo y la arcilla se prepara una masilla que se aplica directo en la zona afectada.

Cataplasma de linaza y fenogreco

2 cucharadas de harina de linaza
2 cucharadas de harina de fenogreco
1 cucharada de manzanilla en polvo
1 vaso de leche
Miel

Hervimos los dos tipos de harina y la manzanilla con el vaso de leche sin parar de remover hasta que el preparado espese. Retirar del fuego y añadir la miel. Extender el preparado en una gasa.

Baños de asiento para aliviar los dolores menstruales

2 cucharadas soperas de artemisa
2 cucharadas soperas de manzanilla
2 l de agua

Hervir 5 minutos los ingredientes, colar en el bidé o en una palangana y recoger el vaho a distancia prudencial para no quemarnos. Cuando finalice el vapor nos sentamos encima de la palangana y con la mano se dan masajes circulares en el bajo vientre, secándonos antes de que se enfríe el agua. Hacerlo todas las noches antes de acostarnos y si se practica con constancia en un mes observaremos los buenos resultados curativos.

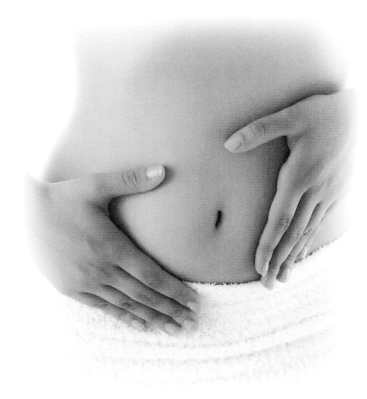

BIENESTAR GENERAL

Unas cuantas recetas destinadas a mantener y mejorar la salud, y remedios para problemas de carácter general.

CONSEJOS PARA ALCANZAR EL BIENESTAR FÍSICO Y MENTAL

Pequeños consejos

1. La alegría es el ingrediente principal en el compuesto de la salud.
2. La alegría es la juventud eterna del alma.
3. Todas las alegrías son curativas (proverbio chino).

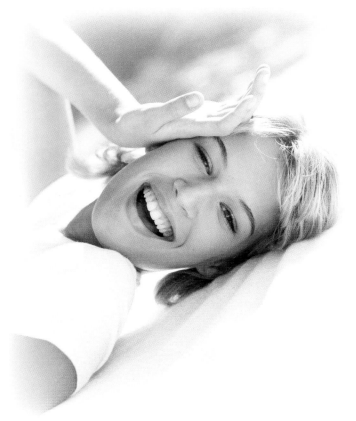

4. Cuando estéis muy cansados, respirad profundamente, pensad en el cielo azul, en la inmensidad del mar, en el bosque, en la naturaleza y en Dios.
5. La moderación es medicina.
6. La mejor medicina es un ánimo gozoso.
7. La salud, lo mismo que la fortuna, retira sus favores a los que abusan de ella.
8. Fuente de naturaleza son las plantas, ya que su curso es eterno (Pitágoras).
9. Nadie puede cambiar su propia naturaleza, pero todos pueden mejorarla.

Diez reglas para encontrar un perfecto equilibrio físico y mental

1. Vivid el momento presente olvidando las experiencias negativas del pasado y sin temor al futuro.
2. No os excitéis, el enojo no aporta solución, solo complica las cosas e impide el diálogo.
3. Intentad comprender a los demás, que también tienen sus propios problemas.
4. Dirigid vuestra atención sin tensiones al objetivo que esperáis conseguir, estando tranquilos y relajados; así veréis las cosas más claras y podréis encontrar la solución más adecuada.

5. Evitad las discusiones familiares, convivid con los vuestros armónicamente apreciando sus virtudes e ignorando sus defectos.

6. No dejéis que los problemas económicos os obsesionen, mantened un nivel de gastos de acuerdo con los ingresos, sin dejaros influir por las necesidades ficticias que intenta imponeros la sociedad de consumo.

7. Eliminad todos los vicios y excesos. Vuestra salud os lo agradecerá.

8. Practicar algún ejercicio físico os ayudará a manteneros en forma y os dará una visión más alegre de la vida.

9. Aprovechad al máximo el descanso nocturno, eliminad todas las tensiones y recuperad energías para el nuevo día.

10. Saboread los momentos agradables de la vida sacando el máximo provecho a todas las bellezas y armonías de vuestro entorno.

Consejos del doctor Letamendi

Vida honesta y arreglada,
usar de pocos remedios
y poner todos los medios
de no apurarse por nada.
La comida moderada,
ejercicio y diversión,
no tener nunca aprensión,
salir al campo algún rato,
poco encierro, mucho trato
y continua ocupación.

Durante el día practicarlo y al acostarse, meditarlo. Además, unos minutos al día nos rodearemos de plantas aromáticas: pino, tomillo, romero, etc., bien en planta fresca bien en un jarrón, y haremos respiraciones profundas para oxigenar la sangre.

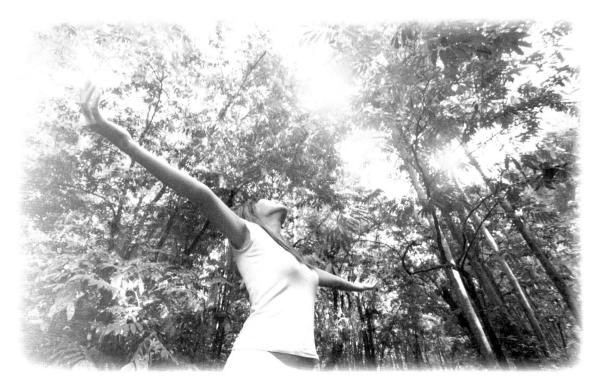

ALIMENTACIÓN

Frutos secos

Los frutos secos contienen materias minerales —fósforo, azufre, potasio, hierro—, vitaminas del grupo B y grasas en mayor proporción que cualquier otro producto vegetal, con la excepción de las semillas de soja. Junto con las legumbres, los frutos oleaginosos como nueces, avellanas, almendras, cacahuetes, chufas, piñones, cocos o pistachos vienen a igualarse con la carne por su contenido en proteínas, hasta el punto de que se consideran la carne de los vegetarianos.

Remedio probado con éxito en niños con problemas de crecimiento: durante 3 meses tomar cada día 7 dátiles, masticándolos bien. El dátil contiene magnesio y ayuda a fijar el calcio en los huesos.

Los frutos de la pasionaria

Los frutos de la pasionaria, conocidos como granadilla o maracuyá, son ricos en vitamina A y C y ácidos orgánicos, por lo que refrescan y tonifican. Se recomiendan en casos de agotamiento físico.

En el Caribe existe una especie de pasiflora llamada *Edulis Sims*. Con la pulpa gelatinosa del fruto de esta pasiflora —parecida a la granada, conocida con el nombre vulgar de «parcha», de sabor algo ácido y dulce a la vez, auténticamente tropical— se elaboran refrescos que contribuyen a normalizar la presión arterial y no contienen alcohol. Este zumo de fruta fue comprobado por los señores Ferran en su viaje a San Juan de Puerto Rico: cuando alguno de sus amigos querían invitarles, ellos advertían que no tomaban alcohol para no alterar su presión ni su hígado. Entonces les ofrecían la parcha como algo especial de su país. Después de probarlo, fue su bebida predilecta mientras estuvieron en aquellas maravillosas tierras.

Sopas de tomillo

¼ l de agua
1 ramita de tomillo
Pan del día anterior
1 cucharada de aceite de oliva
Sal

Para una persona: ponemos a hervir el tomillo en el agua unos segundos. Aparte cortamos pan del día anterior bien finito en un plato hondo, añadimos muy poca sal y repartimos el aceite de oliva sobre el pan. Vertemos el agua de tomillo hirviendo sobre el pan, tapamos y dejamos reposar unos minutos. Al destaparlo se olerá su agradable y penetrante perfume. Si lo probáis repetiréis.

Es una costumbre muy tradicional y arraigada en Cataluña por sus múltiples efectos. En caso de convalecencia y debilidad abre el apetito, favorece la digestión y combate las putrefacciones intestinales.

Además, según nuestras abuelas, un huevo de gallina puesto en Viernes Santo y tomado con la sopa de tomillo previene la hemiplejia. El tomillo recolectado en Semana Santa no pierde su esencia ni su efecto durante todo el año. Se dice que donde crece el tomillo es una tierra bendecida por Dios.

Yogur de rosas

¾ l de leche fresca
3 cucharadas soperas de agua de rosas*
Una pizca de sal
2 cucharadas soperas de azúcar integral
1 yogur natural.

Templamos la leche, añadimos los demás ingredientes y mezclamos con una cuchara de madera. Lo guardamos en un bote de cristal bien tapado, lo dejamos a 30 °C durante 24 horas y ya está listo para comer. Es muy sabroso y digestivo y se puede tomar como postre o merienda.

Estómagos débiles y delicados

Arroz o trigo triturado algo grueso

Lo tostamos al horno, que quede solo dorado. Tomado en caldos vegetales o papillas es un alimento ideal para los estómagos delicados.

Perder peso y ganar salud

30 g de *fucus vesiculosus*
10 g de cola de caballo
10 g de corteza de frangula
10 g de menta piperita

Cortamos y mezclamos bien todos los ingredientes. Vertemos 1 cucharada sopera de la mezcla por taza de agua, lo llevamos a ebullición durante 1 minuto y lo dejamos reposar tapado 5 minutos. Lo colamos y lo tomamos en ayunas, sin azúcar, con unas gotas de zumo de limón. Después de un mes se comprueban resultados satisfactorios.

Dos días seguidos a la semana, en desayuno, comida y cena, tomaremos solo fruta —manzana, piña, kiwi, naranja, mandarina, melón, sandia, uva, etc.—, eligiendo preferentemente frutas de temporada que sean bien jugosas. Después de cada comida tomaremos medio vaso de agua caliente con una cucharada de miel y el zumo de medio limón. Seguir este procedimiento hasta conseguir el peso deseado y como mantenimiento hacerlo un día cada mes.

Horchata reconstituyente

1 zanahoria mediana
1 vaso de leche fresca
12 almendras crudas sin piel
6 avellanas crudas, 6 piñones
6 granos de cacahuetes crudos
1 nuez, 1 cucharada de copos de avena
Miel al gusto

Triturarlo todo muy bien hasta que quede bien batido y tomar un vaso diario de esta bebida.

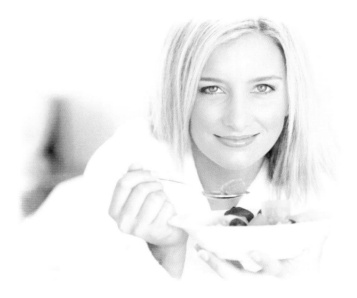

HIGIENE Y BELLEZA

Mascarilla para cutis graso

1 clara de huevo
1 limón

Batimos la clara a punto de nieve y le añadimos el zumo del limón. La mezcla resultante se aplica como mascarilla sobre el cutis y se deja durante 20 minutos. Una vez pasado ese tiempo se lava con agua de rosas.*

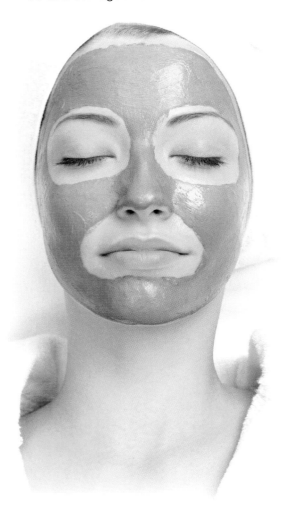

Para la belleza, después de una limpieza de cutis se aplica la Leche de Venus

Para la limpieza de cutis
1 l de agua
1 cucharada de capullos de rosa de Alejandría
1 cucharada de flores de manzanilla
1 cucharada de salvia
1 cucharada de romero
1 cucharada de espliego

*Para la Leche de Venus**
25 g de almendras crudas sin piel
2 cucharadas de leche de vaca

Poner a hervir las flores y las hierbas en el agua y aspirar el vapor hasta que se empiece a sudar. Apagar el fuego aprovechando el vapor restante. Colar el agua y limpiar el sudor con un algodón empapado en esta infusión. Aplicar la Leche de Venus, que habremos preparado triturando las almendras y mezclando dos cucharadas de la harina resultante con la leche. De tener el cutis graso, en lugar de leche pondremos agua de rosas* con unas gotas de zumo de limón y dos cucharadas de la harina de almendras. Dejar actuar durante 20 minutos y lavar con agua de rosas* ya fría.

Si se hace dos veces al mes el cutis quedará fino, limpio y rosado, y conservaréis vuestra belleza durante muchos años.

Baños de romero y espliego: tonificantes y relajantes

50 g de romero
50 g espliego
2 l de agua

Hervimos los ingredientes durante 10 minutos, colamos el agua en la bañera y nos damos un baño de 10 minutos de duración. Después de secarnos hacemos un masaje de alcohol de vitaminas* por todo el cuerpo y quedaremos como nuevos.

Hidroterapia para reducir el vientre

Mojamos con agua templada un paño blanco que nos cubra el vientre desde la cintura. Lo escurrimos bien y después de colocarlo aplicamos encima una toalla seca que nos dejaremos puesta toda la noche. A los 3 días el vientre ya habrá disminuido. Tras retirar el paño es importante hacer un masaje del alcohol de vitaminas* para mantener el tono muscular y la firmeza de la piel.

Crema para fortalecer los pechos y mantenerlos firmes

1 nuez de cera de abejas
5 cucharadas de aceite de oliva
5 cucharadas de agua de rosas*
1 cucharada de flor de espliego
1 cucharada de romero (flor y hojas)
1 cucharada de hojas de nogal

Fundir la cera de abejas, añadir el agua de rosas y el aceite, mezclarlo bien y añadir las flores, calentar 15 minutos al baño María sin parar de remover, dejarlo enfriar y volverlo al baño María 2 minutos más. Colar y exprimir bien las plantas para que suelten sus propiedades. Se guarda en bote de cristal.

Darse un masaje en los pechos con las manos untadas de esta crema, deslizándolas hacia arri-

ba 10 veces seguidas. Si queréis un efecto más rápido, después del masaje aplicaréis una gasa mojada con agua de rosas.* Dejarla puesta toda la noche y pronto observaréis su eficacia.

Inhibidor del vello

1 l de agua
50 g de frutos de hiedra maduros (que estén negros)
100 g de agua de colonia (de la que usemos normalmente)

Hervimos los frutos de hiedra en el agua hasta reducir a la mitad. Dejamos enfriar, lo colamos y añadimos el agua de colonia. Con un algodón empapado de este líquido, friccionamos a diario las zonas del vello. Con constancia llegaremos a reducirlo e incluso a hacerlo desaparecer.

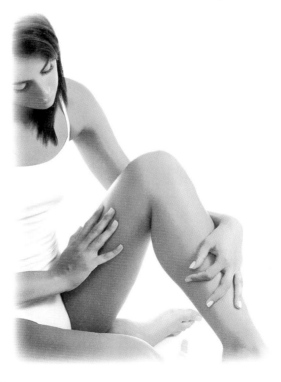

LICORES CASEROS

Licor de naranja y mandarina

½ l de orujo (alcohol de tomar)
¾ l de agua
500 g de azúcar
1 ramita de canela
1 vaina de vainilla
2 naranjas (solo la piel)
3 mandarinas (solo la piel)

Hervimos el agua con el azúcar hasta que se disuelva, lo dejamos enfriar y añadimos el alcohol y todos los ingredientes. Lo dejamos macerar 1 mes o 40 días, lo colamos y obtendremos un licor exquisito, tónico, digestivo y que induce al sueño.

Vino tónico reconstituyente

1 l de vino o moscatel
3 g de genciana
3 g de raíz de angélica
5 g de nuez de kola en polvo
5 g de hojas de naranjo amargo
10 g de hojas de melisa

Mezclamos todos los ingredientes y los dejamos macerar durante 9 días a la intemperie, agitando el recipiente de vez en cuando. Lo colamos y tomamos una cucharada sopera durante la comida y otra durante la cena. Las personas que tengan el estómago delicado pueden diluirlo con agua mineral o agua con gas.

A los pocos días ya se podrán comprobar los resultados. Se recomienda tomar 3 botellas seguidas, sobre todo en tiempo frío o después de haber pasado alguna enfermedad.

Aguardiente de hierbas

1 l de aguardiente
5 g de nepta
5 g de manzanilla
5 g de melisa
5 g de mejorana
5 g de hierbaluisa
5 g malvarrosa
5 g de menta piperita
½ nuez moscada
12 cerezas
1 l de agua
1 kg de azúcar

Macerar todos los ingredientes juntos (excepto el agua y el azúcar) durante 9 días. Después de ese tiempo, hervir el agua con el azúcar hasta que quede bien disuelto y dejar enfriar. Mezclarlo con el licor, dejarlo 9 días más en maceración y ya está listo para ser tomado. Una copita de este aguardiente después de las comidas es un excelente digestivo.

Licor estomacal

3 g de canela
3 g de cálamo aromático
1 trocito de piel de naranja amarga
3 g de anís estrellado
3 g de flor de azahar
3 g de melisa
3 g de semillas de angélica
3 g de hierbaluisa
3 g de menta
3 g de reventerola (o calaminta)
3 g de cilantro
3 g de poleo
1 trocito de vainilla

1 trocito de nuez moscada
¾ l de orujo
¼ l de leche
1 l de agua
1 kg de azúcar de caña

Poner todos los productos (excepto el agua y el azúcar) en una botella de cristal o una garrafa y dejar en maceración 5 días. Después de ese tiempo, hervir el agua con el azúcar hasta que este se disuelva bien, dejarlo enfriar y mezclarlo todo. Dejar reposar 9 días, colar y ya se puede tomar. Una copita después de las comidas ayuda a hacer la digestión y tonifica el estómago.

Licor tipo Licor 43

1 kg de azúcar
1 l de alcohol para hacer licor
1 l de leche de vaca sin hervir
2 pastillas de chocolate
1 vaina de vainilla
1 limón grande (solo la piel)
9 granos de enebros

Mezclarlo todo en una botella grande o garrafa, guardarlo 30 días en maceración, removiéndolo cada día. Colar y tomar.

El enebro hace que el licor tenga un efecto estomacal y digestivo.

Licor tipo Chartreuse

¼ de vasito de agua
1 sobre de azafrán
2 g de salvia
2 g de raíz de angélica

5 g de anís verde
15 g de cilantro
1 l de alcohol para hacer el licor
5 g de menta piperita
1 l de agua
1 kg de azúcar moreno

Mezclamos el vasito de agua con el azafrán y lo dejamos reposar durante 3 horas. Ponemos la mezcla en una garrafa o botella de cristal de boca ancha y añadimos el resto de los ingredientes (excepto el agua y el azúcar). Dejamos macerar la preparación durante 9 días, procurando remover cada día. Pasado ese tiempo, pondremos el litro de agua y el azúcar moreno al fuego hasta que quede bien disuelto. Lo dejamos enfriar, añadimos este jarabe a la garrafa y lo dejamos reposar 9 días más. Se filtra y ya está en su punto para tomarlo a copitas.

Vino contra las fiebres palúdicas o de toda clase, incluso de África

Brotes tiernos de saúco en flor
Vino

Machacar los brotes y llenar hasta la mitad una botella de boca ancha, que acabaremos de rellenar con el vino. Macerar durante 9 días. Colar y tomar una copita pequeña de licor en ayunas y otra al acostarse. Pasados unos días, tomar solo una copita hasta terminar el frasco.

DESINFECTANTES Y ANALGÉSICOS

Yodo vegetal

10 g de hojas de nogal
10 g de *fucus vesiculosus*
1 l de vino tinto

Triturar bien las hierbas, mezclarlas con el vino y llevarlo todo a ebullición hasta reducir a la mitad. Dejar enfriar y colar. Se usa en las heridas como desinfectante y cicatrizante.

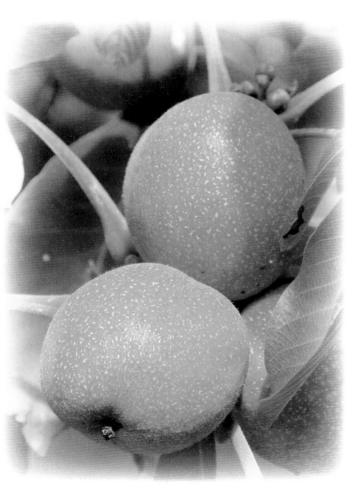

Desinfectante ambiental

Hojas de eucalipto
Bayas de enebro
Hojas de salvia
Incienso

En una pala, quemar lentamente estos ingredientes para efectuar fumigaciones en habitaciones que haya ocupado algún enfermo contagioso.

Contra las infecciones, papel de Armenia

Al quemar este material, que se obtiene untando un papel con resina del árbol de benjuí, se produce una acción desinfectante. Este sistema se usaba antiguamente en los hoteles de lujo de París y de Viena, e incluso hay constancia de que se empleó como desinfectante ambiental en el *Titanic.* Sería bueno utilizarlo en colegios, guarderías, centros de personas mayores o en nuestros hogares a efecto de prevenirnos contra las epidemias de gripe y otras infecciones.

Para toda clase de dolores

½ l de agua
1 cebolla
2 hojas de col
2 hojas de apio
1 limón

Cortar los vegetales en trocitos pequeños y hervirlos en el agua durante 15 minutos. Colar el caldo, añadir el zumo del limón y tomarlo media hora antes de la comida.

Remedio desintoxicante contra ciática, gota, lumbago, reumatismo y ácido úrico

Enebro
Hojas de fresno
Flor de saúco
Cola de caballo
Coronilla de fraile
Bardana
Ajenjo
Manzanilla de Mahón
Melisa
Agua

Cortar y mezclar las hierbas a partes iguales. Se pone una cucharada del preparado por taza de agua, se hierve 3 minutos, se deja reposar, se cuela y se toma 3 veces al día, antes de las comidas. Se recomienda hacer comidas sanas, utilizando el ajo y la cebolla, así como zumo de limón y perejil en las ensaladas.

Es importante evacuar a diario.

Calma el dolor y las neuralgias

50 g de hiedra
1 l de agua

Hervir 10 minutos, colar y aplicar compresas calientes bien escurridas en la zona dolorida. En caso de dolores muy intensos se aconseja poner las hojas hervidas entre gasas y aplicarlas como si fuera una cataplasma en la parte afectada.

Remedio cedido por el doctor Leclerc.

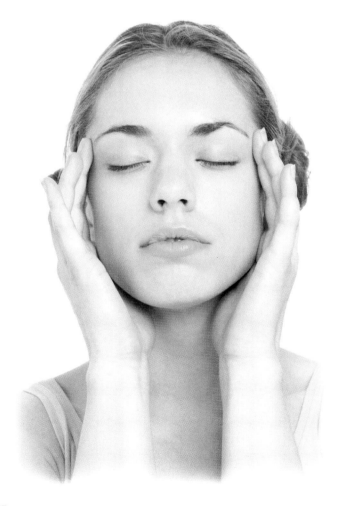

DEPURATIVOS

Depurativo de la sangre

Zarzaparrilla
Bardana
Calaguala

En cada cambio de estación es importante limpiar la sangre. Tomaremos en ayunas una tisana depurativa que prepararemos mezclando las hierbas a partes iguales. Pondremos una cucharadita de la mezcla por vaso de agua, herviremos 5 minutos y dejaremos reposar tapado 9 minutos. Se toma sin azúcar 9 días al mes.

Depurativo de la sangre

10 g de bardana
10 g raíz de panical
10 g de raíz de zarzaparrilla
10 g de estigmas de maíz
5 g de jabonaria

Cortar bien las hierbas y mezclarlas. Poner una cucharada sopera rasa por taza de agua, hervir 3 minutos y dejar enfriar tapado durante 5 minutos. Colar y tomar una taza en ayunas y otra antes de cenar durante 2 meses seguidos.

Remedio muy eficaz, recomendado por el doctor Vicente Lino Ferrándiz.

Depurativo diurético

10 g de fumaria
10 g de cola de caballo
10 g de jabonaria
40 g de grama

Cortar bien las hierbas y mezclarlas. Preparar una infusión poniendo una cucharada sopera de la mezcla por taza de agua, hervir 3 minutos y colar. Tomar una taza en ayunas y una al acostarse durante un mes.

Remedio proporcionado por el doctor Ferrándiz.

Depurativo general

3 cebollas grandes
3 hojas de apio (preferentemente de la parte verde)
½ l de agua
Zumo de limón

Se cortan las cebollas a medias lunas y el apio a trocitos. Se hierve todo en el agua durante 15 minutos. Pasado ese tiempo, se tritura, se cuela y el líquido resultante se toma a tacitas durante el día añadiéndole previamente zumo de limón.

Remedio probado y recomendado por una abuelita cliente de la casa.

OTROS

Para mejorar el canto de los canarios

Tanto las semillas de llantén mezcladas con en grano como un trocito de regaliz puesto en el agua mejoran considerablemente las facultades de canto de estas aves.

Remedio probado.

APARATO RESPIRATORIO

Remedios para prevenir y aliviar las afecciones de las vías respiratorias.

PREVENCIÓN

Para evitar la gripe, la tos y los resfriados

15 g de cacahuetes crudos
15 g de piñones durante el otoño e invierno

A diario, masticar bien estos productos durante el otoño e invierno.

Otro sistema contra los resfriados

1 vaso de uva negra o de zumo de naranja
30 almendras crudas sin piel

Durante los meses de otoño e invierno, masticar a diario las almendras y beber el zumo.

Otro remedio preventivo contra los enfriamientos

3 brotes de romero tierno
½ vaso de agua
1 cucharadita de miel
1 cucharadita de polen
1 cucharadita de jalea real

Dejar el romero toda la noche en remojo en el ½ vaso de agua; por la mañana colar y añadir la cucharadita de miel y la de polen. Tomar en ayunas 21 días seguidos, descansar 9 y repetirlo otra vez con jalea real en lugar del polen.

Tónico reforzante pulmonar

1 cucharada de romero
1 vaso de agua
1 yema de huevo
1 cucharada de miel

Hervimos el romero durante 3 minutos. En un vaso ponemos una yema de huevo y una cucharada de miel, lo batimos y añadimos el agua de romero. Lo mezclamos y lo tomamos en ayunas 9 días seguidos. Se descansa 3 días y se repite 9 días más.

Remedio comprobado con éxito.

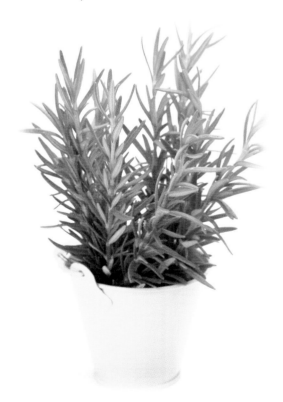

CATARROS Y AFECCIONES DE LAS VÍAS ALTAS

Catarros nasales, alergias, laringitis, faringitis y sinusitis

Eucalipto
Salvia
Espliego
Romero
Tomillo
Camomila
1 l de agua
1 limón
Sal
Alcohol de vitaminas*

Una vez bien cortadas y mezcladas las hierbas, ponemos 3 cucharadas del preparado en el agua. Lo llevamos a ebullición y lo dejamos hervir lentamente durante unos 9 minutos aprovechando el vapor. Después lo colamos y ponemos la mitad en un vaso, con el zumo del limón, para hacer gárgaras. La otra mitad la vertemos en una taza grande para hacer los baños nasales calientes con un poco de sal disuelta en el agua. Finalmente, friccionaremos con alcohol de vitaminas la parte externa de la nariz, la frente, los pómulos, la nuca y el pecho.

Para curar los resfriados

Raíz de altea o malvavisco
Raíz de regaliz
Flor de pino abeto
Agua
Azúcar cande o miel

Cortar y mezclar bien las hierbas. Con una cucharada sopera del preparado por taza de agua hacemos una tisana: hervimos 5 minutos y endulzamos con azúcar cande o miel. Tomar 3 tazas calientes al día.

Cuando hay mucha mucosidad

½ limón
Miel

Asar el medio limón por la parte de la piel, exprimir el zumo y añadir igual cantidad de miel. Mezclarlo y tomarlo durante el día.

Rinitis alérgica

Hojas de eucalipto
Hojas de salvia
Flor de espliego
Hojas y flor de romero
Flor de tomillo
Pétalos de rosa
Flor de manzanilla
½ limón
Sal marina
½ l de agua
Alcohol de vitaminas*
Aceite anticatarral*

Una vez bien cortados los ingredientes vegetales, los mezclamos a partes iguales y añadimos 2 cucharadas soperas de la preparación al medio litro de agua. Dejamos hervir lentamente 9 minutos, aspirando el vapor durante este tiempo y aprovechando el que siga emanando al apagar el fuego. Colamos la mitad de esta agua y, cuando esté templada, le añadimos el zumo del medio limón para hacer gargarismos. El resto de agua se cuela en un tazón con una pizca de sal marina. Cuando esté templada, introducimos la nariz hasta los ojos respirando por la boca. Se tendrá la sensación de sacar mucosidad (este es el efecto deseado): hay que expulsar la mucosidad y volver a poner la nariz en el agua. Antes de que se enfríe nos secaremos y daremos una fricción de alcohol de vitaminas* por la parte externa de la nariz, frente, pómulos, alrededor de los ojos, nuca, cuello y pecho. Tanto al principio como el final del tratamiento aplicaremos toques nasales de aceite descongestivo anticatarral.* Se hace 2 veces al día.

Anginas inflamadas con pus

Espliego
Llantén
Tomillo
Eucalipto
¼ l de agua
½ limón
1 cucharada de miel
Propóleos

Primero asaremos el limón: se pone el medio limón por la parte de la piel sobre el fuego y una vez que adquiera un tono tostado se exprime. Se mezcla el zumo con una cucharada de miel y un poco de propóleo y se toma tres veces al día, antes de las comidas.

Aparte, se pone un poquito de cada planta en un ¼ de litro de agua que llevaremos a ebullición durante 2 minutos. Aspiramos el vaho mientras hierva y cuando ya no queme colamos el agua. Se añaden unas gotas de zumo de limón y propóleo para obtener una mezcla con la que haremos gárgaras para limpiar la garganta.

Es un remedio muy eficaz.

Compresas calientes para las anginas

1 taza de agua
1 cucharada de flor de espliego
1 taza de vinagre de vino

Hervimos durante 2 minutos el espliego, colamos el agua y añadimos el vinagre.

Mojamos un paño de algodón o una toallita, lo escurrimos y lo aplicamos sobre el cuello, cubriéndolo con otro paño de lana. Se puede sujetar con las manos de forma que los pulgares se toquen sobre la nuez y las palmas se amolden a los maxilares. Se deja puesto ¼ de hora y se van renovando las compresas durante 2 horas, manteniendo siempre el agua caliente.

Remedio proporcionado por el señor Martínez, quien asegura que tras la 7.ª compresa se resuelve el problema.

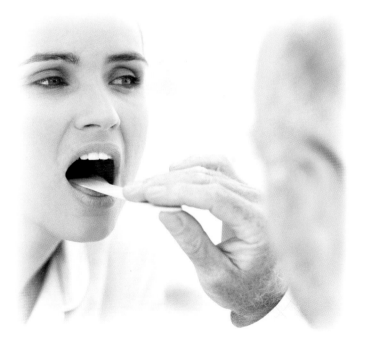

Faringitis, ronquera y afonía

1 cucharada de hierba de los cantores (*Sisymbrium officinale*)
1 limón
2 cucharadas de miel
1 yema de huevo

En un vaso de agua hirviendo añadir la hierba de los cantores y dejar reposar tapado.

A la mitad de esta agua colada le añadimos el zumo de medio limón, una cucharada de miel y se hacen gárgaras.

Aparte, en un vaso batimos una yema de huevo, una cucharada sopera de miel, el zumo de medio limón y el resto del agua colada. A continuación lo tomamos templadito y rápidamente se desinflama la garganta y se aclara la voz.

Remedio probado por la señora Biber de Valencia.

Para las cuerdas vocales irritadas y mejorar la afonía

1 cucharada sopera de hierba de los cantores
7 pedacitos de junco
1 cucharada de raíz de malvavisco
2 cucharadas de azúcar cande

Hervir los ingredientes en un litro de agua durante 9 minutos, colar y tomar a tacitas calientes durante el día. Se recomienda también hacer inhalaciones de vapor y gargarismos dos veces al día.

AFECCIONES DE LAS VÍAS BAJAS

Resfriados o bronquitis con tos convulsiva

Llantén
Malvavisco
Liquen
Amapola
Raíz de regaliz
½ l de agua
Azúcar cande o miel

Cortar y mezclar las hierbas, poner 2 cucharadas en ½ litro de agua y hervir 10 minutos. Tomar 3 tacitas al día muy calientes, endulzar con azúcar cande o miel.

Jarabe casero, expectorante para el asma y la bronquitis

Llantén
Flor de pino abeto
Raíz de regaliz
Raíz de malvavisco
Raíz de polígala
Pulmonaria
Liquen de Islandia
Flores de malva
Flores de higos chumbos
Eucalipto (hojas y flores)
Tusilago
Flor de saúco
Oreja de oso
Amapola
Borraja
Salvia
Cardo corredor
1 trocito de caña fístula

½ piña de pino marítimo
Estigma de maíz
Valeriana
Hipérico
Espino blanco
2 cucharadas de azúcar cande o miel

Mezclar a partes iguales, bien cortaditas las hierbas (aproximadamente 10 g de cada planta y 30 g de liquen de Islandia). En un litro de agua, ponemos 3 cucharadas de la mezcla de hierbas junto con el trocito de caña fístula, la media piña y el azúcar. Lo ponemos al fuego y lo llevamos a ebullición durante 10 minutos. Lo dejamos reposar tapado, lo colamos y tomamos una tacita muy caliente cada tres horas. La primera y última tacita del día se pueden endulzar con un poquito de miel.

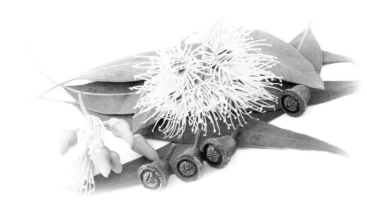

Durante el invierno, en ayunas, en 1 cucharadita de azúcar o de miel pondremos 3 gotas de aceite de pino abeto, seguida de la primera taza del jarabe, que se aconseja que esté muy caliente.

Cataplasmas para los resfriados de pecho

Cataplasma de linaza y fenogreco*
Alcohol de vitaminas*

Extender en una gasa el preparado de la cataplasma y aplicar caliente sobre el pecho. Dejarla puesta en el lugar de la congestión hasta que se enfríe, momento en que se retirará y se realizará un masaje con el alcohol de vitaminas.

Conviene el aire puro, los baños de sol y la alimentación rica en vitaminas, el aceite de pino abeto y la cura de ajos.

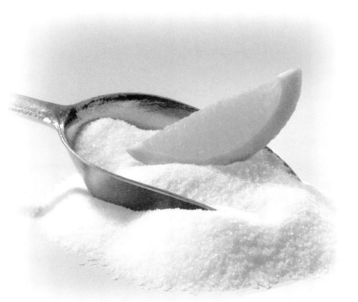

OTROS

Ronquidos y rinitis

½ cucharadita de sal marina
Gordolobo
Salvia
Flor de malva
1 cucharadita de miel

Primero realizaremos un lavado de la nariz empleando un aparato especial llamado Lotan (que tiene la forma de un porroncito) con agua templada a la que habremos añadido la sal. A continuación tomaremos una infusión hecha con las plantas a partes iguales (una cucharada por taza). Hervimos la mezcla 1 minuto, lo dejamos reposar 5 minutos, lo colamos y añadimos la miel.

Se recomienda realizar el tratamiento durante 15 días seguidos, antes de acostarse.

Para evitar los ronquidos

El aceite de ruda* da buenos resultados para las personas que roncan. Se aplica alrededor de las fosas nasales y un poquito en la frente y barbilla en el momento de acostarse. Está indicado para todas las edades.

Remedio probado contra el hipo

Llenar una cucharadita de azúcar y añadir unas gotas de limón, disolver en la boca y pasará el hipo de inmediato.

OJOS Y OÍDOS

Recetas para aliviar los dolores, inflamaciones e infecciones.

Inflamación de los ojos

Manzanilla
Eufrasia
Pétalos de rosa
Flor de saúco

Cortamos y mezclamos las hierbas a partes iguales. Ponemos 1 cucharada de la preparación por vaso de agua, lo llevamos a ebullición durante 3 minutos, lo dejamos reposar, lo colamos y empapamos unas compresas de algodón en la infusión. Las aplicamos sobre los párpados, cambiándolas unas 5 veces.

Al final, se hace una fumigación quemando unas ramitas de flor de saúco y perfumando un algodón que aplicaremos calentito sobre los ojos.

Conjuntivitis

1 cucharadita de aceite de oliva
1 cucharadita de miel
3 gotas de zumo de limón

Se mezclan los ingredientes hasta obtener una pomada con la que se untará un algodón. Antes y después de las compresas descritas anteriormente, se aplica un toque en los párpados con el algodón, que se tira después de haberlo usado.

Esta pomada no solo cura la conjuntivitis, sino que además hace crecer las pestañas y las fortalece.

Otro remedio para la conjuntivitis

Llantén
Eufrasia
Manzanilla

Se prepara una infusión con una mezcla de las hierbas a partes iguales. Se humedecen unas compresas con la infusión templada y se aplican sobre los ojos. A continuación se da un masaje en los párpados con la pomada de la receta anterior.

Cataratas

1 semilla de Santa Lucía (gallocresta, o salvia verbenaca)
Eufrasia
Manzanilla
Flor de saúco
Rosas de Alejandría
Ruda
Aciano

Antes de acostarse, poner la semilla de Santa Lucía en el lagrimal del ojo y dejarla toda la noche. Por la mañana se retirará la materia que haya salido con una infusión limpiadora preparada con la mezcla de las hierbas a partes iguales. Para ello pondremos 2 cucharadas del preparado en ¼ litro de agua y lo llevaremos a ebullición durante 2 minutos. Dejaremos reposar la infusión hasta que se enfríe, después empaparemos 2 algodones con esta agua y los aplicaremos en los ojos. Presionar 5 veces y repetir 5 veces más.

Remedio probado con mucho éxito.

Antifaz para relajar y reforzar la vista

10 g de flor de saúco
10 g de flor de lavanda o espliego
20 g de hojas de eucalipto

Con una tela suave —puede ser blanca, negra o estampada— haremos una bolsa que nos cubra los ojos y parte de la nariz, la cerraremos con una tira de velcro y la rellenaremos con una mezcla de las hierbas.

Coseremos una goma en cada extremo para que sujete el antifaz. Es suficiente ponerlo 1 hora al día; a los pocos días notaréis una mejoría de los ojos y de las vías respiratorias.

Muy indicado para los que pasan mucho tiempo trabajando con el ordenador, estudiando, viendo la televisión, conduciendo y todas las personas en general. Por otra parte, su aroma contribuye a mejorar las vías respiratorias, sinusitis y demás molestias.

Infusión para los párpados hinchados por blefaritis

Estigmas de maíz
Ortiga verde
Cola de caballo
Zarzaparrilla

Prepararemos una infusión con una mezcla de las hierbas a partes iguales. Ponemos una cucharada sopera de la mezcla por taza de agua, lo llevamos a ebullición durante 3 minutos, lo dejamos reposar tapada 7 minutos, lo colamos y tomamos 3 tazas al día, en ayunas, antes de comer y antes de cenar. Un día a la semana hacer una cura de frutas y ensaladas.

Remedio de uso externo para los párpados hinchados

Flor de saúco
Manzanilla
Eufrasia

Ponemos 2 cucharadas de la mezcla a partes iguales en ¼ litro de agua, hervimos 2 minutos y lo aplicamos templado 3 veces al día haciendo compresas.

Otro remedio para las afecciones de párpados

Con el agua de las compresas, amasamos un poquito de arcilla y aplicamos un emplasto local en la zona hinchada. Quitar el barro una vez seco.

Pomada para aplicar después de las compresas oculares

1 cucharadita de aceite de oliva
1 cucharadita de miel
3 gotas de zumo de limón

Mezclarlo bien y aplicar toques con un algodón sobre los párpados después de haber retirado las compresas. Este bálsamo cura la blefaritis y contribuye al crecimiento de las pestañas.

Para la vista, nada mejor que la zanahoria, ya que contiene una sustancia que lo fortalece. También es muy eficaz contra la ceguera progresiva.

Aceite de ruda para el dolor de oído

Se unta un algodoncito con el aceite de ruda* y se coloca en el oído cubriéndolo con un paño o algodón caliente que se puede calentar quemando unas ramitas de flor de saúco y pasándolo por encima del humo. Así se consigue calentar el algodón e impregnarlo del perfume que desprende la flor de saúco, que en estos casos es muy curativo. Dejarlo puesto toda la noche.

Dolor de oído

1 cucharada de ruda
2 cucharadas de manzanilla de Mahón
3 dientes de ajo
1 vasito de aceite de oliva

Poner las hierbas y los 3 dientes de ajo picados finos en una cazuelita de barro y cubrir con el aceite de oliva. Hervir a fuego muy lento 3 minutos removiendo con una cuchara de madera. Colar y aplicar toques en el oído.

También se puede hacer vahos de manzanilla para desinflamar mejor, seguidos de masajes suaves de alcohol de vitaminas* por la zona del oído, cuello y nuca.

Otro remedio para el dolor de oído

1 cucharada de perejil tierno
1 pizquita de sal marina

Picamos bien el perejil y añadimos la sal. Envolvemos la mezcla en una gasa y la aplicamos sobre el oído. Cubrimos la zona con un paño de lana o algodón.

Remedio probado.

Otra receta para el dolor de oído

5 g de llantén
5 g de ruda
5 g de romero
5 g de tomillo
5 g de manzanilla
¼ l de aceite de oliva

Hervimos las hierbas con el aceite a baño María durante 15 minutos. Se deja reposar 24 horas, se cuela y se guarda en un bote de vidrio.

Queda como un ungüento que se puede utilizar haciendo masajes alrededor del oído y al final se coloca un paño caliente de lana.

También puede aliviar el dolor de muelas e inflamaciones.

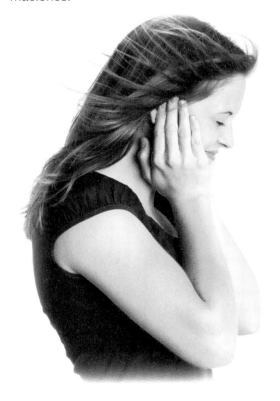

APARATO DIGESTIVO

Soluciones eficaces para remediar las molestias asociadas a la digestión y el tránsito intestinal.

BOCA, DIENTES Y ENCÍAS

Llagas de la boca y fortalecedor de las encías

10 g de llantén
10 g de cola de caballo
10 g de agrimonia
10 g de corteza de encina
10 g de zarzamora
10 g de lentisco

Cortar y mezclar las hierbas. Poner dos cucharadas del preparado en medio litro de agua y llevar a ebullición durante 5 minutos. Dejar reposar, colar y hacer enjuagues templados varias veces al día.

Dolor de muelas producido por caries

Hojas de hiedra
Tomillo
Menta
Llantén
Ciprés
1 cucharada de sal
1 cucharada de vinagre

Se cortan y se mezclan las hierbas a partes iguales. Se ponen 2 cucharadas del preparado en 1 litro de agua y se hierve todo durante 9 minutos, recogiendo el vapor por la boca. Después se cuela y se añade la sal y el vinagre para realizar enjuagues unas cuantas veces al día.

Este remedio es adecuado mientras se espera para ir al dentista.

Aceite de ruda*

En un vaso de agua templada, ponemos una cucharadita de aceite de ruda,* lo mezclamos bien y hacemos enjuagues de boca. Con ello se calmará el dolor de muelas.

Extracción de muelas o encías sangrantes

½ l de agua
2 ramitas de tomillo
1 cucharada de lentisco
1 pizca de sal
1 cucharadita de vinagre de vino

Hervir las hierbas durante 3 minutos, dejar enfriar y colar. Añadir la sal y el vinagre, hacer varios enjuagues al día y comprobaréis que la herida se limpia, desinfecta y cicatriza rápidamente.

Flemones o abscesos

Cataplasma de fenogreco y linaza*
Emplasto de arcilla*

En la primera fase del flemón, es decir, cuando empieza la hinchazón que aparece en la cara, aplicar una cataplasma de fenogreco y arcilla:

calmará el dolor y evitará que aumente la infección, ayudando a madurar el absceso.

Cuando hay mucha inflamación es recomendable aplicar un emplasto de arcilla.

Calmante para el dolor de muelas

Para calmar el dolor de una caries, masticar 2 hojas de menta fresca y colocar dentro de la pieza dental afectada.

Es preciso acudir al dentista lo antes posible.

Otro calmante para el dolor de muelas

Se puede emplear un clavo de especie introduciéndolo dentro del orificio.
Es preciso acudir al dentista lo antes posible.

Piorrea incipiente

50 g de salvia de Aragón
25 g de arcilla

Machacar bien la hierba con la arcilla y utilizar el polvo obtenido para hacer masajes con el dedo pulgar previamente humedecido sobre las encías 3 veces seguidas. Después del masaje conviene hacer enjuagues con agua templada o preferentemente con infusión de salvia.

Este tratamiento hecho a diario detiene el avance de la piorrea, blanquea los dientes y fortalece las encías.

Piorrea latente

Raíz de consuelda
Corteza de encina
Hojas de nogal
Hojas de llantén
Hojas lentisco
Hojas y frutos de ciprés

Mezclar todos los ingredientes a partes iguales, molerlos y tamizarlos. Con el polvo más fino impregnamos un algodón humedecido, friccionando las partes afectadas hasta que sangren un poquito las encías.

A continuación cogemos una cucharada de la parte restante de la mezcla y un vaso de agua y lo hervimos 5 minutos. Lo dejamos enfriar, lo colamos y hacemos enjuagues bucales 2 veces al día.

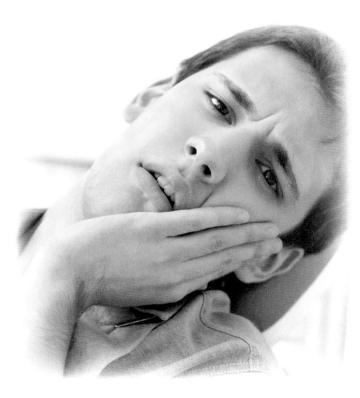

Con esta práctica conseguiremos fortalecer las encías y depurar la zona afectada.

Otro sistema para aliviar la piorrea

2 cucharadas de hollín
1 vaso de agua

Darle un hervor, dejarlo enfriar y colar. Con esta agua hacer enjuagues 3 veces al día, después de las comidas.

Remedio dado por una abuelita del Pirineo catalán.

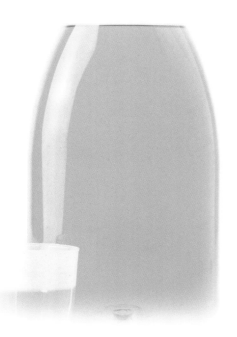

Para reforzar las encías y evitar la caída de los dientes

Lentisco
Romero
Tomillo

Cortar bien las hierbas y mezclarlas a partes iguales. Poner una cucharada sopera de la preparación por taza de agua, hervir 3 minutos, dejar enfriar y colar. Con la infusión resultante daremos masajes sobre las encías con los dedos pulgar e índice 3 veces al día. Al final se harán enjuagues con el agua restante.

Remedio proporcionado por el doctor Vicente Lino Ferrándiz en sus consultas gratuitas que ha dado magníficos resultados a cuantos lo han puesto en práctica. Mi esposa es una de sus más constantes seguidoras y puede dar fe de su efectividad, ya que a los 79 años cumplidos conserva todas las piezas.

Gargarismos y enjuagues para las llagas de la boca

Llantén
Hojas de malva
Cola de caballo
Gordolobo
Tomillo
Zumo de limón

Cortar y mezclar las hierbas a partes iguales. Poner 4 cucharadas del preparado en 1 litro de agua, hervir 2 minutos, dejar enfriar y colar. Hacer enjuagues 4 o 5 veces al día, antes y después de las comidas, añadiéndole unas gotitas de zumo de limón al momento de usarlo.

ESTÓMAGO

Llagas de estómago

Hoja de col de la parte verde, del tamaño de la palma de la mano
5 bayas de enebro
1 cacahuete crudo con cáscara

Machacar bien todos los ingredientes, añadir ½ vaso de agua y dejarlo reposar toda la noche. Colar y tomar el líquido en ayunas 9 días seguidos, descansar 3 días y repetirlo 9 días más. Hacer este proceso 3 veces.

Al mejorar, solo se toma 9 días seguidos cada mes. Se recomienda también como preventivo, en cuyo caso se toma 9 días seguidos en cada cambio de estación.

Remedio facilitado por el doctor Vicente Lino Ferrándiz y comprobado con mucho éxito, pues gracias a esta receta se evitaron muchas operaciones.

Acidez de estómago

25 g tila
25 g bolsa de pastor
25 g manzanilla
25 g cola de caballo

Cortar y mezclar las hierbas. Preparar una infusión con 1 cucharada sopera rasa del preparado por taza de agua. Dejar reposar tapada 5 minutos y tomar después de comer y cenar.

Consejos del doctor Ferrándiz contra la acidez de estómago

• Masticar bien cada bocado 33 veces.
• Chupar extracto de regaliz durante el día.
• En las ensaladas añadir trocitos de col cruda, a ser posible de la parte verde.

Para limpiar el estómago

4 cucharadas rasas de hojas y flores de romero
1 l de agua
Zumo de limón

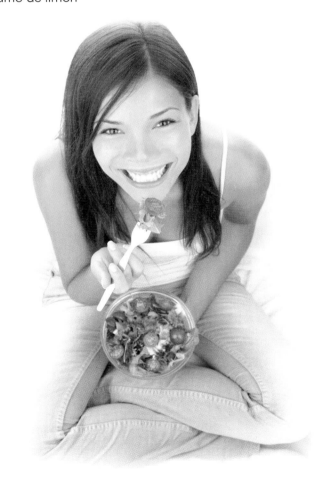

Hervir 3 minutos y dejar reposar tapado 9 minutos. Colar y tomar un vaso antes de las comidas con unas gotitas de zumo de limón. El resto se bebe como agua a lo largo del día.

Se ha comprobado que si se toma 9 días seguidos incluso desaparece la halitosis.

Remedio proporcionado por la doctora Susana Herrera.

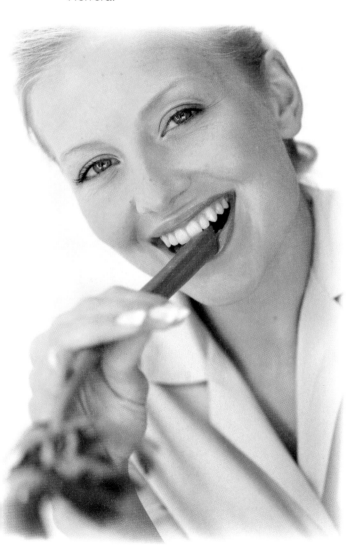

Pesadez y acidez de estómago

30 g de apio
1 l de agua

Hervir hasta que el agua se reduzca a la mitad, dejar enfriar, colar y dividir el caldo en tres partes que se tomarán tres veces al día, antes de las comidas.

Remedio probado y facilitado por el señor Ramon Prat Sans de Ripoll.

Sustituto del café

400 g de cebada
180 g de centeno
300 g raíz de diente de león

Tostar los ingredientes al horno hasta que queden bien doraditos. Molerlo todo y preparar una infusión con una cucharadita del preparado por cada taza de agua. Esta bebida similar al café, aunque de color y sabor algo más fuerte, tonifica el estómago y favorece la acción de los riñones. Es ligeramente laxante; en caso de descomposición, se añaden 60 g de bellotas tostadas y molidas a los ingredientes.

LAXANTES

Contra el estreñimiento

2 manzanas
2 peras
1 naranja
6 cucharadas de salvado
1 cucharada de grano de linaza

Se trituran todos los ingredientes y se toma la mezcla como desayuno.

Remedio recomendado por el doctor Friedman.

Otro laxante natural

1 yogur
1 cucharada de zaragatona
2 cucharaditas de miel

Mezclar los ingredientes y tomarlo como desayuno o después de la cena, como postre.

Remedio para aliviar el estreñimiento

1 cucharadita de semillas de zaragatona
1 cucharadita de semillas de lino dorado
½ vaso de agua caliente

En un vaso de agua ponemos las semillas y las dejamos 1 hora en reposo. Al cabo de ese tiempo se toma todo, tanto el líquido como las semillas.

Para facilitar el tránsito intestinal

Folículas de sen
Corteza de frangula

Preparar una infusión con una cucharadita de esta mezcla por cada vaso de agua. Hervir 3 minutos, dejar reposar tapado 5 minutos, colar y tomar en ayunas o antes de acostarse. El efecto laxante suele producirse a las 8 horas.

Infecciones del aparato digestivo e intestinal

5 g de flor de malva
5 g de parietaria
2 centímetros de hoja de chumbera pelada
1 pedazo de caña fístula de 3 cm de longitud
1 cucharada de grano de linaza
1 l de agua

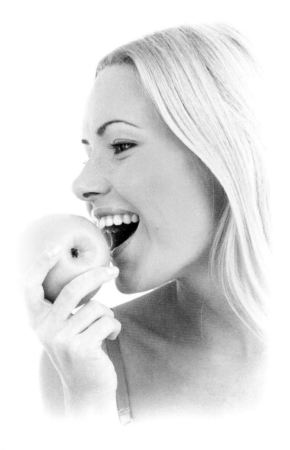

Hervir los ingredientes 10 minutos, colar y tomar una tacita cada 3 horas.

En caso de evacuación difícil se puede aplicar una lavativa templada, casi fría, de este preparado y rápidamente se encontrará la mejoría.

Laxante fuerte

Anís en grano
Linaza
Zaragatona
Hinojo en grano
Hojas de sen
Hojas de malva
Gordolobo
Menta piperita
Corteza de frangula
Tomillo

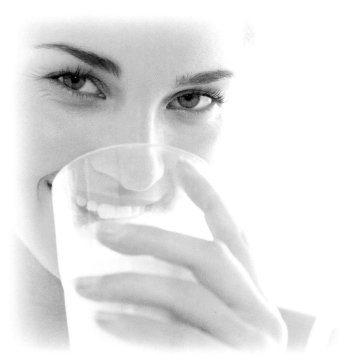

Cortar y mezclar los ingredientes a partes iguales. Preparar una infusión poniendo 1 cucharada rasa del preparado por taza de agua, hervir 2 minutos y dejar reposar 5 minutos. El remedio surtirá efecto 8 horas después de haberlo tomado.

Otro laxante, seguro pero suave

3 hojas de menta
5 g de agar-agar
1 cucharadita de miel

Hervir los dos primeros ingredientes en una tacita de agua hasta que se funda el agar-agar, colar y tomarlo con la miel.

Horchata refrescante, tónica y algo laxante

3 cucharadas soperas de salvado crudo
100 g de chufas
1 l de agua
Miel o azúcar al gusto

Dejar en remojo las chufas toda la noche. Al día siguiente hervir el litro de agua con las 3 cucharadas de salvado y dejar enfriar, incorporar las chufas, triturarlo todo y colar; por último añadirle miel o azúcar al gusto.

ANTIDIARREICOS

Horchata antidiarreica

1 cucharada de arroz
1 zanahoria a trocitos
25 almendras crudas peladas
¼ l de agua

Poner el arroz en remojo durante 1 hora. Triturar bien todos los ingredientes, colar y tomar un vaso cada mañana.

Antidiarreico

5 zanahorias medianas a trocitos
Una pizca de sal

Hervir las zanahorias en medio litro de agua hasta reducir a la mitad. Incorporar otro cuarto de litro de agua añadiéndole un poquito de sal y hervirlo de nuevo 5 minutos más. Se cuela y se toma durante el día. Si es para niños pequeños o lactantes se pueden hacer biberones con esta agua.

Tisana antidiarreica

25 g de corteza de encina
25 g de condurango
25 g de hojas de llantén
25 g de cola de caballo
25 g de salicaria (planta)

Cortar y mezclar los ingredientes. Poner dos cucharadas soperas rasas por medio litro de agua, hervir 5 minutos, dejar reposar tapado, colar y tomar varias veces al día. Podría tenerse por norma tomar una taza cada vez que se obra o mueve el intestino. A medida que se observe mejoría, se va reduciendo la dosis.

Como alimento es recomendable el arroz blanco hervido con zanahoria, y como postre manzanas y membrillo. Para beber, una horchata de arroz blanco crudo y zanahorias crudas.

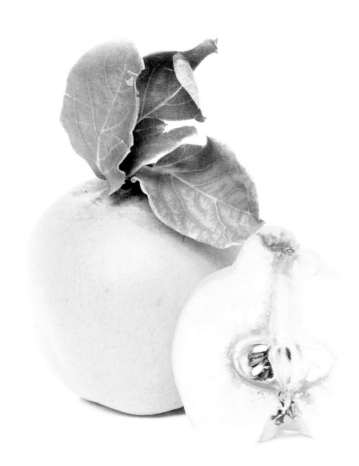

CARMINATIVOS

Ratafía

2 g de anís verde
2 g de semillas de hinojo
15 g de cilantro
4 g de semillas de angélica
Piel de ½ limón
1 l de aguardiente
½ l de agua
400 g de azúcar

Ponemos a macerar las hierbas y la corteza de limón en el aguardiente durante 9 días, removiéndolo de vez en cuando. Tras ese tiempo herviremos el agua y el azúcar hasta obtener una disolución homogénea y lo dejamos enfriar. Añadiremos este jarabe al aguardiente y lo dejamos reposar 9 días más. Pasado ese tiempo se cuela y ya queda listo para tomar.

Una copita de este licor tiene efectos digestivos y carminativos.

Aerofagia y flatulencia

25 g de anís verde
25 g de granos de hinojo
10 g de cilantro
10 g de alcaravea

Cortamos y mezclamos los ingredientes. Preparamos una infusión poniendo una cucharadita de hierbas por taza de agua, llevamos a ebullición durante 3 minutos, colamos y tomamos después de las comidas.

Por otra parte, se recomienda masticar 33 veces cada bocado, no levantarse durante las comidas y procurar un entorno y ambiente relajado, tranquilo y agradable.

Consejos del doctor Ferrándiz.

Halitosis y flatulencias

½ vaso de agua
1 ramita de tomillo
Zumo de limón

Preparar una infusión con el tomillo, colar y añadir unas gotitas de zumo de limón. Tomar 3 veces al día, antes de las comidas. A los pocos días se conseguirán los efectos deseados.

HEMORROIDES

Hay que eliminar cualquier producto irritante, como el café, el alcohol, los picantes, los alimentos fritos, los sofritos, etc. En cambio conviene ingerir frutos y ensaladas del tiempo como ciruelas, higos, kiwis, etc., así como verduras de hoja verde, como acelgas, espinacas, berros, etc. Es necesario evitar el estreñimiento y, en caso necesario, facilitar la evacuación con algún remedio laxante.

Para aliviar las hemorroides, de uso externo

1 hoja de pitera
Aceite de oliva

Pelar la hoja de pitera y cortar a rodajas la parte más blanca, o sea, la base. Cubrir las rodajas con el aceite, hervir lentamente 9 minutos y dejar reposar hasta que se enfríe. Colar y reservar el aceite para hacer toques. También podemos empapar una gasa estéril en este aceite y aplicarla cada vez que vayamos al servicio, después de habernos lavado la zona con jabón de coco.

Remedio dado y probado por don Federico Santiago de Ponferrada.

Otro remedio para las hemorroides

1 cucharada de polvo de concha de ostras
3 cucharadas de manteca de cerdo

Mezclar los ingredientes removiendo con una cuchara de madera hasta obtener una pasta homogénea. Aplicar la pomada 2 veces al día.

Baños de asiento de ciprés

20 g de hojas y frutos de ciprés

Hervir este ingrediente en 1 litro de agua durante 10 minutos, colar y emplear para efectuar baños de asiento. Aplicar compresas empapadas en esta infusión antes de acostarse.

Las hojas y los frutos de ciprés se consideran muy astringentes por su contenido en tanino. El doctor Leclerc comprobó su resultado como excelente vasoconstrictor para las hemorroides.

Para calmar y desinflamar rápidamente las hemorroides

Hojas de gordolobo
Leche

Hervimos las hojas en leche y las aplicamos entre gasas en la zona anal.

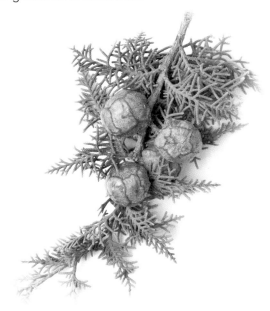

Baños de asiento

Hojas de nogal
Hojas y frutos de ciprés
Hojas de llantén
Hojas de malva
Cola de caballo

Cortar y mezclar los ingredientes a partes iguales. Poner 2 litros de agua y 4 cucharadas de la mezcla y hervir 5 minutos. Después de colarlo, guardamos medio vaso de esta agua para lavar las hemorroides con una gasa cada vez que se evacue; con el resto de la infusión haremos un baño de asiento templado o frío. Al final aplicaremos el aceite antihemorroidal o ungüento de propóleos que se vende en las mejores herboristerías, de resultados probados, muy eficaz y cómodo.

Hemorroides internas

1 yogur
1 cucharadita de zaragatona
1 cucharadita de salvado
3 ciruelas pasas
1 kiwi
1 cucharada de miel

Servir en un cuenco el yogur, el kiwi pelado y cortado, 3 ciruelas pasas, la zaragatona, el salvado y la miel. Mezclarlo bien y tomarlo una vez al día como desayuno o postre.

Otro remedio para aliviar las hemorroides

250 g de agua
1 cucharadita de raíz de potentilla
1 cucharadita de agar-agar

Hervir 5 minutos los ingredientes, colar y tomar en ayunas 14 días seguidos. En ese plazo se notará una mejora hasta la desaparición de las hemorroides internas.

Preparación de una pomada antihemorroidal de uso externo

Cera de abejas del tamaño de una nuez
5 cucharadas soperas de aceite de oliva
½ algarroba

Fundimos la cera con el aceite de oliva al baño María, le añadimos la algarroba bien cortadita y lo hervimos todo al baño María durante 15 minutos. Lo colamos mientras esté templado y una vez frío ya queda hecha la pomada.

Para utilizarla primero lavaremos la zona anal con jabón de coco o de avena, aplicando después este remedio.

Preparación del aceite antihemorroidal de uso externo

Hojas de llantén
Oreja de oso
Gordolobo
Hipérico
Flor de maravilla
Aceite de oliva

Ponemos una cucharadita de cada hierba en una cazuelita de barro, lo cubrimos con aceite de oliva y lo calentamos a punto de ebullición durante 2 minutos, removiendo con una cuchara de madera. Lo dejamos reposar 12 horas, lo colamos y aplicamos toques anales con una gasita empapada en el aceite.

HÍGADO

Remedio probado y comprobado en innumerables ocasiones por los autores del libro

Raíz de angélica (raíz de larga vida)
Raíz de bardana
Raíz de valeriana
Raíz de genciana
Marrubio
Centaura
Diente de león (planta)
Cola de caballo
Arenaria
Caléndula
Salsufragio
Menta piperita
Boldo (hojas)
Frangula (corteza)
Hinojo (semillas)
Anís verde (semillas)
Zumo de limón

Mezclar los ingredientes a partes iguales. Poner una cucharada de la mezcla en medio vaso de agua y dejar toda la noche en remojo. Al levantarse por la mañana se cuela el agua y se le añade un poco de zumo de limón. A ser posible, acostarse media horita más apoyándose en el lado derecho.

En caso de existir **cálculos en la vesícula**, al poner las hierbas en remojo se les añade un fruto de rosal silvestre (escaramujo) cortado. Por la mañana, antes de tomar el preparado de la forma anterior, tomaremos una cucharada de aceite de oliva virgen y a continuación procederemos según lo descrito anteriormente. Se recomienda que las personas con cálculos tomen de 3 a 5 rábanos diarios en las ensaladas.

Para limpiar el hígado y normalizar la bilis

20 g de menta piperita
20 g de fumaria
20 g de boldo

Cortar y mezclar las hierbas. Preparar una infusión con una cucharada sopera del preparado por taza de agua. Tomar 2 tazas al día, después de la comida y la cena. Este remedio ayuda a hacer bien la digestión y contribuye a reducir los gases.

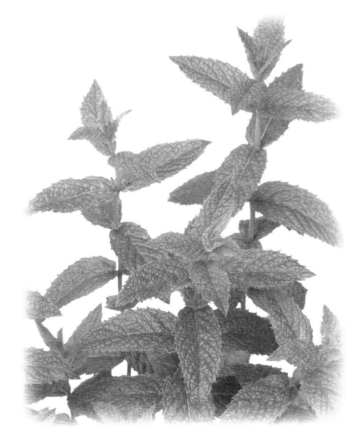

Enfermedades del hígado

2 cucharadas de cebada
2 cucharadas de avena
1 cucharada de grama
1 cucharada de lentisco
1 ½ l de agua

Hervimos la avena, la cebada y la grama durante 12 minutos. En ese punto se añade la cucharada de lentisco y se deja hervir 3 minutos más. Lo dejamos reposando, lo colamos y tomamos 1 vasito en ayunas durante 9 días seguidos.

Remedio comprobado para toda clase de enfermedades hepáticas, dado por una señora de Benisá (Alicante).

Otro sistema para curar el hígado

1 cucharada de oreja de oso
1 cucharada de hepática
1 cucharada de diente de león

Incorporamos 1 cucharada de cada planta en ¾ litro de agua y dejamos hervir durante 3 minutos. Lo colamos y lo tomamos a lo largo del día.

Remedio de una señora de Castellar del Vallès que estaba muy grave del hígado.

Problemas de hígado, indicado para personas con mucha descomposición y decaimiento

1 vaso de agua
3 hojas de menta piperita
3 hojas de boldo
1 clara de huevo batida a punto de merengue

Se prepara una infusión con el agua y las hierbas. Se montan las claras a punto de nieve fuerte. Hay que tomar una cucharada de las claras montadas y un sorbito de la infusión hasta terminarlo.

Remedio comprobado por la señora María Llopis de Centelles.

Inflamación de hígado

15 g de menta piperita
5 g de boldo (hoja)
10 g de arenaria

Cortar y mezclar bien las hierbas. Preparar una infusión incorporando una cucharada sopera rasa de la mezcla por taza de agua y tomar después de las principales comidas.

Remedio recomendado por el doctor Sala Roig.

Cirrosis hepática

3 cucharadas de verbena tierna
1 cucharada de manteca de cerdo
1 clara de huevo

Machacamos la verbena en un mortero, la ponemos en una cazuelita de barro, añadimos la manteca y hervimos lentamente unos minutos removiendo con una cuchara de madera. Se extiende sobre una gasa o paño fino de algodón, y encima se dispone la clara de huevo batida a punto de nieve. Se dobla la gasa y se coloca sobre la zona del hígado.

Sujetándolo bien, se aplica 3 días seguidos por la noche.

Remedio dado y comprobado por una señora de Cañamás, pueblecito cerca de Argentona.

Antialcohólico

½ l de agua
1 cucharada de cachurrera menor
3 hojas de menta piperita

Poner las plantas bien cortados en el ½ litro de agua, hervir 3 minutos, dejar reposar tapado, colar y tomar durante el día, a ser posible antes de las comidas.

Remedio probado con éxito para reducir el deseo de tomar bebidas alcohólicas, normalizar el hígado y mejorar la salud del cuerpo en general.

Cálculos de la vesícula biliar

10 g de marrubio
5 g de amapola
10 g de flor de malva
5 g de hojas de sen
5 g de hojas de nogal
10 g de hoja de alcachofa
1 semilla de escaramujo (cortado)

Se cortan y mezclan bien las hierbas. Se pone 1 cucharada sopera del preparado y un escaramujo por vaso de agua y se deja reposar toda la noche. Por la mañana, colar y tomar en ayunas. Volver a hacer el preparado y tomarlo antes de cenar. Mantener el tratamiento durante 2 meses seguidos.

PARÁSITOS

Tenia (solitaria)

Hay que pasar hambre o tomar alimentos que desagraden a la tenia: bacalao lavado pero salado, escarola, cebolla, ajos, rábanos y mucha agua.

Al cabo de 2 días pondremos 2 litros de leche a hervir y, recién hervida, se vierte en un orinal, cogiendo el vapor a distancia por el ano. Con este procedimiento, lo primero que saldrá es la cabeza del parásito, que es lo importante, y con las manos ayudaremos a que termine de salir. Si con las manos se rompe, con un laxante se acaba de expulsar.

El aceite de ajenjo y la genciana impregnados en una gasa que se colocará en el ombligo y pulsos ayudará a completar el tratamiento.

Remedio comprobado con mucho éxito.

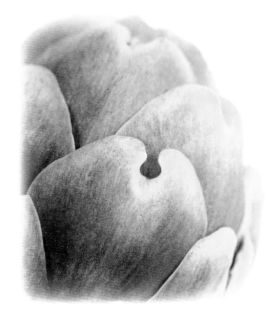

SISTEMA GENITOURINARIO

Soluciones para problemas de la mujer, mejora de la vida sexual y alteraciones de las vías urinarias.

PROBLEMAS GINECOLÓGICOS

Hemorragias pasivas producidas por las menstruaciones

Hojas de zarzamora
Bolsa de pastor
Llantén
Cola de caballo
Sal marina
Vinagre

En 2 litros de agua, vertemos 50 g de la mezcla de las hierbas y lo llevamos a ebullición durante 5 minutos. Lo dejamos enfriar y preparamos un baño de asiento añadiendo 1 cucharada de sal marina y otra de vinagre puro. Después del baño aplicaremos una compresa desde la zona renal hasta el bajo vientre sujetándolo con una toalla seca.

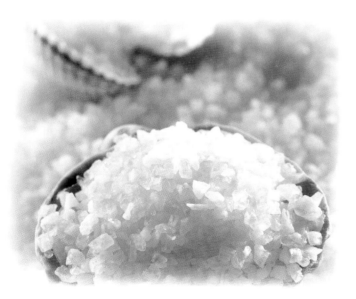

Menstruación dolorosa

1 cucharadita de calaguala
¼ l de agua y 2 hojas de hierbaluisa

Ponemos la calaguala en un ¼ litro de agua y lo dejamos hervir durante 5 minutos. Al retirar del fuego añadimos las hojas de hierbaluisa y lo dejamos reposar tapado toda la noche. Por la mañana lo colamos y lo tomamos en ayunas durante 9 días seguidos antes de la menstruación. Mientras dure el tratamiento, cada día antes de acostarse hacer un baño de asiento caliente con manzanilla y artemisa.

Menstruaciones irregulares

2 hojitas de hierbaluisa
2 hojitas de artemisa
1 cucharada de miel de azahar

Hacer una infusión con las hierbas. Dejar reposar tapado 5 minutos, colar y endulzar con la miel. Tomar dos meses seguidos cada mañana en ayunas.

Hasta resolver el problema, cada día antes de acostarse hacer un baño de asiento caliente con manzanilla y artemisa.

Menstruación difícil

9 almendras marconas
1 taza de agua
1 cucharadita de miel de azahar

Se parten las almendras y se hierve la cáscara en el agua durante 5 minutos. Se cuela y se toma con una cucharadita de miel de azahar durante 9 días seguidos antes de la menstruación.

Remedio probado con éxito por la señora Agustina de Vinaroz.

Remedio para las menstruaciones difíciles

1 l de vino blanco
5 huesos de melocotón
5 g de ruda (planta)

Mezclar los ingredientes y hervirlos lentamente durante 9 minutos. Dejar enfriar y colar. Tomar 3 cucharadas soperas al día, antes de las comidas, disueltas en medio vaso de agua.

Menstruación dolorosa y difícil

1 cucharadita de raíz calaguala
2 hojas de artemisa

Se hierve la calaguala durante 5 minutos en un vaso de agua. Pasado ese tiempo se añaden las hojas de artemisa y se deja hervir 1 minuto más. Dejarlo reposar tapado toda la noche; por la mañana se cuela y se toma en ayunas 9 días seguidos antes del periodo.

Por la noche, antes de acostarse o después de cenar, se toma una infusión de hierbaluisa endulzada con miel de azahar.

Para evitar los abortos

50 g de alfalfa tierna
25 almendras crudas
1 zanahoria
1 vaso de agua

Triturarlo todo, colar y tomar 2 vasos al día de esta horchata.

Baños de asiento para prevenir los abortos

Hojas de nogal
Corteza de encina
Llantén
Sal, vinagre de vino

Poner 2 litros de agua, hervir con las hierbas 5 minutos, colar y hacer el baño de asiento casi frío, añadiendo en el agua una cucharada de sal y otra de vinagre. Repetir 2 veces al día.

Remedio dado por el doctor Ferrándiz.

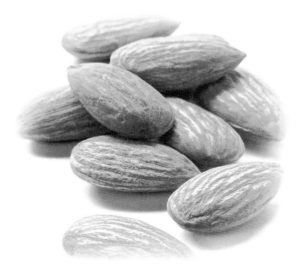

ACTIVIDAD SEXUAL

Anafrodisíaco, para frenar el apetito sexual

Hojas de sauce
Hojas de lúpulo
Nenúfar (flor y raíz)

Cortar y mezclar las hierbas a partes iguales. Preparar una infusión con 1 cucharada sopera de la mezcla por taza de agua. Dejar reposar tapado 5 minutos, colar y tomar después de comer y cenar. Se puede endulzar con miel de azahar.

Afrodisíaco, para favorecer la actividad sexual

1 vaso de agua
1 cucharada de menta piperita
1 cucharada de miel de romero
1 cucharada de cacao en polvo
1 cucharada de polen en polvo

Calentamos la menta en el agua y cuando empiece la ebullición apagamos el fuego y lo dejamos reposar 5 minutos tapado. Después de colarlo añadimos el resto de ingredientes, mezclándolos bien, y lo tomamos en ayunas. Se recomienda prolongar el tratamiento durante 21 días, pero se puede seguir tomando hasta haber recuperado las fuerzas.

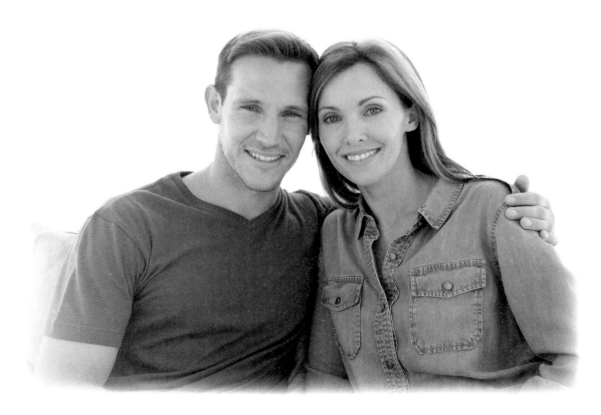

PROBLEMAS URINARIOS

Consejo para la salud general de las vías urinarias

La piel de las peras contiene una sustancia que contribuye a eliminar los cálculos de riñón y vejiga.

Cistitis

Cola de caballo
Arenaria
Gayuba
Salsufragio
Estigmas de maíz

Cortar y mezclar las hierbas a partes iguales. Preparar una infusión con 3 cucharadas soperas de la mezcla por litro de agua, hervir 2 minutos, dejar reposar tapado, colar y tomar durante el día.

Baño de asiento para aliviar la cistitis

Cola de caballo
Corteza de encina
Hojas de nogal

Cortar y mezclar bien las hierbas. Poner 3 cucharadas del preparado en 2 litros de agua, llevar a ebullición durante 10 minutos y hacer el baño de asiento caliente. Antes de acostarnos, cogemos una compresa mojada con esta agua, la escurrimos y la ponemos en el bajo vientre y en la zona genital, con una toalla seca encima, y lo dejamos puesto toda la noche.

Hematuria (expulsión de sangre por la orina)

20 g de cola de caballo
10 g de bolsa de pastor
30 g de cardo mariano
10 g de ortiga dioica
5 g de hojas de nogal
Zumo de limón

Se cortan y se mezclan las hierbas en las proporciones indicadas. Se pone 1 cucharada de este preparado por taza de agua, se lleva a ebullición durante 2 minutos y se toma en ayunas con unas gotas de zumo de limón.

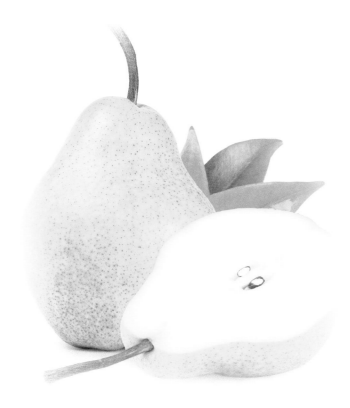

Baño de asiento y emplasto para la hematuria

Cola de caballo
Corteza de encina
Hojas de nogal
Hojas de rosa
Sal
Vinagre

Cortamos y mezclamos los ingredientes. Ponemos 3 cucharadas de la mezcla en 2 litros de agua, lo dejamos hervir 10 minutos, lo colamos y añadimos una cucharada de sal junto con una de vinagre. Hacer el baño de asiento templadito o casi frío.

Con arcilla y un poquito de esta agua se prepara una crema espesa que se aplica en el bajo vientre durante unos 20 minutos. Pasado ese tiempo nos lavaremos para quitarnos la arcilla.

Baños de asiento y emplasto para la vejiga dilatada o incontinencia urinaria

Consuelda
Corteza de encina
Llantén
Ciprés (hojas y frutos)
Cola de caballo

Se cortan y mezclan los ingredientes a partes iguales. Se ponen 4 cucharadas soperas de esta mezcla (unos 40 g) en 2 litros de agua, se lleva a ebullición durante 9 minutos y se deja reposar. Con dos cucharadas de esta agua y 4 de arcilla haremos una masa espesa que se aplicará en el bajo vientre y la zona genital. Una vez seca ya se puede quitar con un baño de asiento de la misma agua, templadita, y efectuando un masaje circular. En pocos días ya se nota la mejoría.

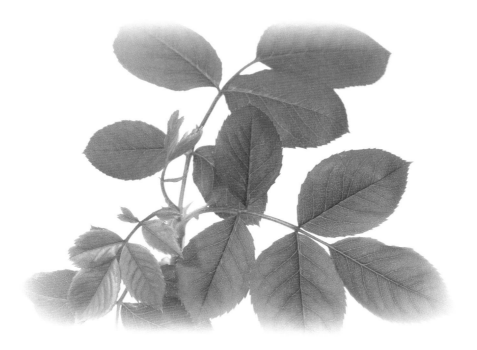

PIEL, CABELLO Y UÑAS

Remedios para mantener el buen estado de la piel y para solucionar las afecciones cutáneas y capilares

CUTIS

Para eliminar las marcas y las manchas de la cara

1 patata
1 pepino
Zumo de limón

Rallamos la patata y el pepino a partes iguales, añadimos unas gotas de zumo de limón y lo aplicamos sobre las manchas durante 20 minutos. Se lava bien con agua fría.

Si además de manchas tenemos marcas, aplicaremos una mascarilla de arcilla en las zonas afectadas. Se recomienda amasarla con agua de rosas de Alejandría, dejarla puesta 20 minutos y lavarla bien con agua de rosas.*

Manchas marrones de la piel

2 cucharadas soperas de zumo de limón
12 caparazones (conchas pequeñas blancas del tamaño de un botón pequeño)
1 cucharada de aceite de oliva

Los 12 caparazones han de quedar cubiertos con el zumo de limón en un vaso pequeño, durante 24 horas. Como conservante, añadir 1 cucharada de aceite de oliva. Dejarlo que se disuelva y espese como una crema. Seguidamente aplicar sobre las manchas dos veces al día.

Remedio dado por una señora cliente.

Acné juvenil

½ l de agua
1 cucharada de llantén
1 cucharada de pétalos de rosa
1 cucharada de vinagre de manzana

Hervir los ingredientes durante 5 minutos, colar, añadir el vinagre y lavar el cutis o donde hay el acné 2 veces al día.

Pomada para eliminar las impurezas de la piel

2 cucharadas soperas de brea
2 cucharadas soperas de cera de abejas
4 cucharadas de manteca de cerdo
1 cucharada de cola de caballo en polvo
1 cucharada de llantén en polvo
1 cucharada de manzanilla en polvo

Poner en un recipiente los ingredientes, dejar fundir lentamente sin dejar de remover con una cuchara de madera y aplicar antes de acostarse sobre la zona afectada. Al levantarse, lavar con agua de tomillo.* Durante este tratamiento tomar algún depurativo de la sangre que contenga zarzaparrilla.

AFECCIONES CUTÁNEAS

Grietas en las manos y los pies

50 g de manzanilla de Mahón
250 g de aceite de oliva
50 g de cera virgen

Poner estos productos en una cazuela de barro, hervir lentamente hasta que se funda la cera virgen removiéndolo continuamente con una cuchara de madera, colar antes de que se enfríe y seguir removiendo hasta que quede un ungüento homogéneo. Guardar en bote de cristal y ya queda preparado para usarlo.

Remedio dado y comprobado por doña Teresa Sastre de Casaroja de Bañeras.

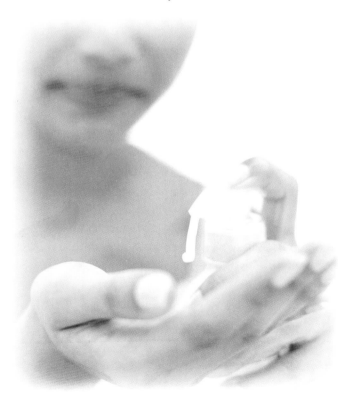

Eczemas, uso externo

1 hoja de col, de la parte verde
1 cucharada de aceite de oliva
3 gotas de zumo de limón

Preparamos una pomada machacando la hoja de col con el aceite y el zumo. Lo aplicamos sobre la zona afectada y acto seguido ponemos un emplasto de arcilla* preparado directamente sobre la piel. Lo dejamos actuar 20 minutos y retiramos el emplasto con agua de cola de caballo.*

Pomada contra los eczemas

1 clara de huevo bien batida
1 cucharada de aceite de oliva
1 cucharada de alcohol de vitaminas*
Polvos de talco (para espesar)

Se mezclan bien los ingredientes hasta obtener una pomada que se aplicará a diario en la zona afectada. Se conserva en la nevera.

En el caso de que haya llagas, la piel del plátano es un excelente remedio.

Pomada para los granos purulentos por infecciones de pus

5 cucharadas de aceite de oliva
1 nuez de cera de abeja
1 cucharada de flor de azahar
Polvos de talco

Ponemos los ingredientes en una cazuela y lo calentamos hasta que la cera se licúe. Lo colamos y añadimos polvos de talco, mezclando bien, hasta que espese. Lavar la zona con agua de tomillo* y después aplicar la pomada.

Uñero o panadizo

1 pedazo de cebolla asada
Aceite de oliva
Caléndula
Tomillo

Calentar la cebolla asada en una sartén con un poco de aceite de oliva. Colocar la cebolla sobre el uñero antes de acostarse, sujetándola bien con una venda o esparadrapo. Al día siguiente ya estará mucho mejor. Preparar agua de caléndula y tomillo con 1 cucharada de la mezcla de hierbas por litro de agua que herviremos durante 5 minutos. Lavar la zona y volver a aplicar la cebolla. Repetir este procedimiento hasta solucionar el problema.

Baños calientes para los uñeros

Agua de tomillo*
Sal
Vinagre
Cataplasma de linaza y fenogreco*

Realizamos baños calientes en los dedos con agua de tomillo* a la que, una vez colada, habremos añadido una cucharada de sal y otra de vinagre. Colocar el dedo en el agua lo más caliente que se pueda, metiendo y sacando el dedo 7 veces. Repetir la operación 3 veces al día. Antes de acostarse, para obtener un efecto calmante y emoliente, aplicar una cataplasma caliente de linaza y fenogreco. Dejarla puesta hasta que se enfríe y retirar lavándola con agua de tomillo.

Otro remedio para los uñeros

Cal viva en polvo
Aceite de oliva

Mezclar bien los dos ingredientes hasta obtener una pasta que se aplica directamente en la uña. Se cubre con una gasa o esparadrapo y se deja puesta toda la noche.

Remedio probado por el señor Domènec Farren, recomendado por una abuelita de Sant Sadurní d'Anoia.

Emplasto para sacar la materia de granos y forúnculos

1 cucharada de aceite de oliva
1 cucharada de vino tinto
1 cucharada de tomillo en hoja y flor
1 cucharada de harina de trigo integral

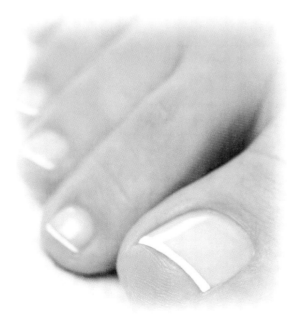

Mezclar los ingredientes y poner a fuego lento en una sartén, sin dejar de remover, hasta que quede una masa espesa. Se aplica directamente sobre el grano o forúnculo. Se cubre con una gasa hasta que salga el pus, cambiando el emplasto 2 veces al día.

Remedio de la señora Ramona Renteira de San Sebastián.

Forúnculos

Jabón casero o marca Lagarto
1 cebolla
Agua de tomillo*

Cortar la cebolla por la mitad y coger la parte del centro, o sea, el corazón. Ponerlo en una cazuelita de barro con un trocito de jabón del tamaño de una avellana. Calentar a fuego lento hasta que se funda el jabón. Aplicar sobre el furúnculo el líquido obtenido y cubrir con la cebolla. Tapar con un paño de algodón blanco y sujetar con esparadrapo.

Es un remedio muy eficaz, hasta el punto de que en una sola noche el forúnculo puede haber madurado destilando ya la materia. En ese caso, hay que limpiarlo bien con agua de tomillo, acción que se puede repetir si se considera necesario, ya que el agua de tomillo es muy desinfectante.

Después de sacar la materia aplicar la pomada de la siguiente receta, más apropiada para cerrar y cicatrizar.

Para cerrar y cicatrizar forúnculos

9 flores de caléndula, de ser posible tiernas
Aceite de oliva
1 cucharada de flor de azufre
Agua de cola de caballo*

Colocar las flores en un recipiente y cubrirlas de aceite de oliva. Hervir lentamente al baño María durante 15 minutos. Colar el aceite y añadir la cucharada de flor de azufre sin parar de remover hasta lograr una pomada espesa que se aplica directamente sobre la parte afectada. Después lo cubrimos con una gasita que sujetaremos con esparadrapo. Lavar con agua de cola de caballo* concentrada, que es muy cicatrizante. Hacer 3 curas al día.

Para madurar y resolver forúnculos

1 rebanada de pan
7 filamentos de azafrán
1 vaso de leche

Se hierven los tres ingredientes juntos y se pone en una gasa la cantidad necesaria de la mezcla para cubrir el furúnculo. Se aplica caliente, cambiando la cataplasma cada 2 horas, hasta que se resuelva, lo que normalmente se produce el mismo día.

Para cicatrizar llagas difíciles

30 g de hojas tiernas de hiedra
1 l de agua
Aceite de tepezcohuite

Hervir las hojas de hiedra en el litro de agua durante 9 minutos, dejar enfriar y colar. Lavar la zona afectada con esta agua casi fría puesta en un porroncito. Repetir la cura 3 veces al día.

Untar con el aceite de tepezcohuite una hoja de hiedra de las que hemos hervido previamente, colocar encima de la herida sujetándola con una gasa esterilizada y vendarlo.

Pomada para quemaduras y llagas

1 cucharada de cera de abejas
5 cucharadas de aceite de oliva
1 yema de huevo
10 g de tepezcohuite en polvo

Derretimos la cera con el aceite calentando al baño María y le añadimos la yema de huevo y el tepezcohuite. Lo mezclamos bien y lo dejamos enfriar en el recipiente donde pensamos guardarlo. Lo aplicaremos siempre que sea necesario directamente sobre la piel.

Para quemaduras

Agua de cola de caballo*
Aceite de col*

Por la noche, hacer un toque con el aceite de col sobre la zona afectada. Posteriormente aplicar una compresa mojada con agua de cola de caballo y dejarla puesta toda la noche.

Este tratamiento sirve para todo tipo de quemaduras de fuego, agua hirviendo, pólvora y para eliminar todo tipo de marcas.

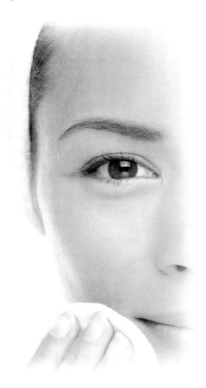

Llagas infectadas y difíciles

1 l de vino tinto
30 g de hojas de nogal

Hervir los ingredientes durante 9 minutos y aplicar sobre la llaga compresas templadas humedecidas con este producto. Repetir el tratamiento 3 veces al día.

Remedio dado por una abuelita de Alós de Balaguer.

Picaduras de insectos

1 rodaja de limón
Hojas de llantén o de malva

Después de sacar el aguijón, frotar la picadura con una rodaja de limón, que desinfecta y calma. Si estás en el bosque o campo y conoces las hojas de llantén o de malva, frota la parte afectada con la hoja de llantén o de malva y calmarás el dolor evitando la inflamación.

Remedio para las verrugas

¼ l de agua
2 cucharadas de celidonia*
1 limón
Sal

Cortar un pedacito de limón (piel y pulpa) del tamaño de la verruga y ponerlo al fuego por la parte de la piel hasta que empiece a hervir la pulpa. Añadir unos granitos de sal y aplicarlo de forma que no queme sobre la verruga, sujetándolo bien para que se mantenga toda la noche.

Por la mañana, preparar agua de celidonia hirviendo durante 5 minutos las dos cucharadas de hierbas en el vaso de agua. Después de colar y dejar enfriar la infusión, retirar el limón y lavar la verruga con el agua de celidonia. Varias veces al día se aplican toques sobre la verruga con un algodón empapado en agua de celidonia. Se repite el tratamiento hasta que caiga la verruga, cosa que suele suceder antes de 15 días.

Otro sistema para eliminar las verrugas según el doctor Eduardo Alfonso y Hernán

1 limón
Vinagre de vino
Agua de celidonia* (ver receta anterior)

Cortar rodajas de limón, ponerlas en un vaso y cubrirlas con vinagre de vino. Dejar 48 horas en maceración y transcurrido este tiempo colocar una rodaja de limón macerado, según tamaño, sobre la verruga. Sujetarlo bien para evitar su movimiento. Transcurridas 12 horas retirar el limón, lavar con agua de celidonia y colocar otra rodaja de limón. Repetir el tratamiento hasta que desaparezcan las verrugas, cosa que suele suceder a los pocos días.

Agradecemos esta receta, de éxito comprobado, al doctor Alfonso y Hernán. Su efectividad se basa sencillamente en la reacción natural producida por la mezcla del ácido acético (vinagre) y el ácido cítrico (limón).

Lupia o lobanillo (tumor benigno superficial que se forma en algunas partes del cuerpo)

100 g grasa de gallina
1 cucharada de brotes de pino abeto
1 cucharada de olivarda
1 cucharada de perejil
Ramas de flor de saúco
Zumo de limón

Fundir la grasa de la gallina, incorporar el abeto, la olivarda y el perejil bien cortados, calentar durante 1 minuto y colar. Con este procedimiento obtendremos el ungüento apropiado para estos casos.

Quemar unas ramitas de flor de saúco y perfumar con el humo un paño de algodón blanco. Poner un poco de ungüento y aplicarlo sobre la lupia, sujetándolo con el esparadrapo. Realizar este tratamiento por la noche antes de acostarse; por la mañana lavarlo con agua y pasar un algodón empapado en zumo de limón.

Remedio dado por el señor Ramon de Ripoll.

Otra receta para los lobanillos

Atar un hilo de seda alrededor de la lupia. Al cabo de 2 días, retirar el hilo y colocar otro un poco más estrecho.

El doctor Honorio Gimeno Pérez puso en práctica este remedio con una paciente a la que le había aparecido un lobanillo en la frente. A los 15 días se secó la lupia, se desprendió y no dejó marca. De este hecho han pasado unos 15 años sin que se haya reproducido el problema.

Para evitar tumores

Comer a diario 5 almendras crudas sin piel, masticándolas bien.

Recomendado por el doctor Nabona.

Dermatosis crónica

Jabón de azufre
Malva
Morella roquera (paritaria)
3 hojas de adelfa

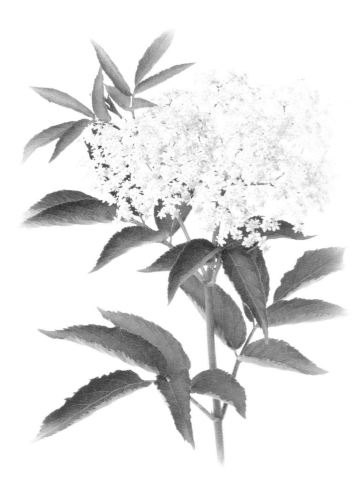

Preparamos agua de malva y paritaria mezclando estas dos hierbas a partes iguales e hirviéndolas durante 5 minutos. Lavamos varias veces al día la zona afectada con jabón de azufre y después aclaramos con la infusión.

En casos rebeldes conviene preparar agua de adelfas hirviendo las hojas bien cortadas en un cuarto de litro de agua durante 5 minutos. Después del tratamiento previamente descrito aplicamos toques con el agua de adelfas. Esta planta es solamente de uso externo, en casos crónicos o difíciles de curar.

Remedio dado por la señora Carmen París de Barcelona.

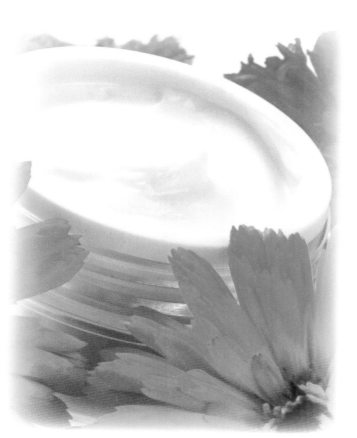

Cómo extraer una espina de la mano sin operar

Cada noche pondremos una compresa humedecida con agua de tomillo* alrededor del dedo en el lugar donde haya entrado la espina. Antes de 9 días saldrá la punta de la espina y acabaremos de extraerla con unas pinzas.

Remedio proporcionado por el doctor Ferrándiz y probado por la señora Rosa Ferran del Pla de Santa Maria.

Herpes zóster (uso externo)

2 l de agua
25 g de corteza de roble
10 g de diente de león
10 g de manzanilla
25 g de salvia
10 g de meliloto
20 g de salvado de avena
Pomada de caléndula*

Hervir 5 minutos las plantas bien cortadas y mezcladas, dejar enfriar y colar. Emplear las plantas que han hervido con un poquito del agua para hacer una cataplasma que aplicaremos entre gasas sobre la zona afectada. Dejarla puesta 2 horas.

Con el resto del agua, lavar el herpes zóster 3 veces al día, aplicando después de cada lavado pomada de caléndula o ungüento de propóleos, que se encuentra en las mejores herboristerías.

CELULITIS

Remedio de uso tópico contra la celulitis

2 cucharadas de romero
2 cucharadas de *fucus vesiculosus*
2 cucharadas de arcilla
Alcohol de vitaminas*

Hervir en un litro de agua el romero y el *fucus* durante 5 minutos. Colar y aplicar compresas calientes sobre la parte afectada. Seguidamente poner una cucharada de esta agua por 2 de arcilla y batir hasta que quede una pasta homogénea. Retirar las compresas y aplicar esta mezcla sobre la misma zona. Dejar la arcilla unos 20 minutos y limpiar con abundante agua fría. Secar y hacer masaje suave con el alcohol de vitaminas para cerrar el poro y fortalecer la piel.

Remedio de uso interno contra la celulitis

1 cucharadita de *fucus vesiculosus*
3 hojas de menta
Zumo de limón

Preparar una infusión con las hierbas. Tomar en ayunas 21 días seguidos, añadiendo unas gotitas de zumo de limón justo antes de la toma.

Otro sistema para evitar la celulitis

25 g de *fucus vesiculosus*
25 g de cola de caballo
25 g de menta piperita

Cortar y mezclar los ingredientes. Preparar una infusión con 1 cucharada de la mezcla por taza de agua, o bien dejando las hierbas en maceración durante toda la noche. Se toma en ayunas durante 21 días seguidos.

Celulitis y varices

1 l de alcohol de 96°
150 g de romero (hojas y flor)
250 g de raíz de jengibre

Dejar los ingredientes en maceración durante 40 días, agitando la preparación de vez en cuando. Colar y hacer masajes suaves sobre la parte afectada 2 veces al día.

Remedio dado por la doctora Susana Herrera.

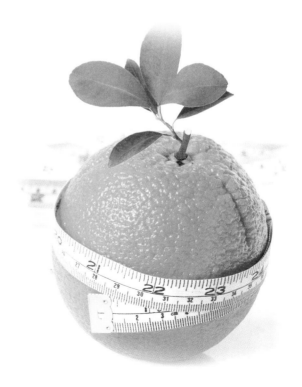

HONGOS

Remedio de uso externo para los hongos

30 g de olivarda
10 g de tomillo
10 g de hojas de nogal
10 g de centaura
3 cucharadas de vinagre
1 cucharada de sal marina

Hervir las hierbas en 2 litros de agua durante 9 minutos, colar y añadir el vinagre y la sal. Con este preparado haremos baños de manos o de pies, según sea la zona afectada, sumergiéndolos y sacándolos 9 veces con el agua lo más caliente posible.

Se recomienda repetir el proceso 2 veces al día, cambiando el agua en cada ocasión. El tratamiento será de 9 días seguidos, aunque en casos difíciles se prolonga unos días más. Si los hongos se manifiestan en otras zonas del cuerpo, se aplican compresas calientes de la misma agua en forma de quita y pon.

Hongos en los pies

50 g de olivarda
2 l de agua
2 cucharadas de sal
1 pedacito de jabón casero (o marca Lagarto)

Hervir las hierbas en el agua durante 5 minutos, colar en un recipiente apropiado y añadir la sal y el jabón de sosa cortado en láminas finas. Empezar a bañarse los pies por el talón, procurando que el agua esté lo más caliente posible. Ir sacando y metiendo los pies en el agua hasta que vaya enfriándose. Secarse los pies y acostarse. Hacerlo 9 días seguidos y desaparecerán los hongos.

Otro consejo para los hongos

1 l de agua
30 g de rabo de gato
Aceite de ruda*

Hervir las hierbas 5 minutos, colar y hacer baños calientes en la parte afectada. Después de secarnos aplicaremos una fricción suave de aceite de ruda. Practicar dos veces al día.

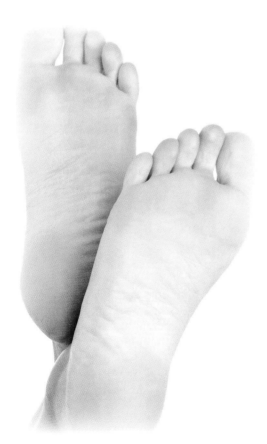

CABELLOS

Fortalece el cabello, dándole brillo y un tono dorado

Flor de gordolobo
Aceite de oliva

Se prepara en los meses de junio y julio, cuando la flor de gordolobo está en su punto de recolección.

Llenar ⅓ de una botella de cristal de boca ancha con las flores de gordolobo y añadir aceite de oliva hasta rellenar la botella por completo. Tapar y dejar reposar durante tres semanas, agitando de vez en cuando. Transcurrido este tiempo colar y ya está listo para ser usado.

Verter 2 gotas de este aceite en la palma de la mano, aplicar en el cabello dándole masaje, cepillar y peinar.

Se puede utilizar a diario y se obtendrá un brillo natural. Remedio comprobado por mi esposa durante muchos años.

Contra la caída del cabello y para hacerlo crecer

1 l de agua
40 g de perejil tierno

Cortar bien el perejil y hervirlo en el agua durante 5 minutos. Colar y hacer fricciones con esta agua en el cuero cabelludo después de cada lavado del cabello.

Antes de un mes de tratamiento se observarán los resultados.

Remedio dado por una amiga del Hotel Roserar de Calafell.

Estimulante capilar

10 g de flor de tomillo
10 g de capuchina
½ l de agua

Hervir los ingredientes durante 5 minutos y dejar reposar tapado hasta que se enfríe. Colar y aplicarlo con un suave masaje después del lavado del cabello dos veces por semana.

Remedio contra la caspa y grasa de los cabellos

20 g de romero
10 g de capuchina
Champú de cebada o neutro

Hervir las hierbas en un litro de agua durante 9 minutos. Dejar enfriar, colar y mezclar con el champú (2 partes de champú por 1 de agua de romero y capuchina). Emplear la mezcla para lavar el pelo dos veces por semana.

Remedio dado por un médico naturalista al señor Ferrer, quien lo usó con éxito y logró normalizar su cabello.

Eczemas de cuero cabelludo

1 cucharada de ombligo de Venus (*Unmbolicus pendulinus*)
1 cucharada de cera virgen
5 cucharadas de aceite de oliva
Agua de cola de caballo*

Calentamos las hierbas, la cera y el aceite al baño María hasta que se funda la cera y lo dejamos al fuego 15 minutos más. Una vez transcurrido ese tiempo lo retiramos y lo colamos antes de que se enfríe. Guardamos la pomada en un recipiente de cristal.

Limpiar bien el eczema con agua de cola de caballo concentrada y luego aplicar la pomada previamente preparada.

Remedio comprobado por la señora María de Córdoba, quien asegura que a los tres días se puede curar.

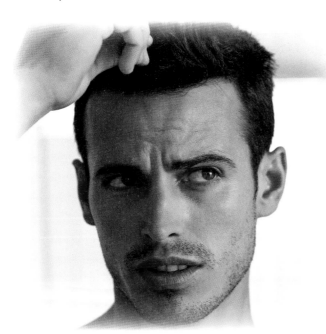

Remedio comprobado contra los eczemas de cuero cabelludo

Aceite de col*
Agua de cola de caballo*
2 cucharadas de arcilla

Aplicar toques de aceite de col sobre la zona afectada. A continuación preparar un emplasto amasando 1 cucharada de agua de cola de caballo bien concentrada con la arcilla, hasta formar una pasta espesa que aplicaremos encima del toque de aceite de col. Dejar que se seque (suele tardar unos 15 o 20 minutos) y limpiar con agua de cola de caballo concentrada. Antes de acostarse hacer unos toques del aceite y aplicar encima una compresa humedecida con agua de cola de caballo, sujetándola con una venda toda la noche.

Cabello seco por naturaleza

1 huevo
1 cucharada de aceite de oliva

Batir el huevo con el aceite y aplicar en el cabello antes de lavarse la cabeza, friccionando bien. Al cabo de 10 minutos aclarar con agua templada y enjabonar el pelo con jabón de coco neutro. Aclarar nuevamente.

Para oscurecer el cabello

15 g de flor de tomillo
2 cucharadas de té negro
½ l de agua

Hervir los ingredientes durante 5 minutos, dejar reposar tapado hasta que se enfríe, colar y usarlo después de lavar el cabello y como último enjuague. Se recomienda emplearlo dos veces por semana.

Otro sistema para oscurecer y fortalecer el cabello

½ l de agua
10 g de flor de tomillo
10 g de cáscara de nuez verde
1 cucharada de té negro

Hervir los ingredientes durante 5 minutos, dejar enfriar y colar. Usar el preparado como último enjuague después de lavar el cabello. Si se repite el tratamiento cada semana el pelo se fortifica y adquiere un bonito tono negro.

Para mantener y realzar el tono rubio natural del cabello

1 l de agua
1 cucharada de grano de linaza dorada
10 g de manzanilla de Mahón
10 g de flores de gordolobo

Hervir los ingredientes unos 10 minutos, dejar enfriar y colar.

Al lavarse el pelo, hacer el último enjuague con esta agua. Si sois constantes y lo hacéis 3 semanas seguidas os quedará el cabello suave y de un rubio precioso.

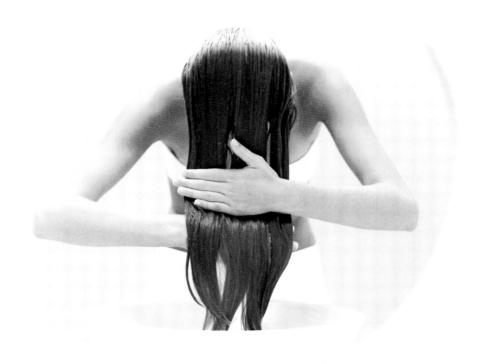

SISTEMA ESQUELÉTICO-MUSCULAR

Remedios contra los dolores musculares, articulares y óseos, así como para algunas afecciones relacionadas.

PROBLEMAS MUSCULARES

Para calmar el dolor muscular, de uso externo

50 g de hojas de laurel
2 l de agua

Hervir los ingredientes durante 1 hora a fuego lento. Colar y friccionar la zona dolorida con el agua obtenida.

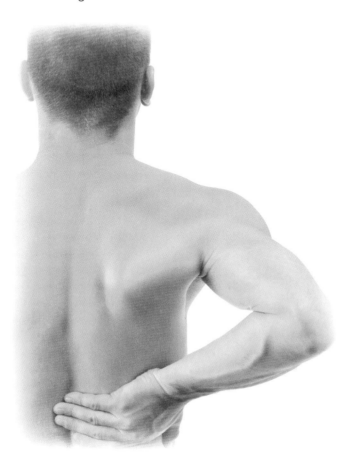

Remedio de uso externo para dolores musculares

2 cucharadas de bayas de enebro
1 taza de aceite de oliva

En una cazuela de barro, hervir los ingredientes unos 5 minutos a fuego muy lento. Colar y dar masajes en la zona dolorida con este aceite templado. A continuación cubrir con un paño de lana.

En algunas ocasiones es beneficioso aplicar un emplasto de arcilla.* Una vez seco, se puede retirar con agua templada.

Calmante externo para toda clase de dolores musculares

1 cucharada de beleño
1 cucharada de ruda (planta)
1 cucharada de manzanilla
Aceite de oliva

Hervir los ingredientes en una cazuelita durante 9 minutos. Una vez frío y colado ya se puede usar.

Masajes para dolores musculares: reuma, lumbago, tortícolis...

½ guindilla
1 yema de huevo
3 cucharadas de aceite de oliva
4 dientes de ajo
¼ l de alcohol de vitaminas*

Pelar los dientes de ajo y machacarlos junto con la guindilla. Añadir la yema de huevo y el aceite de oliva. Ponerlo todo en una botella que contenga ¼ de litro de alcohol de vitaminas, agitarlo bien y ya está listo para ser usado.

Remedio probado muy eficaz.

Remedio de uso externo para los hematomas

1 cucharada de harina de linaza
1 cucharada de harina de fenogreco
1 cucharada de agua
1 cucharada de vinagre

En un cazo echamos el vinagre y el agua, lo calentamos y añadimos las 2 harinas hasta formar una masa espesa. Lo aplicamos sobre el hematoma y lo dejamos puesto durante toda la noche.

Remedio recomendado por el señor Fluvià.

Contra los calambres musculares

1 vaso de agua
1 cucharada de vinagre de manzana
Alcohol de vitaminas*

Mezclar el vinagre con el agua, remover y tomar durante el día a sorbitos.

También puede aplicarse sobre la zona afectada una compresa fría seguido de masaje de alcohol de vitaminas.

Remedio antiguo muy eficaz.

Agujetas

½ vaso de agua
½ limón
1 cucharadita de carbonato de magnesio

Exprimir el limón y mezclar el zumo con los demás ingredientes. Tomarlo antes y después de un esfuerzo físico. Alimentos recomendados, tónicos naturales: dátiles (por el magnesio), plátanos (por el potasio), higos secos y las pasas (por el hierro).

Musculatura afectada por esguince

50 g de hipérico
2 l de agua
1 cucharada de cal apagada
9 cucharadas de arcilla
Alcohol de vitaminas*

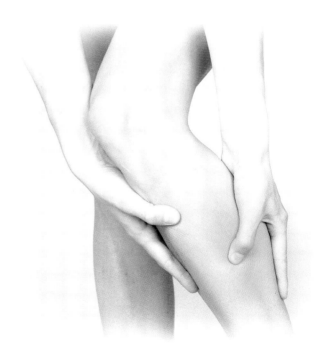

Preparar unos baños con los 2 litros de agua y el hipérico (también conocido como hierba de San Juan). Hervir estos dos ingredientes durante 5 minutos, colar y hacer el baño mientras el agua se mantiene caliente. Guardaremos un poquito de esta agua para preparar un emplasto con la cal y la arcilla, que aplicaremos en la zona afectada. Una vez se haya secado, se lava y se practica una fricción con alcohol de vitaminas.*

Para aliviar los esguinces

Leche
Esencia de trementina

Mezclar los ingredientes a partes iguales, agitar bien y antes de acostarse hacer una fricción sua-

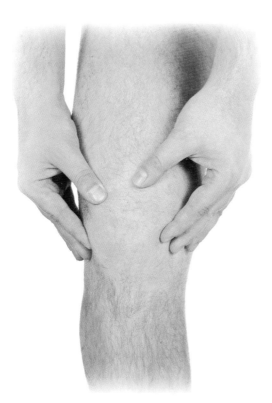

ve sobre la zona afectada. Aplicar encima un paño de lana sujetándolo bien.

Remedio proporcionado por la señora Rosita de Barcelona.

Remedio de uso externo para los esguinces

50 g de raíz de consuelda
Aceite de oliva

En un bote de cristal de boca ancha, poner la raíz de consuelda cortada bien fina. Cubrir con aceite de oliva y dejarlo 3 días en maceración. Pasado ese tiempo, se cuela y se prensa el preparado. Las raíces se utilizan en forma de cataplasma puestas entre gasas. El aceite se aplica en forma de compresa.

Hernia

2 cucharadas de manteca de cerdo
2 cucharadas de hollín vegetal
Alcohol de vitaminas*

Poner los dos primeros ingredientes al fuego hasta que la manteca quede fundida. Mezclarlo bien para formar una pasta que se extiende sobre un paño y se coloca sobre la hernia, sujetándolo bien. Dejarlo puesto toda la noche. Por la mañana, después de lavarse, hacer un masaje suave con alcohol de vitaminas. Se recomienda seguir el tratamiento durante 9 días seguidos.

Remedio dado por una abuelita de Alós de Balaguer y también por el señor José Flores del Vendrell.

HUESOS Y LIGAMENTOS

Para curar la rotura de los huesos

Incienso en polvo
Alcohol de 96°

Quemar el incienso disuelto en el alcohol y removerlo hasta que quede una pasta negra y espesa. Apagar antes de que se termine el alcohol. Aplicar con un paño de 1 mm de espesor directamente sobre la rotura y sujetarlo bien. En dos o tres semanas ya se puede quitar y quedará curado.

Remedio dado por el señor José Asenjo de Botarull de Barcelona.

Punta esternón (apéndice xifoides) que presiona el estómago

1 clara de huevo
Harina de trigo
1 cucharada de licor de anís

En primer lugar hay que llevar a cabo un ejercicio que consiste en que el sujeto afectado cruce los brazos mientras otra persona lo levanta haciéndole dar un saltito sujetándole los codos desde detrás. Suena un pequeño crujido indoloro, que corresponde al desbloqueo, y a continuación se aplica una cataplasma que habremos preparado previamente.

Para ello se monta la clara de huevo a punto de nieve, se añade harina de trigo hasta que espese y una cucharada de licor de anís. Se mezcla todo bien empleando una cuchara de madera. Se coloca este preparado en un paño de algodón blanco y se aplica directamente sobre el es-

ternón. Se sujeta bien y se lleva puesto durante toda la noche.

Remedio de excelente resultado proporcionado por la señora Montserrat Mascaró y el señor José Flores de Vilafranca del Penedès.

Cataplasma para desinflamar y calmar el dolor de ciática

50 g de alfalfa tierna
2 cucharadas colmadas de sal marina
2 cucharadas de alcohol de vitaminas*

Machacar bien la alfalfa en un mortero y añadir el resto de ingredientes, mezclándolos bien. Poner la masa así obtenida en una gasa o paño de algodón muy fino, doblar los extremos para envolver la mezcla y aplicar sobre la zona afectada por el dolor. Sujetarlo con esparadrapo o venda elástica, dejarlo puesto toda la noche y lavar a la mañana siguiente. Se puede repetir el procedimiento durante 3 días, aunque interrumpiremos el tratamiento en cuanto desaparezca el dolor.

Remedio comprobado por María Soledad de Gerri de la Sal del Pallars Sobirà (Pirineo catalán). También ha sido empleado con mucho éxito en la Residencia Rosedar de Calafell Playa.

Dolor de lumbago

Para sanar el lumbago, basta con que quien lo padece se meta una patata en el bolsillo hasta que esta se seque del todo. En este punto el lumbago habrá desaparecido.

Remedio utilizado en Argentina.

Ciática

Pita blanca
Alcohol de vitaminas*

Se toma la cantidad necesaria de pita para hacer una cataplasma y se machaca o ralla. Se pone la pulpa así obtenida entre gasas y se aplica donde haya el dolor. Se deja toda la noche y por la mañana se limpia con agua. Después de secar la zona conviene darse un masaje de alcohol de vitaminas.

Remedio para aliviar el dolor de ciática

2 cucharadas de arcilla
2 cucharadas de agua
Alcohol de vitaminas*

Formar una pasta con el agua y la arcilla, aplicar en la zona dolorida y dejarlo puesto durante 20 minutos. Lavar con agua y hacer el masaje con alcohol de vitaminas.

Baños de pies y piernas para aliviar el dolor de rodilla y mejorar la circulación

1 puñadito de raíz de caña
1 cucharada de flor de árnica
1 cucharada de bicarbonato
1 cucharada de sal
1 cucharada de vinagre
Alcohol de vitaminas*

Hervir la raíz de caña y la flor de árnica en 2 l de agua durante 5 minutos. Añadir el bicarbonato, la sal y el vinagre, mezclar bien y hacer el baño caliente de pies y piernas. Antes de que se enfríe secarse y aplicar el masaje de alcohol de vitaminas.

Remedio dado por la señora Vicenta.

Síndrome del túnel carpiano

Polvo de resina de pino
Alcohol de vitaminas*

Empapar una gasa con alcohol de vitaminas y añadir una pizquita de polvo de resina. Colocarlo en la muñeca, sobre la parte afectada, y sujetar con una venda elástica siguiendo este procedimiento: juntar el dedo anular y el corazón, darle 3 vueltas y pasar por encima de la mano hasta la muñeca, sujetándola también con 3 vueltas. Al colocarlo el dolor se calma porque la muñeca queda inmovilizada durante unos días y el problema se resuelve sin más.

Espolón del calcáneo

Deformación o hinchazón de algún hueso del pie. Tiene 2 fases:

1) Cuando está hinchado pero no duele, aplicar cataplasmas calientes de linaza y fenogreco* antes de acostarse.

2) Cuando está en crisis, muy caliente y con dolor, dar unos toques de vinagre de vino tinto y a continuación aplicar arcilla disuelta con agua.

En ambos casos al final hay que hacer un baño de pies con las siguientes hierbas:

Corteza de encina
Tomillo
Salvia

Hervir 4 cucharadas de la mezcla de hierbas (a partes iguales) en 2 litros de agua durante 9 minutos. Secar y dar un masaje del alcohol de vitaminas.*

Masajes para aliviar el reúma y la parálisis

Hojas de laurel tierno
Aceite de oliva de primera presión

Llenar una botella de color topacio hasta la mitad con las hojas de laurel bien cortadas. Cubrirlas con aceite de oliva, dejar macerar durante 40 días y ya está listo para utilizarlo en masajes.

Remedio casero del doctor Romeu i Guimerà.

• *Nota*: La piel de naranja es eficaz contra el dolor causado por el reúma.

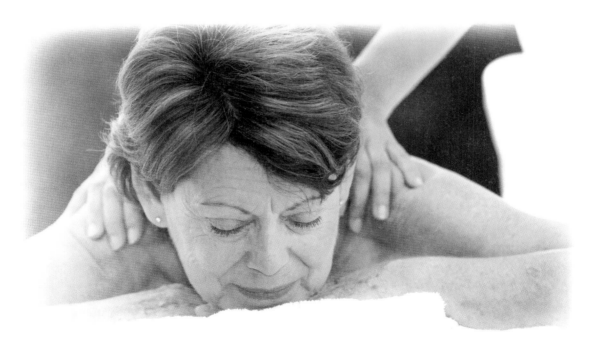

SISTEMA CIRCULATORIO Y SANGRE

Consejos y preparaciones para mejorar la circulación y aliviar algunas enfermedades de la sangre.

CORAZÓN

Enfermedades del corazón

Los síntomas de estas afecciones son: sensación de opresión y de fatiga general, dificultad respiratoria, hinchazón de pies y piernas, palpitaciones. En casos no muy acentuados, los síntomas solo aparecen al realizar esfuerzos superiores o excesos de cualquier género, mientras que en los casos en que hay lesiones pueden manifestarse en cualquier momento, sin desencadenante aparente.

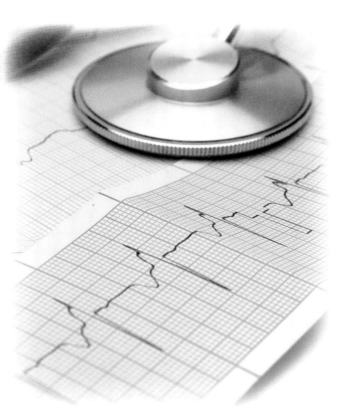

Las plantas medicinales son remedios naturales que pueden ayudarnos sin dañar. Esta receta contribuye a aliviar este tipo de trastornos:

10 g de espino blanco
10 g de muérdago
20 g de valeriana
10 g de melisa
10 g de estigmas de maíz
Miel de azahar

Cortar y mezclar las plantas. Poner 1 cucharadita pequeña de la mezcla por taza de agua, hervir 1 minuto y dejar reposar tapado 5 minutos. Colar la infusión. Tomar 2 tacitas al día después de las comidas, endulzadas con miel de azahar.

Asma del corazón

15 g de espino blanco
10 g de flor de azahar
10 g de valeriana
5 g amapola
10 g estigmas de maíz
3 gotas de aceite de pino abeto
1 cucharadita de miel

Cortar y mezclar las hierbas. Poner 1 cucharadita del preparado por taza de agua, hervir 1 minuto, dejar reposar tapado 5 minutos, colar y tomar una taza en ayunas con 3 gotas de aceite de pino abeto dentro de una cucharadita de miel.

El sueño largo y sosegado actúa muy benéficamente.

Corazón nervioso y pulso rápido

15 g espino blanco
10 g espliego (flor)
10 g de muérdago
20 g de valeriana
10 g de melisa

Cortar y mezclar las hierbas. Preparar una infusión con 1 cucharada rasa del preparado por taza de agua. Tomar 2 tazas seguidas en el intervalo de 1 hora al presentarse las palpitaciones, o después de las comidas como sustituto del té o café.

Otras ayudas naturales que podemos ir alternando:

• Baños de manos (muy calientes) de 10 minutos de duración con agua de tomillo* y espliego; son un calmante muy eficaz porque atraen la sangre a las extremidades y descongestionan el corazón y los bronquios. Se suelen hacer por la noche antes de cenar, seguidos de un masaje de alcohol de vitaminas.*
• Compresas frías sobre el corazón; constituyen otro calmante muy eficaz y no tiene contraindicaciones.
• Las perlas de onagra; dilatan las arterias e impiden la formación de coágulos.
• La espirulina; combate la arteriosclerosis coronaria.
• El sésamo o semilla de la alegría; previene la arteriosclerosis y el infarto.

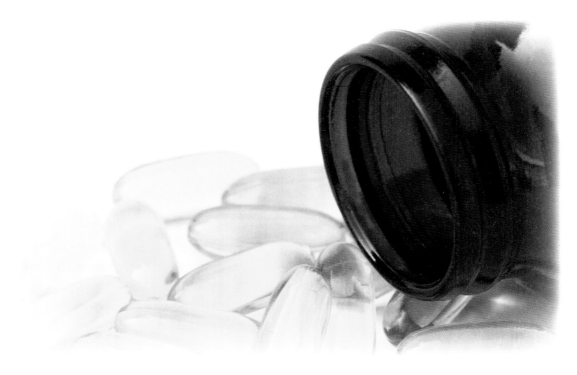

VARICES

Para desinflamar las varices

2 l de agua
50 g de hojas y frutos de ciprés
4 cucharadas de arcilla

Hervir las hojas y los frutos de ciprés en el agua durante 9 minutos, dejar enfriar y colar. La cantidad de arcilla depende de la de agua, así que pondremos el doble de arcilla que de agua para conseguir una masa espesa que aplicaremos sobre las varices. Dejar hasta que se seque y lavarla con el agua restante. Por la noche al acostarse aplicar una compresa humedecida con el agua de ciprés sobre la nariz, sujetándola con un paño seco.

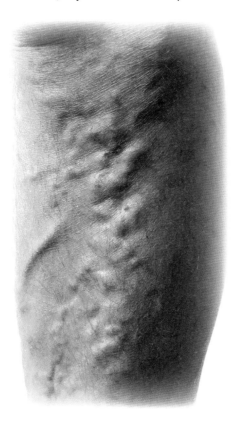

Pomada para cicatrizar llagas y varices

50 g de cera virgen
¼ l de aceite de oliva
100 g de grasa de cerdo (manteca)
15 g de hierba cancera o vellosilla

Freír el aceite, la grasa y la hierba un poco, añadir 50 g de cera virgen y dejar que se funda todo. Colar o filtrar y ya está dispuesta para usarla. La vellosilla tiene propiedades astringentes y antibióticas reconocidas.

Remedio dado por la señora Sió de Torelló.

Llagas varicosas

Hojas de laurel tierno
Aceite de tepezcohuite
Agua de tomillo*

Untar una hoja de laurel con el aceite de tepezcohuite y aplicar sobre la llaga, cambiándola 3 veces al día. Lavar en cada cambio con agua de tomillo.

Otro remedio para las llagas varicosas

½ l de agua de tomillo*
3 cucharadas de vinagre de vino
3 cucharadas de zumo de limón
1 cucharada de sal marina
1 cucharada de aceite de oliva
1 cucharada de tepezcohuite en polvo

Añadir al agua de tomillo el resto de ingredientes, mezclarlo todo bien y aplicar compresas sobre la llaga. Cambiar cada 12 horas.

SANGRE

Para evitar las hemorragias internas

Hojas de zarzamora
Bolsa de pastor
Llantén

Poner una cucharada de cada planta por ¾ de litro de agua y hervir durante 9 minutos. Tomaremos cada hora media tacita fría del remedio.

Remedio facilitado por la señora Remei Guimerà.

Hemofilia

1 cáscara de huevo
Zumo de limón
Agua de tomillo*
Miel

Para dar un aporte extra de calcio al organismo de forma natural: machacar la cáscara de huevo, cubrir con el zumo de limón y dejar macerar 12 horas. Al día siguiente preparar una infusión de agua de tomillo que pondremos en el vaso donde se haya macerado la cáscara de huevo. Mezclar, colar y tomar en ayunas, endulzado con miel si se desea. Prolongar el tratamiento durante una temporada, por ejemplo 3 meses seguidos.

Consejos:

• Se recomienda hacer un masaje con alcohol de vitaminas* en la espalda después de ducharse.
• Tomar baños de sol progresivos, empezando por 5 minutos y aumentando hasta media hora, con la cabeza a la sombra.

• Tomar muchos zumos de zanahoria, remolacha, mosto de uva negra, horchata de chufa o de almendras, y frutos secos bien masticados.
• El laurel, tomado como especie o condimento en las comidas, ayuda a reforzar la sangre.
• La hemofilia ha de ser siempre controlada por un médico especialista. Estos consejos son ayudas naturales que complementan el tratamiento.

Colesterol

½ cebolla a pedacitos
2 dientes de ajo
1 ramita de perejil
1 pedacito de 3 centímetros de hoja de alcachofa, bien limpia
½ limón

Poner la cebolla, el ajo, el perejil y la alcachofa en un vaso de agua y dejarlo toda la noche en maceración. Al levantarse añadir el zumo del ½ limón. Colar y tomar en ayunas 15 días seguidos.

Gota

Cada mañana en ayunas tomaremos el zumo de 2 limones con una cucharada de miel.

Otro remedio para la gota

1 l de agua
6 rábanos con sus respectivas hojas
3 hojas de apio de la parte verde

Hervir los ingredientes hasta que el agua se reduzca a la mitad y tomarlo durante el día, 1 vaso antes de las principales comidas.

Tratamiento para la diabetes

Aparte de los remedios naturales que proponemos para ayudar a estos enfermos, ante todo hay que tener en cuenta la dieta que habrá indicado el especialista.

La diabetes se regula con la insulina, ya que esta compensa el exceso de azúcar. Sin embargo la administración de esta sustancia no cura la enfermedad. Los enfermos de diabetes deben seguir un tratamiento más completo que no puede limitarse a llevar un régimen —cuya importancia es fundamental—, sino que buscará la normalización tanto del páncreas como del hígado y el estómago, dos órganos que intervienen en la regulación de la función pancreática. De esta manera, si mejoramos el funcionamiento del hígado y el estómago, el páncreas se beneficia y mejora la diabetes. A continuación ofrecemos varios remedios para solucionar algunos problemas característicos de las personas diabéticas.

Infusión para bajar los niveles de glucosa en sangre

Corteza de copalchí
Corteza de quassia amara
Raíz de genciana
Vainas de judías rojas
Hojas de eucalipto
Hojas de nogal
Hojas de alcachofera
Trabalera
Marrubio
Centaura

Triturar los ingredientes y mezclar a partes iguales. Poner 1 cucharada sopera de la preparación en un vaso de agua y dejar toda la noche en maceración; colar y tomar en ayunas. Cuando la glucosa sobrepasa 1,50 se prepara otra dosis que se deja todo el día en maceración para tomarla antes de cenar. A los pocos días ya se comprueban los resultados.

Remedio comprobado con éxito por los fundadores de Manantial de Salud.

Agua para reducir la diabetes

10 g de hojas de eucaliptos
10 g de corteza de copalchí
5 g de menta piperita

Hervir los ingredientes en 1 litro de agua durante 2 minutos, dejar enfriar y colar. Tomar durante el día cuando se tenga sed; en verano se debe tomar fresquita, de esta manera resulta más agradable y no es tan amarga.

Para regular el hígado de las personas con diabetes

Vainas de judías
Grano de hinojo
Centaura
Hoja de alcachofera

Cortar y mezclar las hierbas. Poner 1 cucharada de la mezcla por taza de agua, hervir 2 minutos, colar y tomar a sorbitos durante el día.

Para regular el estómago de las personas diabéticas

Vainas de judías
Grano de hinojo
Cilantro
Poleo menta

Cortar y mezclar los ingredientes. Poner 1 cucharada de la mezcla por taza de agua, hervir 1 minuto, colar y tomar después de las principales comidas.

Baños para curar los hematomas y heridas en personas diabéticas

Maravilla
Cola de caballo

Cortar las hierbas y mezclarlas. Poner 4 cucharadas del preparado en 1 litro de agua y hervir 9 minutos. Colar el agua necesaria en el momento de usarla y el resto dejarla reposar tapada y con las hierbas.

Para hacer las curas, lavar la herida con esta agua. Empapar una gasa esterilizada y ponerla encima de la herida. Antes de que se seque, retirarla y aplicar en la zona afectada ungüento de propóleos (se encuentra fácilmente en las herboristerías) o cualquiera que esté utilizando el enfermo. Colocar encima una nueva gasa humedecida con la misma agua, vendar y dejar el apósito hasta la siguiente cura. Realizar 3 veces al día.

En las personas diabéticas, los hematomas y heridas tienden a infectarse, con peligro de gangrena, por lo que es necesario curarlas con mucha constancia.

El doctor Honorio Gimeno Pérez nos explicó que gracias a una planta había evitado que amputaran una pierna a un paciente que padecía gangrena. El enfermo tuvo que seguir además un régimen vegetariano en la clínica naturista que el doctor tenía instalada en Esplugues de Llobregat.

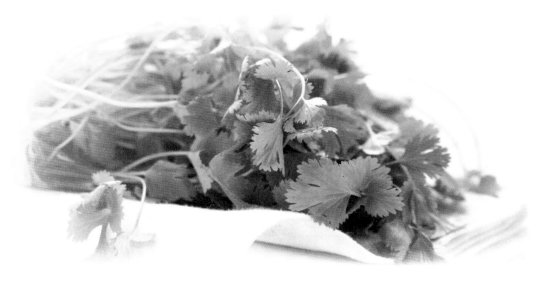

SISTEMA NERVIOSO

Recetas y consejos para aliviar los trastornos emocionales y mejorar las afecciones del sistema nervioso.

PROBLEMAS DE SUEÑO

Insomnio

1 cucharadita de pasiflora
1 cucharadita de valeriana

Cortar y mezclar los ingredientes; hervirlos 1 minuto en una taza de agua. Dejar reposar 5 minutos. Colar y tomar 1 tacita después de comer y

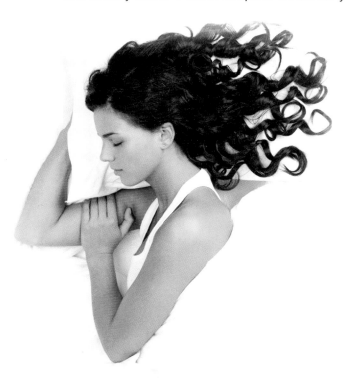

otra al acostarse. Se puede endulzar con una cucharadita de miel de azahar después de cenar.

Para los niños emplear la mitad de la dosis.

En casos de insomnio frecuente, se puede repetir otra tacita, a sorbitos, en el momento de acostarse.

La pasiflora combinada con la valeriana induce al sueño natural sin que produzca somnolencia al despertarse. Es un excelente sedante natural.

Almohada «dulces sueños»

150 g de algodón
100 g de hojas de eucalipto trituradas
100 g de flor de manzanilla
25 g de flor de azahar
50 g de espliego
50 g de hojas de artemisa

Hacemos una funda de algodón blanca de 40 × 40 cm y otra más decorativa de 50 × 50 cm, que cerramos con una cremallera. Rellenamos la blanca con los ingredientes, procurando que queden bien repartidos, y la cerramos. La introducimos en la bolsa decorativa y a dormir. Su efecto dura un año. Se recomienda airearla de vez en cuando y dejarla expuesta al sol una hora cada semana.

DEPRESIÓN Y ANSIEDAD

Hay dos clases de depresión: la endógena y la reactiva

• La depresión endógena proviene de la naturaleza del sujeto. Las personas que la manifiestan dudan de la utilidad de la acción porque no confían en sí mismos. Se muestran indiferentes, de carácter débil y sin voluntad, más preocupadas que ocupadas, pero son muy sensibles; sus exigencias son hijas de la inquietud, no del egoísmo, pero por su miedo siempre están molestando y resultan antipáticas y difíciles de soportar por quienes les rodean.

• La depresión reactiva se debe a una respuesta exagerada a los conflictos, ya sea a los malos recuerdos de la infancia, a las peleas de los padres, a un defecto o enfermedad física, o a alguna decepción.

Una clasificación más pormenorizada de las depresiones

• De nacimiento, o endógenas: es el caso de las personas melancólicas y pesimistas.

• Por emociones psicológicas generalmente recibidas en la infancia, peleas familiares que quedan en el subconsciente y con el paso de los años producen sentimientos negativos.

• Debidas a algún acontecimiento desagradable: ruina, muerte de un ser querido, desengaños... El sujeto deprimido aumenta la gravedad de los problemas.

• Después de enfermedades, diabetes, gripe, etc.

• Debidas a la disminución de las facultades del sujeto, como en el caso de menopausia, impotencia, vejez, etc.

• Causadas por exceso de trabajo y agotamiento. Hay que huir del aburrimiento, dar sentido a la vida, pasear por el campo, respirar aire puro, pensar y hablar positivamente, tener algún *hobby* para distraerse, hacer todo el bien que se pueda sin esperar agradecimiento ni recompensa.

En las enfermedades de confusión de ideas, Hipócrates ya recomendaba paseos por el bosque, que según la mitología griega era la residencia de Escolapio, dios de la salud. Hoy en día es aún más necesario, pues el retorno a la naturaleza puede ayudarnos a vencer el estrés, las depresiones e incluso las enfermedades degenerativas.

Remedios comprobados del doctor M. Romeu i Guimerà para combatir estados de agitación y ataques de nervios

• Manzanilla en infusión.

• Melisa en infusión.

• Potentilla hervida en leche.

• Calaguala hervida 5 minutos.

• 3 cucharadas de bayas de enebro hervidas en 1 litro de agua de 3 a 5 minutos.

• 5 gotas de aceite de clavel* en una cucharadita de azúcar se usa para los nervios.

Para preparar el aceite de clavel* utilizaremos 9 claveles para ¼ de litro de aceite de oliva prensado en frío y lo pondremos al baño María durante 15 minutos. Dejaremos reposar durante 24 horas, lo filtraremos y lo guardaremos en una botella de color topacio.

Consejos dietéticos contra el estrés y la depresión

• Tomar en ayunas durante 21 días 1 gramo de jalea real fresca.
• El espárrago silvestre es rico en hierro y además es tónico. Siempre que sea posible comerlos en tortilla (que además resulta deliciosa).
• Aportar magnesio a la dieta con alimentos ricos en este mineral: nueces, espinacas, arroz integral, avena, soja, aguacates, azúcar integral, espárragos, etc., además de tomar un suplemento de carbonato de magnesio.

Agua del Carmen

35 g de sumidades floridas de melisa
75 g de corteza de limón
4 g de canela en rama
4 g de clavo de especie
4 g de nuez moscada
2 g de cilantro
2 g de raíz de angélica (raíz de larga vida)
½ l de orujo (alcohol de tomar)

Mezclar los ingredientes y mantenerlos durante 9 días en maceración. Filtrar y guardarlo en una botella de color topacio con tapón esmerilado para evitar su evaporación.

Se toma ½ cucharadita de café en una infusión de plantas con miel. También se puede tomar con un terroncito de azúcar.

Es un excelente remedio contra la ansiedad, la excitación nerviosa, histerismo, desmayos, etc.

Remedio contra el estrés y la depresión

1 cucharadita de semillas de la alegría (sésamo)
1 cucharadita de cardo mariano
1 cucharadita de ortiga dioica
1 cucharada sopera de salvado
1 cucharada de hierba de San Juan
2 cucharadas soperas de avena en grano
1 l de agua

Hervir la mezcla 15 minutos, dejar enfriar, colar y beber durante el día. Añadir en cada vasito una cucharadita de leche de almendras, leche de soja o miel.

Ansiedad y depresión

Pasionaria
Semilla de la alegría (sésamo)
Hipérico (hierba de San Juan)
Miel de azahar

Hervir durante 1 minuto una cucharada de la mezcla de hierbas por taza de agua. Dejar reposar tapado 10 minutos, colar y endulzar con una cucharadita de miel. Se recomienda tomar una tacita después de la comida y otra después de la cena. Después de almorzar contribuye a calmar la ansiedad y ayuda a pasar mejor la tarde. Después de cenar facilita el sueño.

Tisana para los nervios

25 g de flor de azahar
25 g de flor de tila
25 g de melisa
25 g de *Passiflora incarnata*

Cortar y mezclar los ingredientes. Preparar una infusión con una cucharada de la mezcla por taza de agua. Se utiliza como calmante, 2 o 3 tazas al día.

CEFALEAS

Compresas para aliviar el dolor de cabeza

½ l de agua
2 ramitas de tomillo
2 cucharadas de vinagre de vino
Alcohol de vitaminas*

Hervir el tomillo durante 5 minutos, colar y añadir el vinagre. Cuando la mezcla esté templada hacer las compresas mojando una toallita, escurriéndola bien y aplicando en la zona dolorida. Hay que cambiarla 5 veces seguidas. Al final se da una fricción de alcohol de vitaminas y a los pocos minutos se experimenta un gran alivio del dolor.

Migraña, dolor de cabeza y cefalea

Mojar una hoja de acelga, envolverla en un pañuelo húmedo, pasar una plancha por encima del pañuelo y aplicar en la cabeza en la zona dolorida, sujetándola bien con otro paño de franela.

Remedio comprobado por Manuel Martínez.

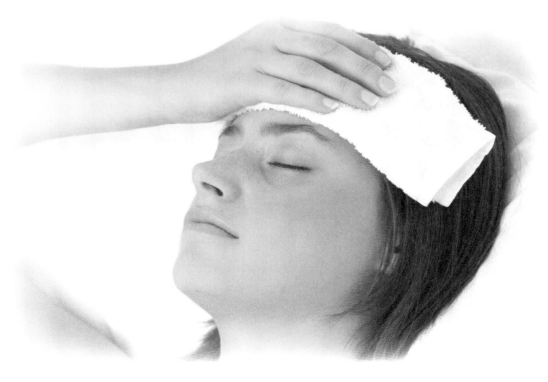

TRASTORNOS MOTORES

Temblor senil

Hojas de naranjo agrio
Flores de azahar
Tila
1 l de agua

Hacer una infusión con 3 cucharadas soperas de la mezcla por litro de agua, dejar reposar tapado 5 minutos, colar y tomar durante el día.

Remedio de uso externo para el temblor senil

Tomillo
Romero
Salvia
Alcohol de vitaminas*

Hervir un puñado de la mezcla en 2 litros de agua durante 5 minutos. Colar y hacer baños de manos con el agua bien caliente. Al día siguiente repetir la preparación del baño, que en este caso será de pies. En ambos casos, antes de utilizar el agua mojar una toalla, escurrirla bien y aplicarla desde la nuca hasta el coxis, repitiendo el proceso 3 veces. Al final, después de las compresas y los baños, dar un masaje con el alcohol de vitaminas.

Otro remedio para el temblor senil

Tintura de yodo
Alcohol de vitaminas*

En una botella de color topacio hacer una mezcla a partes iguales de tintura de yodo y alcohol de vitaminas.

Empapar un algodón con dicha mezcla y trazar líneas verticales y horizontales sobre la columna vertebral formando un enrejado. Prolongar el tratamiento durante 3 meses.

Para evitar la parálisis

Ginkgo biloba
Globularia mayor (coronilla de fraile)
Hoja de olivo
Tila
1 huevo de gallina puesto en Viernes Santo

Hervir el huevo de gallina. Con las hierbas bien cortadas y mezcladas a partes iguales preparar una tisana (1 cucharada de la preparación de hierbas por taza de agua). Tomar la tisana 3 veces seguidas junto con la parte correspondiente del huevo. Con este remedio la enfermedad de parálisis ya no se repite.

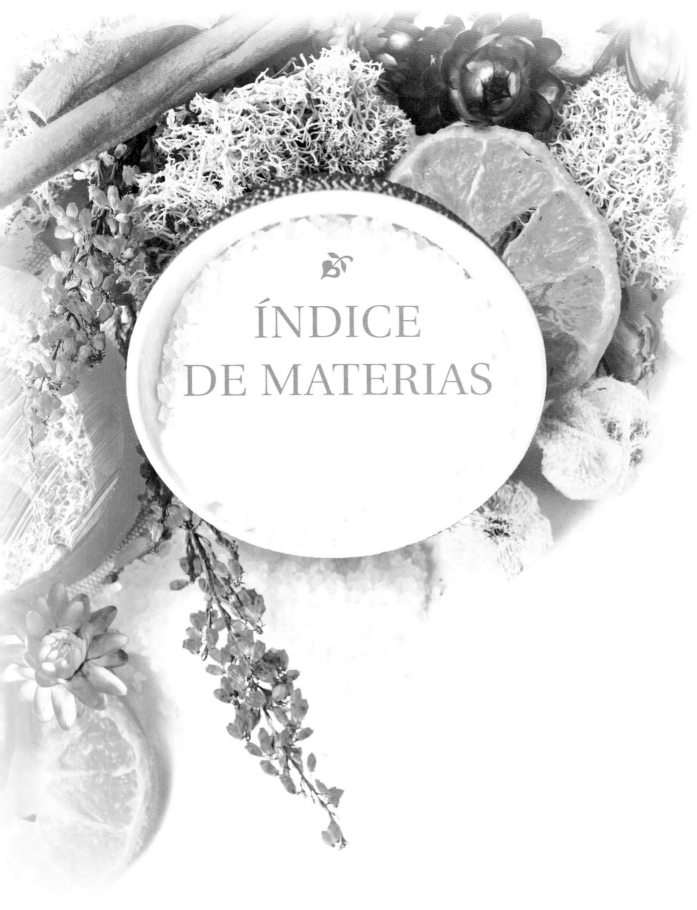

ÍNDICE
DE MATERIAS

NOTAS

NOTAS

NOTAS

NOTAS

NOTAS

NOTAS

NOTAS

NOTAS

NOTAS